国家卫生健康委员会"十四五"规划教材

全国中等卫生职业教育教材

供医学影像技术专业用

医学影像设备

第4版

主　编　卢振明

副主编　李　军　何乐民

编　者（按姓氏笔画排序）

王　恂（山东省枣庄市立医院）

王　倩（山东省临沂市妇幼保健院）

卢振明（山东省临沂卫生学校）

刘燕茹（包头医学院）

李　军［山东第一医科大学第一附属医院（山东省千佛山医院）］

何乐民［山东第一医科大学（山东省医学科学院）］

张梅梅（山东省莱阳卫生学校）

徐启飞（山东省临沂市人民医院）

徐晓雨（山东省临沂卫生学校）

蒋彬斌（永州职业技术学院）

樊　冰（南阳医学高等专科学校）

人民卫生出版社

·北京·

图书在版编目（CIP）数据

医学影像设备 / 卢振明主编 . —4 版 . —北京：
人民卫生出版社，2022.12（2024.7重印）
ISBN 978-7-117-34298-8

Ⅰ. ①医… Ⅱ. ①卢… Ⅲ. ①影象诊断–医疗器械–
中等专业学校–教材 Ⅳ. ①R445

中国版本图书馆 CIP 数据核字（2022）第 247909 号

人卫智网	www.ipmph.com	医学教育、学术、考试、健康， 购书智慧智能综合服务平台
人卫官网	www.pmph.com	人卫官方资讯发布平台

医学影像设备
Yixue Yingxiang Shebei
第 4 版

主　　编：卢振明
出版发行：人民卫生出版社（中继线 010-59780011）
地　　址：北京市朝阳区潘家园南里 19 号
邮　　编：100021
E - mail：pmph @ pmph.com
购书热线：010-59787592　010-59787584　010-65264830
印　　刷：人卫印务（北京）有限公司
经　　销：新华书店
开　　本：850×1168　1/16　印张：24
字　　数：511 千字
版　　次：2003 年 1 月第 1 版　　2022 年 12 月第 4 版
印　　次：2024 年 7 月第 4 次印刷
标准书号：ISBN 978-7-117-34298-8
定　　价：86.00 元
打击盗版举报电话：010-59787491　E-mail：WQ @ pmph.com
质量问题联系电话：010-59787234　E-mail：zhiliang @ pmph.com
数字融合服务电话：4001118166　E-mail：zengzhi @ pmph.com

修订说明

为服务卫生健康事业高质量发展,满足高素质技术技能人才的培养需求,人民卫生出版社在教育部、国家卫生健康委员会的领导和支持下,按照新修订的《中华人民共和国职业教育法》实施要求,紧紧围绕落实立德树人根本任务,依据最新版《职业教育专业目录》和《中等职业学校专业教学标准》,由全国卫生健康职业教育教学指导委员会指导,经过广泛的调研论证,启动了全国中等卫生职业教育护理、医学检验技术、医学影像技术、康复技术等专业第四轮规划教材修订工作。

第四轮修订坚持以习近平新时代中国特色社会主义思想为指导,全面落实党的二十大精神进教材和《习近平新时代中国特色社会主义思想进课程教材指南》《"党的领导"相关内容进大中小学课程教材指南》等要求,突出育人宗旨、就业导向,强调德技并修、知行合一,注重中高衔接、立体建设。坚持一体化设计,提升信息化水平,精选教材内容,反映课程思政实践成果,落实岗课赛证融通综合育人,体现新知识、新技术、新工艺和新方法。

第四轮教材按照《儿童青少年学习用品近视防控卫生要求》(GB 40070—2021)进行整体设计,纸张、印刷质量以及正文用字、行空等均达到要求,更有利于学生用眼卫生和健康学习。

前　言

为了适应现代中等职业教育高质量发展的新要求，紧跟医学影像设备快速发展步伐，根据中等职业学校专业教学标准相关要求，我们对第3版教材进行内容更新和修订。

教材全面贯彻党的二十大精神，落实立德树人的教育根本任务，突出中等职业教育专业性和实践性的特点，融入素质教育及思政教育。教材修订力求以学生为中心、贴近岗位需求、服务教学的创新编写理念，遵循"三基、五性、三特定"的教材编写原则，满足"真学、真做、掌握真本领""早临床、多临床、反复临床"的新时期卫生职业教育人才培养新要求，充分体现中等职业教育综合育人要求。

全书共分10章，第1~5章介绍医学影像设备的概况，诊断用X线机基本装置，工频X线机电路结构及分析，医用X线电视系统的结构及工作原理，高频X线机原理框图、逆变等相关知识。第6~9章主要介绍数字X线成像设备、X线计算机体层成像设备、磁共振成像设备、超声成像设备的工作原理、基本结构及使用与维护。第10章介绍医学图像存储与通信系统的结构、工作流程、远程放射学、医学人工智能及医学影像云平台相关知识。

与第3版教材比较，本次修订删除了工频X线机的部分电路及整机电路分析，增加了前后衔接的高频X线机。教材数字内容增加了自测题、微课及操作视频，内容更加丰富。本教材在学习目标中增加了能力目标和素养目标，使教学方向更加明确。教材内容更新了临床新技术，各医学影像设备均配备高清图片，使教学内容更加形象、直观；章后思考与练习便于课堂学习。数字内容中的自测题、设备操作视频，便于学生自测、自学实践操作。

本教材的编写人员来自从事本专业教学的一线教师和临床医学影像专家，教材修订力争体现实用性和先进性。在编写过程中还得到各编者所在单位的大力支持。永州职业技术学院蒋彬斌老师（教材编者）为数字资源制作了整套的操作视频及微课，在此一并表示衷心感谢。

由于编者水平所限，书中缺点、错误在所难免，恳切希望广大师生和读者在使用本教材的过程中提出宝贵意见。

卢振明
2022年11月

目　录

第一章 ｜ 医学影像设备概述

01章 数字资源

X线自1895年发现以来，便广泛应用到多个领域，特别是在医学临床方面发挥了重要作用。一百多年来，随着计算机技术的发展，各种先进的医学影像设备及成像技术的不断出现，临床诊断的正确性、敏感性、特异性、快速性、无创性在不断提高。医学影像设备已从单一的常规X线机发展到由多种医学影像设备组成的完整体系，主要包括计算机X线摄影（computer radiography，CR）系统、数字X线摄影（digital radiography，DR）系统、数字减影血管造影（digital subtraction angiography，DSA）系统、X线计算机体层成像设备（X-ray computed tomography，X-CT，简称CT）、磁共振成像（magentic resonance imaging，MRI）设备、超声（ultrasonography，US）成像设备、γ闪烁成像（γ-scintigraphy）设备、单光子发射计算机体层成像（single photon emission computed tomography，SPECT）设备和正电子发射体层成像（positron emission tomography，PET）设备等。医学影像诊断学不断发展,开拓了在监视器下开展诊断和治疗的介入放射学等。特别是数字化医学影像设备和互联网技术的发展,开创了医学图像存储和通信系统(picture archiving communication system,PACS)。随着医学影像人工智能及PACS云平台的发展,改变了传统医学影像技术及诊断的工作模式,促进医院向着现代化、数字化的方向发展。因此,学好医学影像设备的专业知识,更好地发挥医学影像设备的性能,为临床提供高质量的医学影像,对于医学影像技术专业的学生来说是非常有必要的。本书主要讲述常规X线设备、数字X线设备、X线计算机体层成像设备、磁共振成像设备、超声成像设备和PACS的构造、原理、使用以及日常维护。

第一节　医学影像设备的发展史

1895年11月8日德国著名物理学家伦琴在做阴极射线管的研究时,发现了一种肉眼看不见的射线,这种射线具有很强的穿透能力,能使荧光物质发出荧光和使包在黑纸里面的胶片感光,因为当时对这种射线的本质和属性处于未知阶段,伦琴便借助数学上的未知数"X"来代表这种射线,称为X射线,简称X线。1895年12月22日伦琴邀请夫人来到实验室,为他夫人的手拍摄了世界上第一张X线照片,见图1-1。X线的发现开创了放射学,这一发现不仅对医学诊断有重大的影响,还直接影响了20世纪许多重大的科学发现,揭开了现代物理学的序幕。为此,伦琴于1901年12月10日荣获首届诺贝尔物理学奖。世人为纪念他不朽的功绩,将X线又称为伦琴射线或伦琴线。

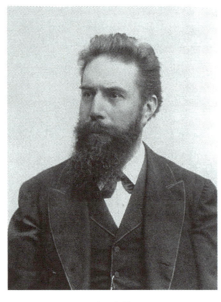
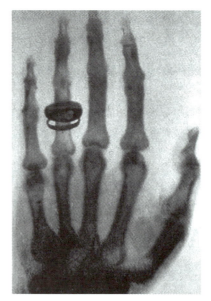

伦琴像　　　　　　　　伦琴夫人手的X线照片

图1-1　伦琴像及伦琴夫人手的X线照片

X线从发现开始即用于医学临床,首先用于骨折和体内异物的诊断,以后又逐步用于人体各部分的检查。

1896年德国研制出世界上第一支X线管。20世纪初期,出现了常规X线机。随着真空技术、高压整流技术、电子技术和机械制造技术的不断成熟和发展,体层摄影装置、影像增强器、连续摄影、快速换片机、电视、电影和录像记录系统的应用,到20世纪60年代中晚期,常规X线设备的发展已较为完善。

1972年英国工程师亨斯菲尔德(Hounsfield)研制成功世界上第一台CT。CT是电子技术、计算机技术和X线相结合的产物,是X线发现以来医学影像设备的一次革命性进步,为现代医学影像设备学奠定了基础。迄今为止,CT设备经历了五代的发展,现在已普及使用多层螺旋CT,扫描时间由最初的3~5min缩短至0.25s甚至更短,空间分辨力也提高到0.1mm量级。

20世纪80年代,先后研制开发了超高速CT(UFCT)、螺旋CT(SCT),多层螺旋CT(MSCT),特别是双源CT、能谱CT、光子CT及平板CT在临床上的使用,使CT的临床应用范围和诊断效果进一步得到扩大和提高。

20世纪80年代初,用于临床的磁共振成像设备(MRI)是一种崭新的非电离辐射式医学成像设备,对软组织成像的密度分辨力高是MRI优于CT的特点之一。因此,MRI广泛应用于中枢神经系统、软组织器官、肢体关节和盆腔等组织疾患的检查,并取得良好的诊断效果。近年来,3.0T高场强MRI在临床中的应用,使MRI在疾病诊断中更具有优势,特别是功能磁共振(fMRI)的发展在临床上是一个新的突破,同时开放式和介入型MRI在临床上的发展,为建立开放型手术、检查及介入多位一体的现代化手术室提供了有利条件。

20世纪80年代,数字透视、数字减影血管造影和计算机X线摄影成为数字成像技术的主流。20世纪90年代中期,随着平板型探测器(FPD)、高频技术及计算机技术的发展,数字X线成像设备发展迅速,广泛应用于临床诊断并取代了计算机X线摄影,成为现代医院影像科摄影检查的普及型设备,在PACS的发展过程中发挥了重要作用。

20世纪50年代和60年代,超声成像设备和放射性核素设备相继出现。20世纪70年代末80年代初,超声、CT、放射性核素成像设备与成像技术逐步兴起,并广泛应用于临床。

20世纪60年代,介入放射学随着医学影像设备的发展而兴起,于70年代中期逐步应用于临床,目前介入性诊断和治疗发展迅速,在临床上发挥了重要作用。

20世纪90年代,备受人们瞩目的立体定向放射外科学设备与技术的发展,在疾病治疗方面取得重大突破,全世界都在积极开发和应用这种高新的设备与技术。介入放射学与立体定向放射外科学系统,同属于医学影像设备范畴,它是利用相关医学影像设备与技术进行引导和定位来实施治疗的设备,因此,使得医学影像设备的体系更加完备,临床应用范围更广。

综上所述,多种类型的医学影像诊断设备与治疗设备相结合,共同构成了现代医学影像设备体系,特别是PACS的普及、医学人工智能的开发、医学影像云平台的应用,在医院向着现代化、信息化和数字化的发展中起了决定性的作用。

第二节　医学影像设备分类

医学影像设备可分为医学影像诊断设备和医学影像治疗设备两大类。

一、医学影像诊断设备

医学影像诊断设备按照图像信息载体的不同,可分为两大类。一类是以X线作为图像信息载体的X线设备,另一类是以其他物质作为图像信息载体的其他设备。在该类设备中主要包括:①通过原子核共振产生的信号作为图像信息载体的磁共振成像设备;②以超声波作为图像信息载体的超声成像设备;③收集核物质发出的特殊射线作为图像信息载体的核医学设备;④以热量的变化作为图像信息载体的热成像设备;⑤以光作为图像信息载体的医用光学设备(医用光学内镜等)。

(一)X线设备

X线设备是以X线作为图像信息的载体,利用人体组织密度和厚度的差别,对X线的衰减不同形成X线影像,进而显示组织和脏器的结构。根据成像方式的不同,X线设备又分为了常规X线设备和X-CT。

常规X线设备是利用透视荧光屏、胶片、影像板(IP)或探测器来测量透过人体的X线实现人体成像的。X线穿过人体,由于组织密度和厚度的差别就产生了X线强度的差别,形成X线影像,再经过胶片、IP和平板探测器的转换,形成二维可见的影像。根据影像的转换形式常规X线设备又分为模拟X线设备和数字X线设备:以透视荧光屏、X线胶片显示X线影像的设备属于模拟X线设备;以IP和平板探测器来接收X线影像,通过特定的处理方式转换成数字图像,再进行显示的设备属于数字X线设备。

X-CT是以X线作为图像信息的载体,采用扫描的方式,利用探测器接收穿过人体的X线,计算出不同组织对X线的衰减系数,经过相应的转换,再经过计算机处理,重建出人体横断面的图像。CT图像最大的优点是排除断层面以外组织影像的干扰,能够分辨的组织密度差别可以达到0.1%,因此CT的检查范围可以扩大到常规X线设备不能分辨的脑组织及腹部器官等。特别是扫描技术和计算机图像处理技术的发展,还可以进行图像重建、血管成像、骨密度测量及灌注等检查,这是常规X线设备所不能达到的。即使如此,常规X线设备由于检查方便、价格较低,仍然在医院具有非常重要的位置。常见的X线医学影像设备见图1-2。

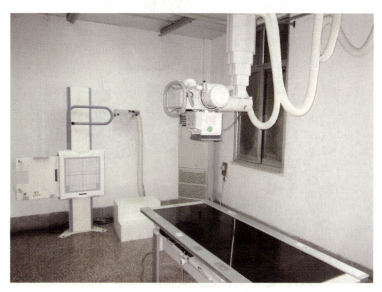

工频 X 线机

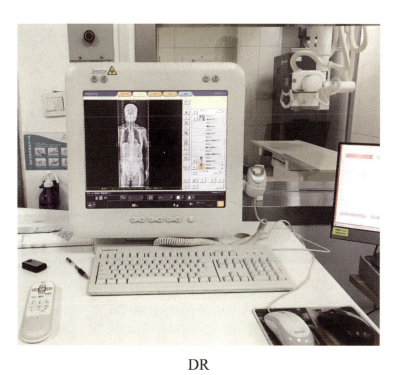

DR

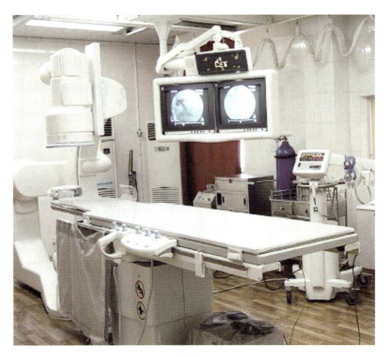

DSA

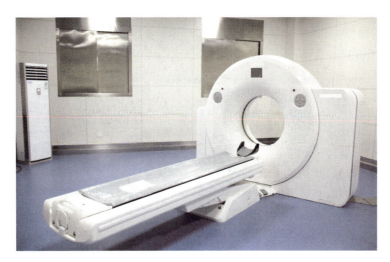

CT

图1-2　常见的X线设备

（二）其他医学影像设备

1. 磁共振成像设备　磁共振成像设备通过测量人体氢原子核在磁场中接受射频脉冲的激励产生磁共振信号,实现人体组织成像。磁共振图像的组织密度分辨力高于CT,它可清楚地显示软骨、肌肉、肌腱、韧带、脂肪、神经、血管等各种组织结构,特别是高场强的磁共振成像设备能够反映人体分子水平的生理生化等方面的功能特性,还可以对某些疾病(如肿瘤)作出早期或超早期的诊断,见图1-3。

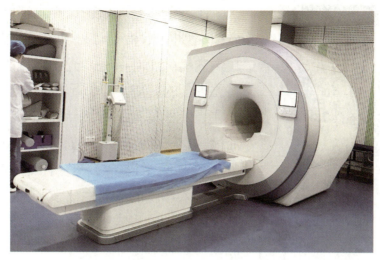

磁体系统与检查床

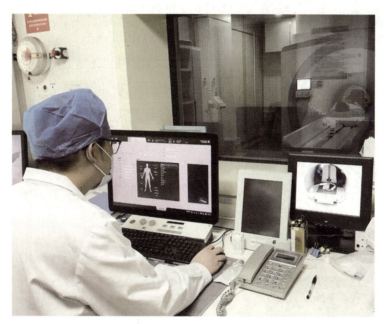

计算机系统

图 1-3　磁共振成像设备

2. 超声成像设备　超声成像设备是利用超声波作为图像信息的载体,以波形、曲线或图像对人体组织器官的形态结构、功能形态及病变进行显示和记录,进行疾病诊断的设备,又称为超声诊断仪。超声成像设备分为回波式超声诊断仪和透射式超声 CT 两大类,又根据显示方式可以分为 A 型(幅度显示)、B 型(辉度显示)、D 型(多普勒成像)、M 型(运动显示)等。医院中普遍使用的是 B 型超声诊断仪,简称 B 超。超声多普勒系统可实现多种血流参量的测量,是 20 世纪 90 年代起被广泛应用的超声检查技术。目前,超声成像设备发展非常迅速,出现了数字化彩超,特别是矩阵超声探头的出现,可以获得空间声束的信息,实现了器官的三维成像,而动态三维超声成像技术(四维)在三维的基础上发展起来,为超声诊断带来了全新工作模式。常见的超声成像设备见图 1-4。

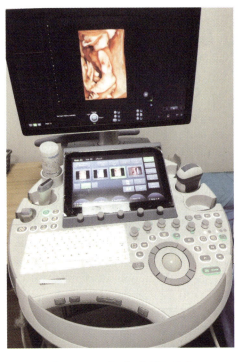

图 1-4 超声成像设备

20 世纪 80 年代初,超声内镜问世,其前端装有微型高频探头,检查时高频探头也能进入器官,因此超声内镜除了具有医用光学内镜的功能以外,还能将黏膜下的病变及其邻近器官的断层图像清晰地显示在显示器屏幕上,对于病变的诊断及病变组织的活检具有较高的临床价值,见图 1-5。

3. 核医学设备 核医学设备是通过有选择地测量摄入体内的放射性核素所发出的 γ 射线,并将结果以图像的形式进行显示,图像包含人体内部功能性信息,因此核医学成像以功能性显像为主。此类设备主要有 γ 闪烁成像设备(伽玛相机)、单光子发射计算机体层成像设备(SPECT)和正电子发射体层成像设备(PET)。

(1)伽玛相机:既是显像仪又是功能仪器。既可提供疾病诊断的图像,也可获得组织器官循环、代谢等方面的信息。临床上可用它对脏器进行静态或动态照相检查,动态照相主要用于心血管疾病的检查。

(2)SPECT:具有伽玛相机的全部功能,且增加了体层成像功能,所以提高了病变的定位诊断能力。由于各种新型的放射性核素制剂不断被开发,使 SPECT 在临床上得到广泛的应用,见图 1-6。

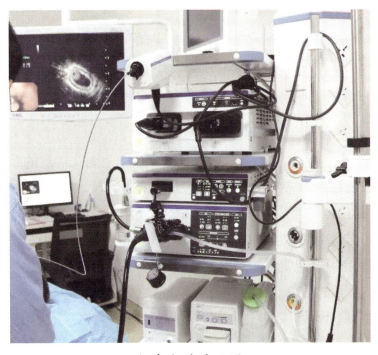

超声内镜外观图

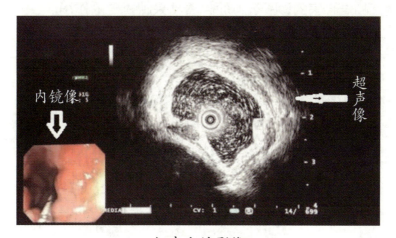

超声内镜影像

图 1-5　超声内镜

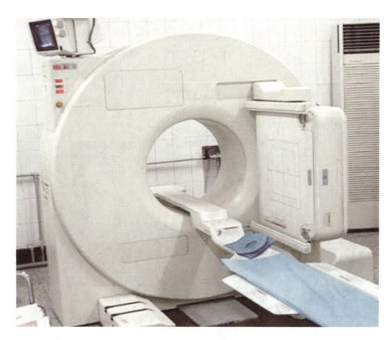

图 1-6　SPECT

（3）PET：PET 是利用解剖形态方式进行功能、代谢和受体显像的设备。将发射正电子的放射性核素标记在示踪化合物上，再注射到患者体内，这些示踪剂可对活体进行生理、生化过程的示踪，显示生物物质相应的活动空间分布、数量及随时间的变化，以达到研究人体病理和生理过程的目的。由于 PET 所需的放射性药物与人体内自然存在的物质相似，其变化过程反映的是人体生理、生化和代谢等方面的信息，所以 PET 也被称为"人体生化代谢显像"设备。

PET 和 CT 融合称为 PET-CT，将功能图像与解剖图像相互完善与互补，形成了全新的解剖-功能影像学。PET-CT 将 PET 在细胞和分子水平反映的生理和病理特点与 CT 图像有机地结合在一起，真正起到定量分析、定性诊断的作用，在肿瘤的早期诊断、神经系统的功能检查和冠心病的诊断等方面起着越来越重要的作用。

PET和CT共用一个机架、检查床和图像处理工作站,实现了同机图像融合、图像定位准确,见图1-7。

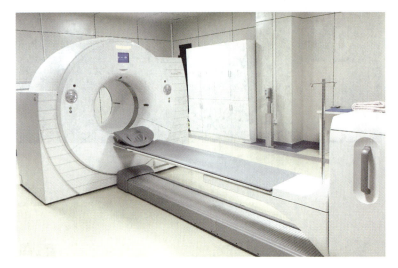

PET-CT

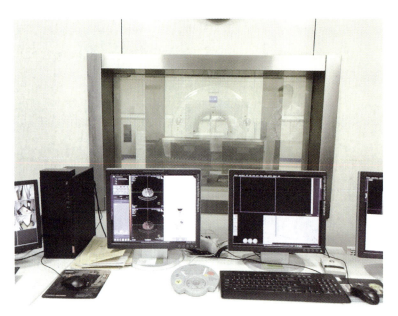

PET-CT 控制系统

图 1-7　PET-CT

4. 热成像设备　热成像设备是通过测量体表的红外信号和体内的微波信号,实现人体成像的设备。红外辐射能量与温度有关,因此又可以说,热成像就是利用温度信息来进行成像的。

医用热成像设备一般包括红外成像、红外照相、红外摄像和光电扫描成像等,由于引起人体组织温度异常分布的原因有多种,因此,热成像设备往往不能得到准确的诊断结论,它所提供的信息仅供临床医生参考。红外线乳腺诊断仪见图1-8。

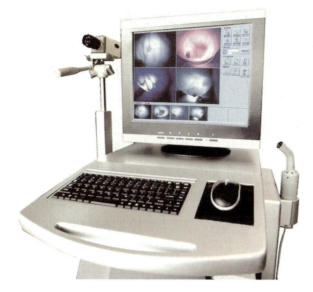

图 1-8　红外线乳腺诊断仪

5. 医用内镜　医用内镜是一种直接观察人体器官内部结构形态的设备,可直观地观察到人体内脏空腔器官的黏膜组织形态和病变,同时还可以获取病变组织的活检标本进行病理学分析,从而提高诊断的准确性,见图 1-9。

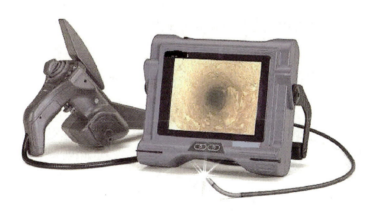

图 1-9　医用内镜

二、医学影像治疗设备

近几年来,随着精准医疗的推广,医学影像诊断设备与治疗设备必将进一步融合,随着机器人技术的进步,各种医用机器人手术导航必将逐渐步入各级医院。

(一)介入放射学设备

20 世纪 70 年代初期,介入放射学是以 Seldinger 技术为基础发展起来的一个微创医学分支,它是以影像诊断学为基础,在医学影像设备的导向下,利用经皮穿刺和导管技术等,对一些疾病进行非手术治疗或者用以取得组织学、细菌学、生理和生化材料,以明确病变性质。

医学影像设备的导向是完成介入治疗的关键,主要有 X 线电视透视、超声、CT 和 MRI。20 世纪 80 年代初发展起来的 DSA 设备问世后,由于它能实时、清晰、准确地向术者提供穿刺和导管走行的位置、身体局部血管分支细节或生理管道系统的形态与结构、介入治疗后栓塞或扩张的效果等有关介入诊疗的信息,因而具有更大的优越性。

目前,应用微电子、分子生物学和基因工程的新成果,促进了新一代治疗导管及传输装置的发展;适应性良好的生物材料、内支架、留置用导管的研制和临床应用有助于进一步提高介入治疗水平;开放式 MRI 设备及其相配套器具的开发以及超声的配合使用,将使介入治疗向低辐射或无辐射的方向发展;医学影像设备的不断开发与进步,实时立体成像引导下的介入性操作,结合新型抗癌药物、栓塞剂和基因疗法的应用,将进一步提高介入治疗的精度与疗效。

(二)立体定向放射外科设备

立体定向放射外科(SRS)或称立体定向放射治疗(SRT)是一门新的医疗技术,它是利用现代 CT、MRI 或 DSA 设备,利用立体定向装置对体内病变区做高精度定位,经过专用治疗计划系统(具有三维显示和计算机)做出最优的治疗计划,运用边缘尖锐的小截面光子束(MeV 级)以等中心照射方式聚焦于病变区(位于等中心处),按治疗计划做单平面或多个非共面的单次或多次剂量照射。照射时,由于照射野边缘剂量下降很陡,就像用刀切一样清除病变,用 γ 射线时称为 γ 刀,用 X 线时称为 X 刀(它并不是将病变切除,而是利用射线的生物效应杀死肿瘤细胞)。该类设备最初主要用于颅脑肿瘤的治疗,后来逐渐应用于纵隔、肺、盆腔和腹部肿瘤等病变的治疗。

γ 刀采用 ^{60} 钴产生的 γ 射线作为放射源,X 刀采用电子直线加速器作为产生 X 线的放射源,进行数个弧形照射,以达到治疗的目的。电子直线加速器见图 1-10。

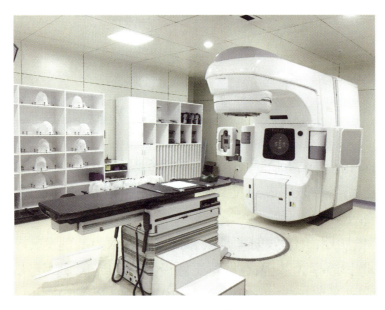

图 1-10 电子直线加速器

立体定向放射外科设备具有以下优点：①以立体影像定位；②形成立体剂量分布；③易选择合适的剂量进行照射；④肿瘤受到最大剂量照射但周围正常组织的照射量较小；⑤适于治疗小的、边界清楚的肿瘤。它完全符合现代放射治疗发展的高剂量、高精度、高疗效及低损伤的主流方向。

（三）医学图像处理与医用智能机器人导航

医生需要利用医学图像配准与融合技术，把解剖图像与功能图像有机结合，使人体内部的结构信息、功能信息、三维表面扫描模型等多元数据反映在同一幅图像上，从而更加准确、直观地为术者提供人体生理、解剖和病理等信息，为手术的规划提供全面、准确、量化的人体模型。图像处理子系统将标定结果实时显示在计算机屏幕上，并将标定参数传输给机器人，机器人自动根据外科手术操作的具体情况和实时标定参数精确地完成定位，同时实时显示机器人末端在术前三维模拟场景中的位置及详细位置信息，使术者全面掌握机器人末端所处位置的详细解剖信息，从而实现机器人手术的导航定位。

 拓展阅读

国际放射日

1895年11月8日德国物理学家威廉·康拉德·伦琴发现了X线。这一神奇的射线使人类对疾病的诊断、治疗的模式发生了改变，医学也进入了崭新的时代，也正是这一发现，创造了一个全新的学科——放射学。

为了纪念伦琴，2012年由北美放射学会（RSNA）、美国放射学会（ACR）及欧洲放射学会（ESR）共同决定：将每年的11月8日作为放射工作者的节日，即国际放射日。

国际放射日的意义在于：

1. 提高全社会对放射学的认识，让人们认识这门学科在人类健康中发挥的重要作用。

2. 让大众认识放射从业人员的价值，了解放射医师、技师等在医疗服务中所扮演的重要角色，从而推动整个放射学的发展。

本章小结

1895年11月8日伦琴发现了X线；20世纪初出现常规X线机；1972年首台CT诞生；20世纪80年代，MRI、CR、DSA应用于临床；20世纪90年代中期，DR逐步兴起；20世纪70年代核医学设备、超声成像设备出现；20世纪70年代介入技术出现并在80年代兴起，立体定向放射外科设备不断成熟，并在临床中发挥积极的作用。

现代医学影像设备可分为医学影像诊断设备和医学影像治疗设备两大类。医学影像诊断设备：①X线设备；②磁共振设备；③超声成像设备；④核医学设备；⑤热成像设备；⑥医用内镜。医学影像治疗设备临床常用的有介入放射学设备和立体定向放射外科设备。

 思考与练习

1. 简述医学影像诊断设备的分类。
2. 简述 X 线成像设备的主要组成。
3. 简述核医学成像设备的主要组成。
4. 简述立体定向放射外科设备具有的优点。

（徐晓雨　张梅梅）

第二章 | 诊断用 X 线机基本装置

02章 数字资源

学习目标

1. 掌握：诊断用 X 线机的组成、分类和临床应用；固定阳极 X 线管和旋转阳极 X 线管的结构及各部分作用；高压部件的基本结构和作用；控制台的作用；机械辅助装置的功能；X 线机的使用与维护。
2. 熟悉：X 线管的特性与规格；低压控制部件的用途。
3. 了解：X 线管的检验和使用；特殊 X 线管的结构；常用的绝缘材料。

能力目标

1. 学会：诊断用 X 线机控制台的操作；X 线管支持装置的操作；摄影床的操作；X 线机日常维护和保养。
2. 具有：独立完成 X 线机日常维护的能力。

素养目标

1. 培养：爱护设备、规范操作 X 线机的工作习惯。
2. 树立：精益求精的工匠精神，形成良好的职业道德。

　　医用 X 线机是利用 X 线的穿透作用、荧光作用、感光作用、电离作用及生物效应等基本特性对人体疾病进行诊断或者治疗的设备。在一百多年的发展过程中，医用 X 线机历经多方面的改进和提高，但其基本原理和组成部分并没有发生根本改变。本章主要学习诊断用 X 线机的组成及基本装置。

第一节　诊断用 X 线机概述

一、医用 X 线机的分类及组成

（一）医用 X 线机的分类

医用 X 线机按照使用目的可分为诊断用 X 线机和治疗用 X 线机两大类。

1. 诊断用 X 线机　是利用 X 线透过人体,经人体组织吸收形成的各种影像,如荧光影像、胶片影像、电视影像等,对疾病进行诊断的设备。目前诊断用 X 线机的分类没有统一标准,通常根据结构形式、最大输出功率或使用范围等进行分类,可分为以下几种类型:

（1）按照结构形式分类

1）便携式（图 2-1A）:这类 X 线机结构简单、重量轻、装卸方便,整体组件可分别装在手提箱或背包内携带,对供电电源没有特殊要求,一般市电电源就可以满足。有的便携式 X 线机设计有逆变电路,在无交流电时,可使用直流电源。便携式 X 线机适合流动检查、户外救援。由于 X 线机功率较小,只能做临时性的透视和较薄体位的摄影。随着数字技术的发展,数字摄影装置迅速发展,便携式数字摄影装置已广泛应用于临床,见图 2-1B。

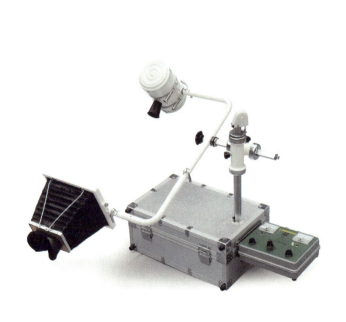
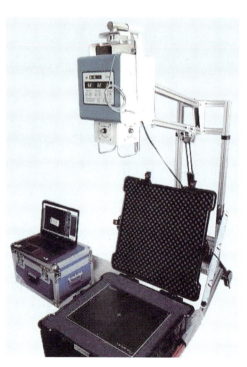

A. 便携式 X 线机外观图　　　　　B. 便携式数字摄影装置

图 2-1　便携式 X 线机

2）移动式（图2-2）：这类X线机的结构紧凑、体积小，X线发生装置以及辅助装置紧凑地组装在底座上，底座带有滚轮或电瓶驱动的电力装置，由人力或电力驱动在病房内外移动，能方便地对卧床患者进行床边透视或摄影检查，所以又称为床边或床旁X线机。随着电子技术的发展，有的移动式X线机机械部分采用小型C形臂，并且配备了影像增强器和X线电视系统，可用于手术监视或介入手术。目前，移动式数字X线摄影系统，即移动DR，完全代替了移动式X线机，图像质量也大幅度提高。图2-3是某公司生产的移动式数字X线摄影系统，平板探测器和主机之间采用无线连接，输出数字图像，不但满足了床边摄影的各项要求，而且提高了图像质量，同时数字图像符合DICOM3.0标准，能够进入医学图像存储与通信系统（PACS），完成图像的存储、归档与检索。

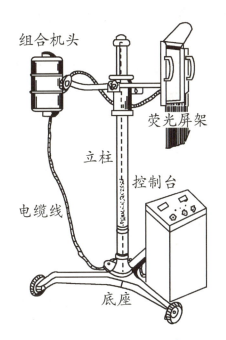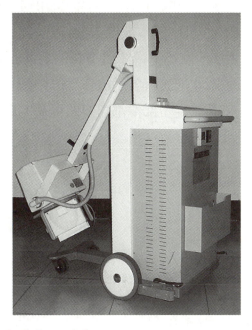

图 2-2　移动式 X 线机

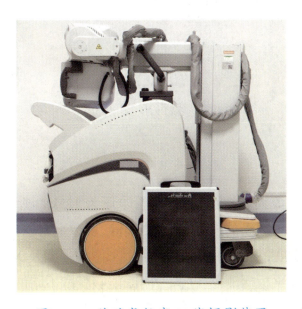

图 2-3　移动式数字 X 线摄影装置

3）固定式：这类X线机的机件比较多、重量大、结构复杂,需要安装在专用的X线机机房内使用,机件的安装有着严格数据要求。X线机的功能较多,可做各种X线检查,而且对供电要求比较严格。

（2）按照输出功率分类：指按照X线管的标称功率大小进行分类,如分为10kW、30kW、50kW等。我国通常以X线管允许通过的最大管电流大小来分类。

1）小型机：指管电流在50mA以下,最高管电压为90kV的X线机,图2-1即为这类机型。

2）中型机：指管电流在100~400mA,最高管电压为100kV或者125kV的X线机,见图2-4。这类X线机多采用双焦点的固定阳极X线管或旋转阳极X线管；机械装置配有X线管支持装置、电动诊视床、滤线器摄影床以及简易的直线体层（目前简易直线体层摄影在工频X线机中基本被淘汰,所以大部分中型机不再配备,但是在数字X线摄影系统中,有的生产厂家还保留体层摄影的功能,是为了实现数字体层摄影）。中型机功能较多,能进行透视,也能进行各种摄影,如普通摄影、滤线器摄影,还能做一些特殊摄影,如胃肠摄影等。安装时定位部件都需要做可靠的固定,部件之间的数据尺寸要求严格,同时对供电电源的要求也格外严格。

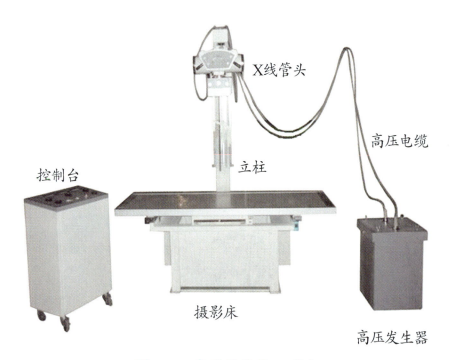

图 2-4　中型固定式 X 线机

3）大型机：指管电流大于500mA,最高管电压为125kV或150kV的X线机。这类X线机多配有两个或两个以上的旋转阳极X线管,多数配有影像增强器和X线电视系统。随着数字技术的发展,平板探测器逐渐代替影像增强器及X线电视系统,有的大型机还配备两个X线管及平板探测器,在同一时间能够获取不同位置影像。在机械装置方面普遍采用悬吊装置或落地装置,X线管支持装置根据不同的厂家也不尽相同。其功能可做透视、摄影、数字减影血管造影、介入检查和治疗等，这种X线机的结构复杂，输出功率大，使用范围广，可一机多用。大型机要求有良好的供电电源，才能保证电器性能的稳定并充分发挥各项功能。落地、悬吊式双C形臂大型X线机见图2-5。

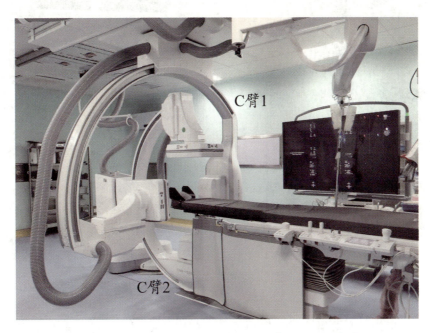

图 2-5　落地、悬吊式双 C 形臂大型 X 线机

（3）按照使用范围分类

1）综合性X线机：指具有透视和摄影等多种功能、适合做多种疾病检查的X线机，如中型、大型X线机等。

2）专用性X线机：是指为适应某些专科疾病检查而设计的X线机，并配有专科疾病检查的各种辅助装置，如牙科X线机、乳腺摄影X线机、泌尿科专用X线机、手术用X线机等。目前，随着数字化技术的发展，专用X线机的数字化日趋成熟，如数字乳腺摄影用X线机，数字手足外科术中专用X线机等（图2-6、图2-7）。

（4）按照高压电源及灯丝加热电源的工作频率分类

1）工频X线机：高压变压器初级和灯丝加热变压器初级电路使用的是低频交流电源（我国为50Hz），所以工频X线机又称为低频X线机。

2）中频X线机：高压变压器初级和灯丝变压器初级电路使用的是中频交流电源（400～20kHz），称为中频X线机。

3）高频X线机：高压变压器初级和灯丝变压器的初级电路使用的是高频交流电源（20kHz以上），称为高频X线机。

2. 治疗用X线机　是利用X线的电离作用和生物效应，对疾患进行治疗的X线机。按其用途分为三类。

（1）接触治疗机：主要用于治疗皮肤表面或体腔浅层较大面积的疾患，其管电压范围一般在10～60kV，X线的穿透力较弱。

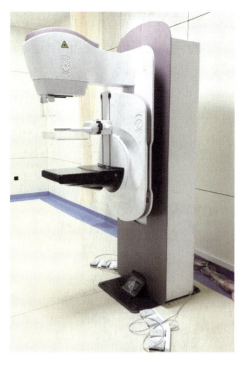

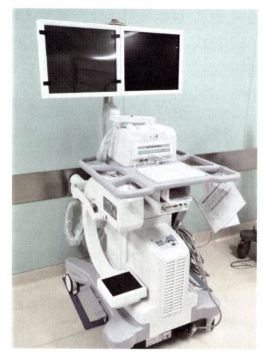

图 2-6　数字乳腺摄影 X 线机　　　图 2-7　数字手足外科术中专用 X 线机

（2）表层治疗机：主要用于较大面积的皮肤或浅层组织疾患的治疗，其管电压在60~140kV，X 线的穿透力较强。

（3）深部治疗机：主要用于组织深部疾患的治疗，其管电压在 180~250kV，X 线的穿透能力很强。

（二）诊断用 X 线机的组成

随着科技的发展，新技术、新工艺使诊断用 X 线机的结构更加紧凑，功能更加完善，应用领域更加广泛，图像质量也得到很大提高。X 线机因诊断的目的不同，结构差异也较大，但其基本结构都是由 X 线发生装置（主机）和辅助装置（外围设备）两大部分组成，见图 2-8。

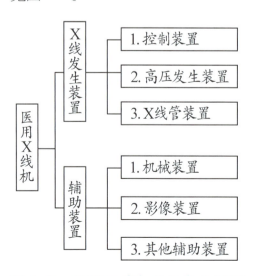

图 2-8　医用 X 线机的组成方框图

1. X 线发生装置　也称为主机，主要包括控制装置、高压发生装置、X 线管装置，通过对所有装置进行调控，完成 X 线的发生，见图 2-9。

（1）控制装置：是控制 X 线的"质""量"以及控制 X 线发生时间的装置。一般将 X 线机的低压元件以及由低压元件组成的电路合理地集中装配在控制台内，将各种按钮或开关、指示仪表等布置在控制台的台面上，以便集中操作和观察。某些大型机器，除控制台外，还设电器专柜存放各种电器元件。

（2）高压发生装置：是为 X 线管提供灯丝加

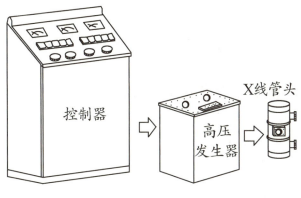

图 2-9　X 线发生装置

热电压和直流高压的装置。X 线机的大部分高压元件,如高压变压器、高压整流元件、高压交换闸、灯丝变压器等均集中放置在高压发生器中,确保人身安全。

（3）X 线管装置:主要由产生 X 线的 X 线管和管套组成。

2. 辅助装置　也称外围设备,是为满足临床工作的需要、方便患者检查而设计的各种配套装置。

常见的辅助装置主要有支持 X 线管组件的装置,如天轨、地轨、立柱、悬吊架等;患者检查体位用的各种检查床,如摄影床、诊视床等;将 X 线影像转换为电视图像的影像增强器、摄像机、监视器及与各种特殊检查配套的装置等。几种常见的 X 线辅助装置见图 2-10。不同类型的诊断用 X 线机,其辅助装置的数量和功能是不完全相同的。一般讲,功率越大、功能越多的 X 线机,其辅助装置的数量越多,结构也越复杂,反之,则数量越少,结构也越简单。

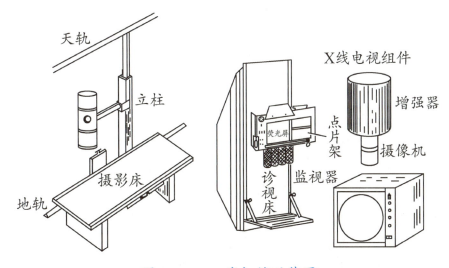

图 2-10　X 线机辅助装置

二、诊断用 X 线机的临床应用

X 线检查是各级医院影像诊断中不可缺少的检查方法之一。X 线检查方法可分为普通检查、特殊检查、造影检查和放射介入。

（一）普通检查

普通检查包括 X 线透视和摄影，是 X 线检查中应用最早也是最基本的方法。

1. X 线透视 是一种最简便而常用的检查方法，它是利用 X 线的穿透作用、荧光作用，并根据人体各种组织对 X 线的吸收不同而进行的一种检查方法，分为荧光屏透视和影像增强器透视。荧光屏透视时，将被检查的部位置于 X 线管和荧光屏之间，当穿过人体的 X 线（带有各种组织信息）照射到荧光屏时，荧光屏会发出可见的荧光，把患者该部位的信息以可见光的形式显示出来。

透视的主要优点是通过影像可以观察动态器官的形态和功能状态，并且立即得到检查结果。缺点是影像的细节显示不够清晰，不能留下永久记录等。

另外一种透视是胃肠钡对比剂透视，目的是利用钡对比剂增加胃肠道的对比。目前，随着数字技术的发展，荧光屏透视和胃肠钡对比剂透视已发展到数字透视（DF），图像的清晰度和对比度大幅度提高，图像可通过数字化进行存储，实现永久记录，这样的设备通常称为数字胃肠机。

2. X 线摄影 是利用 X 线的穿透作用、荧光作用和感光作用，并根据人体各组织对 X 线的吸收不同，使影像接收器（胶片、IP 及 FPD）接受穿过人体的 X 线形成影像的方法。通过摄影使人体的结构较清晰地显示在胶片或者其他存储设备上，并作为永久性的记录，便于复查时对照和比较，以观察病情的进展。

（1）普通摄影：也称为平片检查，它是将被检查部位置于 X 线管和装有胶片的暗盒（CR 是影像板，DR 是平板探测器）之间，并贴近暗盒固定不动，胶片接受透过人体的 X 线形成影像的一种检查方法。

（2）滤线器摄影：摄影时在人体和胶片之间放置由细铅条制成的滤线器，散射线在到达胶片之前被滤线器吸收，从而提高影像清晰度的一种摄影方法。

（3）胃肠摄影：是专门摄取消化道病变影像而采取的一种摄影方式。该摄影方式能够适时记录透视过程中所观察到的病变，有利于提高胃肠道疾病诊断的准确性。目前数字胃肠机进行胃肠钡对比剂透视时，对透视影像链进行采集，使胃肠摄影变得更加简单，还可以把采集到的图像通过激相机打印成胶片影像，以供诊断。

（4）体层摄影：又称为断层摄影，是获得人体组织器官某一层面影像的一种摄影方式，分为纵断体层摄影和横断体层摄影。在摄影时，X 线管和胶片在两个平行的平面内作方向相反的协调运动，使处在轴心层面的组织结构，在胶片上清晰的成像，层面以外的组织结构在胶片上的成像是模糊的。在 X 线普通检查中，体层摄影一般是指纵断体层摄影,而横断体层摄影主要是指计算机横断体层摄影,即 X-CT。

(二)特殊检查

1. 荧光缩影　又称间接摄影,是将患者的影像显示在荧光屏上,再用照相机将荧光屏上的影像缩小并拍摄成小照片,缩影片的尺寸一般为 35mm、70mm 和 100mm。在缩影片上,不易看到细节,必须借助放大装置进行观察。荧光缩影常用于胸部查体,在缩影片上发现问题后,再摄取常规照片进行观察。目前这种检查方法已经不再使用。

2. 高千伏摄影　是指管电压在 120kV 以上的摄影方式。由于管电压高,产生的 X 线能量较大,能够在较小密度值范围内获得层次显示比较丰富的 X 线影像,通常用在胸部 X 线摄影中。工频 X 线机由于很难达到 120kV,特别是由于管电压脉动率大,即使能够达到 120kV,但由于散射线的影响,摄影效果也很不理想。随着高频机和数字 X 线摄影系统的普及,胸部摄影基本上都采用高千伏摄影,由于高频 X 线机输出高压的波形接近于直流,因此能够获得理想的摄影效果,对胸部疾病的检出起到了重要的作用。

3. 软 X 线摄影　是利用钼靶 X 线管产生的软 X 线对软组织进行的摄影,主要用于女性乳腺摄影,可得到乳腺组织的精细影像。

(三)造影检查

造影检查是将人工对比剂引入器官或其周围,人为地产生密度差别而显示组织器官影像的检查方法,如钡对比剂胃肠检查、心血管造影等。随着医学技术的发展,造影检查采用了高压注射器、快速换片装置、影像增强器和 X 线电视、电影摄影、录像以及数字透视等新技术,使造影检查的临床应用范围更加广泛。

(四)介入放射

介入放射学是 20 世纪 70 年代后期迅速发展起来的一门边缘性学科。介入放射技术是在医学影像设备的引导下,以影像诊断学和临床诊断学为基础,结合临床治疗学原理,利用导管、导丝等器材对各种疾病进行诊断及治疗的一系列技术,即在医学影像设备的引导下,通过经皮穿刺途径或通过人体原有孔道,将特制的导管或器械插至病变部位,进行诊断性造影和治疗,或采集生物组织标本进行细胞学、生物学及生化检查。

目前介入放射技术是比较成熟的医学诊疗技术,为现代医学诊疗提供了新的给药途径和手术方法,与传统的给药途径和手术方法比较,具有直接有效、创伤更小的优点,使临床上的某些疾病由不可治变为可治,使治疗的难度由大变小,使有创伤变为少创伤,使患者免受或减轻手术痛苦,操作安全,治疗效果好。利用介入放射技术开展诊疗工作,有利于心血管疾病、脑血管疾病、肿瘤等疾患的诊断和治疗,为提高患者的生活质量,发挥了重要的作用。

三、医用 X 线机的发展史

（一）医用 X 线机的发展历程

随着科学技术的发展,特别是近几十年来数字成像技术、计算机技术以及互联网技术的发展,促进了医用 X 线机不断改进和完善,其发展历程大体上可分为六个阶段。

1. 气体 X 线管（1895—1912 年）　1895 年德国制成了第一支气体电离式 X 线管,并成功拍摄了人手和猎枪的 X 线照片。此时的 X 线管是冷阴极含气离子管,高压发生装置由感应圈及静电起电机组成,没有精确的控制装置,X 线管和高压电缆处于裸露状态,很不安全；X 线管产生 X 线的量非常少,成像质量非常差,这是 X 线机的初始阶段。由于这个时期 X 线管裸露、高压由感应线圈来实现的,这个时期也称为裸管时代或者感应圈时代。

2. 固定阳极 X 线管（1913—1928 年）　1910 年美国物理学家 W.D.Coolidge 发表了高真空、热阴极、固定阳极 X 线管的制造报告,并于 1913 年投入实际使用。固定阳极 X 线管通过改变灯丝的加热温度来实现管电流的控制,同时高压整流管、变压器式的高压发生装置取代了感应圈和静电起电机,使 X 线的质和量都有了很大的改善,从而使 X 线机进入了实用化阶段。

3. 旋转阳极 X 线管（1929 年至今）　1927 年 Brower 研制成功旋转阳极。1929 年荷兰首先生产出旋转阳极 X 线管。同时,高压发生器普遍采用单相全波或三相全波整流的方式,少数采用中频或高频高压变压器。X 线机的电路结构以及辅助装置日趋完善,但 X 线检查方式、成像原理、显示方法等诸多方面仍然为传统的方式,从事 X 线诊断的医生不能脱离放射现场,相当一部分 X 线检查需要在暗室中进行,影响了 X 线检查技术更广泛的应用。

4. 影像增强器与 X 线电视系统（1952 年至今）　20 世纪 50 年代初,出现了影像增强器、闭路电视与 X 线机配套使用,共同构成了医用 X 线电视系统（X-TV）。由电视影像取代微弱的荧光屏影像,实现了明室操作和观察,提高了工作效率和诊断的正确率,不但可以利用电视系统输出的视频信号进行录像、电影摄影,而且降低了辐射剂量。与此同时,高压发生装置广泛采用硅整流器,主机电路和机械装置也都有了很大的改进,各种操作实现了半自动化和全自动化。自动曝光控制装置（AEC）、曝光参数自动调节、自动过载保护电路等新技术的出现,使 X 线机的控制电路更加完善。特别是 X 线管支持装置普遍采用天井悬吊装置、C 形臂和 U 形臂等,机械操作更加灵活方便,同时多功能诊断床、自动换片机、自动洗片机等配套设备的使用,使 X 线机发展成为多学科、多种技术综合的 X 线设备。

5. X 线计算机体层摄影装置（1972 年至今）　1971 年亨斯菲尔德（Hounsfield）研制成功世界上第一台 CT,1972 年宣告诞生并应用于临床。CT 是一种大型、精密、多学科、高度自动化和计算机技术融合的医学影像设备,它获取人体横断面图像,解决了各种组织影像重叠的问题。CT 的研制成功和广泛的临床应用,极大地促进了医学影像技术的发展,为现代医学影像设备体系的建立奠定了基础,被誉为自伦琴发现 X 线以来的又一里程碑。

6. 数字化时代(1980 年至今) 数字减影血管造影系统、计算机 X 线摄影系统、数字 X 线摄影系统是 20 世纪 80 年代开发的数字成像设备与技术。这些设备成像最主要的特点是图像的清晰度、分辨力都比常规的 X 线胶片影像高,而且这些图像的格式都符合 DICOM3.0 标准,可以实现各设备之间的联网以及图像的传输与查询,推动了医学图像存储与通信系统(PACS)的发展。特别是随着计算机技术和网络技术的高速发展,实现了远程诊断、会诊、咨询,促进了远程放射学的发展,使医学影像学的发展进入了崭新的数字化时代。

(二)医用 X 线机的发展展望

医用 X 线机将朝着更低的辐射剂量、更高的成像质量、更快的成像速度、操作自动化的方向发展。普及数字化设备、发展 PACS 和远程放射学是 X 线影像发展的主要方向。具体表现在以下几个方面:

1. 大功率、小焦点的 X 线管。

2. 逆变式高压、低压。

3. 数字化成像技术。

4. 高灵敏度探测器的研发。

5. X 线机与各种新型的成像设备(MRI、CT、PET 等)相互取长补短,信息资源共享。

6. X 线影像设备与 PACS 连接,实现资源共享,便于远程会诊与教学。

第二节　X 线管装置

X 线管的主要作用是将电能转化为 X 线能,产生 X 线。自 1895 年伦琴发现 X 线以后,X 线管逐步向功率大、焦点小的方向发展,其结构不断改进,先后出现了固定阳极 X 线管、旋转阳极 X 线管以及各种特殊 X 线管。

一、固定阳极 X 线管

(一)固定阳极 X 线管的结构

固定阳极 X 线管的结构主要由阳极、阴极和玻璃管壳三部分组成,见图 2-11。

1. 阳极　其主要作用是接受电子的撞击产生 X 线,同时将曝光时产生的热量传导出去,其次是吸收二次电子和散乱射线。

阳极主要由阳极头、阳极帽、阳极柄和玻璃圈四部分组成,见图 2-12。

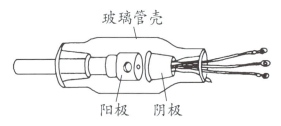

固定阳极 X 线管结构示意图

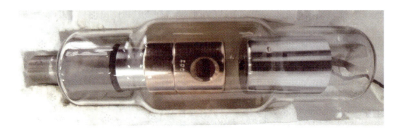

固定阳极 X 线管外观图

图 2-11　固定阳极 X 线管

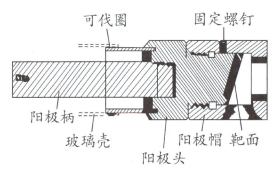

固定阳极 X 线管阳极结构示意图

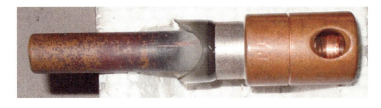

固定阳极 X 线管阳极外观图

图 2-12　固定阳极 X 线管阳极

（1）阳极头：由靶面和铜体组成。靶面的作用是接受高速运动电子的轰击,产生 X 线。为了提高阳极产生 X 线的效率,靶面的材料一般都选用熔点高（3 370℃）、原子序数大（Z=74）、蒸发率低的钨制成,故称为钨靶。曝光时,小于 1% 的能量转换为 X 线能,其余能量转换为热能,因此,靶面产生的大量热量导致阳极温度很高。由于钨的导热率低,产生的热量不能及时传导出去,会造成靶面熔蚀而损坏。为了提高阳极的散热效率,通常把厚度为 1.5~3mm 的靶面用真空熔焊的方法焊接到无氧铜制成的铜体上,构成阳极头。

因为铜的导热系数大,所以具有这种结构的阳极头不但辐射X线的效率高,而且具有良好的散热性能。

（2）阳极帽:又称阳极罩或反跳罩,由含钨粉的无氧铜制成,依靠螺钉固定在阳极头上,其主要作用是吸收二次电子和散乱射线。阳极帽上有两个开口:头部开口面对阴极,是高速运动的电子轰击靶面的通道;侧下部开口向外,是辐射X线的通道,有的X线管在此开口处加上了一层金属铍片,其作用是吸收软X线,降低患者皮肤剂量。

（3）阳极柄:是由普通铜制成,其主要作用是将靶面曝光时产生的热量传导出去。阳极柄管内部分与铜体相连,管外部分浸在变压器油中,通过与油之间的热传导,将靶面的热量从管内传导到管外,从而提高阳极的散热效率。

（4）玻璃圈:又称为可伐圈,它是阳极和玻璃壳的过渡连接部分,由含铁54%、镍29%、钴17%制成的金属圈,当阳极柄受热膨胀时起缓冲作用,防止管壳破裂。

2. 阴极　其作用是发射电子并使电子束聚焦,使电子轰击面具有一定的大小和形状。其主要结构是灯丝、阴极头、阴极套和玻璃芯柱四部分,见图2-13。

（1）灯丝:其作用是发射电子。为了提高灯丝发射电子的效率,灯丝材料采用熔点高、蒸发率低以及具有良好延展性的钨制成,一般绕制成螺管状。灯丝电压一般为交流5~10V,灯丝电流一般为2~9A,大多数为3~6A。灯丝通电后,温度逐渐上升,达到一定温度（约2 100K）后开始发射电子,灯丝发射电子与温度之间的关系（灯丝电子发射特性曲线）,见图2-14。对于给定的灯丝,在一定范围内,灯丝电压越高,灯丝温度越高,发射电子的数量就越多。

另外,功率较大的X线管为了协调不同功率与焦点的关系,阴极装有两根长短和粗细各不相同的灯丝,长的灯丝加热电压高,发射电子多,形成大焦点;短的灯丝加热电压低,发

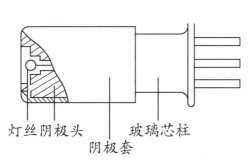

图 2-13　固定阳极X线管阴极结构示意图

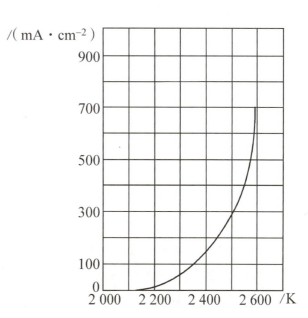

图 2-14　灯丝电子发射特性曲线

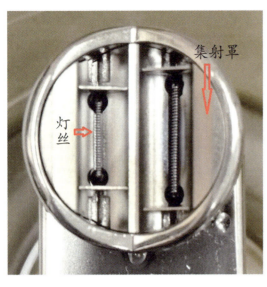

图 2-15　双焦点阴极结构实物图

射电子少,形成小焦点,这种 X 线管称为双焦点 X 线管,其阴极一般有三根引线,一根为公用线,其余两根分别为大、小焦点灯丝的引线,见图 2-15。

（2）阴极头:又称聚焦槽、聚焦罩或集射罩,其作用是对灯丝发射的电子进行聚焦。为使电子聚焦成束状飞向阳极,将灯丝装入被加工成圆弧形或阶梯形直槽的中心,灯丝的一端与其相连,使两者获得相同的负电位,借其几何形状,形成一定的电位分布曲线,使电子束呈一定形状和尺寸飞向阳极,达到聚焦的目的。

3. 玻璃管壳　又称管壳,主要作用是支撑阴、阳两极并保持管内高度真空。玻璃管壳通常采用熔点高、绝缘强度大、膨胀系数小的钼组硬质玻璃制成。有的 X 线管还将 X 线射出口的玻璃加以研磨使其变薄,以减少玻璃对 X 线的吸收。

为了保证阴极灯丝发射的电子加速飞往阳极,减少能量损失,管内的真空度应保持在 1.33×10^{-4} Pa 以下,装入管内的零部件都必须经过严格的清洗去油和彻底除气(通常采用高频真空加热抽气)。

固定阳极 X 线管的主要缺点是焦点尺寸大、瞬时负载功率小。目前,在诊断用 X 线机中,固定阳极 X 线管已多被旋转阳极 X 线管取代,但固定阳极 X 线管因结构简单、价格低,在小型或中型 X 线机中仍有使用。

（二）X 线管的焦点

在 X 线成像系统中,X 线管焦点的大小是影响成像质量的主要因素之一,因此,实际工作中对 X 线管的焦点要求比较严格。X 线管的焦点分为实际焦点和有效焦点。

1. 实际焦点　是指灯丝发射的电子经聚焦后轰击在靶面上的实际面积。X 线管的灯丝呈螺管状,灯丝发射的电子经聚焦后,轰击在阳极靶面上的形状为近似长方形,因此实际焦点又称为线焦点。

实际焦点的形状是由灯丝的形状决定,实际焦点的大小则主要取决于聚焦槽的形状、宽度和深度。实际焦点越大(阳极靶受轰击的面积越大,可承受的功率值将相应增加),X 线管的容量就越大。

2. 有效焦点　又称为作用焦点,它是实际焦点在空间中不同投射方向上的投影面积。其中,实际焦点在垂直于 X 线管长轴(两极连线)、且经过实际焦点中心方向上的投影面积称为标称焦点或有效焦点的标称值。

电子束轰击的靶面与阳极头横截面之间的夹角称为阳极倾角(或称为靶角)。由于阳极倾角的存在,实际焦点在 X 线管长轴方向投影时宽度不变,长度变短,因此标称焦点与实际焦点之间的关系也就是两者之间长度的关系,见图 2-16。设实际焦点的宽度为

a，长度为 b，阳极倾角为 θ，则投影后标称焦点的长度为 $b\sin\theta$，宽度不变，则标称焦点与实际焦点有以下关系：

$$标称焦点 = 实际焦点 \times \sin\theta$$

式中：θ 为阳极倾角。

国际电工委员会（IEC）规定：有效焦点的标称值为一无量纲的数值，如大焦点为 2.0，小焦点 1.0，但目前标称焦点的标注方法仍沿用习惯标注法，如 2.0mm×2.0mm、1.0mm×1.0mm 等。

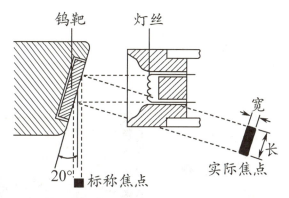

图 2-16　标称焦点与实际焦点之间的关系

标称焦点越小，影像清晰度越高，标称焦点越大，几何模糊越大，影像清晰度越低。在 X 线成像时，为减小几何模糊，获得清晰的影像，要求标称焦点越小越好。减小标称焦点可通过两种途径来实现：一种是减小阳极倾角，但阳极倾角太小，则由于 X 线辐射强度分布的变化，投照方向上的 X 线量将大幅度减少，所以阳极倾角的大小要适中，固定阳极 X 线管的阳极靶角一般为 15° ~20° 为宜。另外一种就是减小实际焦点的面积，但实际焦点面积减小后，受 200W/mm² 的限制，X 线管的容量也将随之减小，为了获得合适密度的 X 线影像，需要增加曝光时间进行弥补，这将会引起运动模糊。为了平衡清晰度、几何模糊和运动模糊之间的关系，固定阳极 X 线管常采用双焦点的办法实现，另外一种有效的方法则是使用旋转阳极 X 线管。

3. 焦点的方位特性　由于 X 线呈锥形辐射，所以在照射野不同方向上投影的有效焦点也不相同，见图 2-17。由图可见，投影方向越靠近阳极，有效焦点尺寸越小；越靠近阴

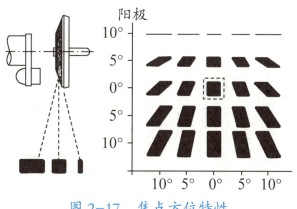

图 2-17　焦点方位特性

极,则有效焦点尺寸愈大,若投影方向偏离 X 线管轴线和电子入射方向组成的平面,有效焦点的形状还会出现失真。因此,实际使用时应注意保持实际焦点中心、X 线输出窗口中心与投影中心保持"三点一线",即中心 X 线应对准摄影部位的中心。

二、旋转阳极 X 线管

固定阳极 X 线管要提高 X 线管的功率,就必须增大电子撞击靶面的面积(即增大焦点),要提高成像质量则希望缩小焦点,因此提高功率与缩小焦点是相互制约的,使用旋转阳极 X 线管有效地解决了提高功率和缩小焦点之间的矛盾,见图 2-18。

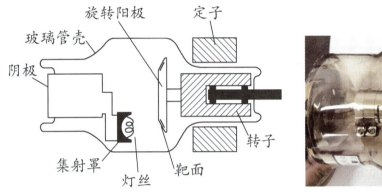
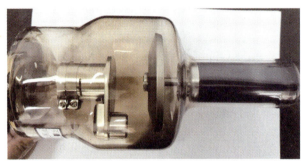

旋转阳极 X 线管结构示意图　　　　　　旋转阳极 X 线管外观图

图 2-18　旋转阳极 X 线管

旋转阳极 X 线管产生 X 线,是由偏离 X 线管中心轴线的阴极发射出的电子,轰击到旋转的靶面上产生的,见图 2-19。由于高速运动的电子轰击靶面所产生的热量,被均匀地分布在转动的圆环面上,承受电子轰击的面积因阳极旋转而增加(实际焦点的尺寸不变、空间位置不变),使热量分布面积也随之增加,从而有效地提高了 X 线管的功率,在减小实际焦点的同时适当地减小阳极倾角,使减小标称焦点成为可能,因此旋转阳极 X 线管的最大优点是瞬时负载功率大、焦点小。目前,旋转阳极 X 线管的功率多在 20~50kW,高者可达 150kW,而标称焦点多在 1~2,从而大幅提高了影像的清晰度。

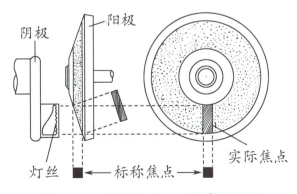

图 2-19　旋转阳极 X 线管的焦点

旋转阳极 X 线管也是由阳极、阴极和玻璃管壳三部分组成,与固定阳极 X 线管相比,除了阳极结构有明显不同外,其余相差不大,因此仅介绍旋转阳极 X 线管的阳极结构。

旋转阳极 X 线管的阳极主要由靶面、转子、转轴和轴承等组成,见图 2-20。

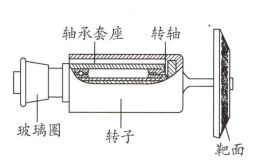
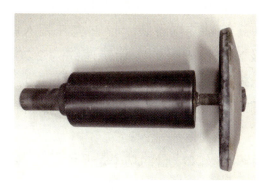

旋转阳极 X 线管阳极结构示意图　　旋转阳极 X 线管阳极外观图

图 2-20　旋转阳极 X 线管阳极

(一)靶盘与靶面

靶盘是一单凸状圆盘,中心固定在转轴(钼杆)上,转轴的另一端与转子相连,靶面具有一定的阳极倾角,一般为 6°～17.5°。早期旋转阳极 X 线管的靶面采用纯钨制成,纯钨产生 X 线的效率较高,但热容量较小、散热和抗热胀性能都比较差,在交变热负荷的使用条件下,表面与内层之间的温度差所产生的热应力,容易使靶面产生裂纹,另外,钨在 1 100℃以上会发生再结晶,在靶面使用不久就会出现表面龟裂、粗糙等现象,致使发射 X 线的能力下降。现在多采用铼钨合金(含 10%～20% 铼)做靶面,钼或石墨做靶基,制成钼基或石墨基铼钨合金复合靶,见图 2-21。铼钨合金靶面晶体颗粒细致,抗热胀性高,再结晶温度高,使靶面龟裂、粗糙等情况减轻,有的还在靶盘上开几条径向的细防膨胀缝以消除机械应力,延长 X 线管的使用寿命,见图 2-22。

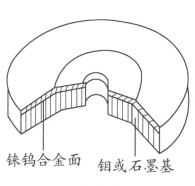
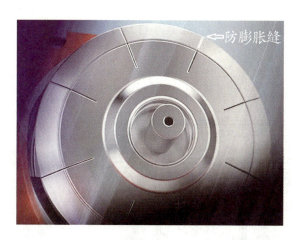

铼钨合金面　钼或石墨基

图 2-21　合金复合靶结构　　　图 2-22　消除机械应力的阳极靶面

（二）转子

转子由无氧铜制成,通过钼杆与靶盘和靶面连为一体。转子转动时,靶面随之转动。由于转子的温度不能超过460℃,因此将转子的表面做黑化处理,目的是使热量从转子表面辐射出去,防止过多的热量传递到转子。转子的旋转与小型单相异步电机的结构和原理相似,只是转子装在X线管的玻璃壳内,而定子线圈装在X线管玻璃壳的外面。转轴两端各装一只轴承并装入由无氧铜或纯铁制成的轴承套座中。低速旋转阳极X线管阳极的实际转速约为2 700r/min(f=50Hz),高速旋转阳极X线管阳极的实际转速一般为8 500r/min(f=50Hz)。旋转阳极转速越高,单位时间内承受电子轰击的圆环面积越大,功率就越大,当然,转速的提高必须考虑转子的运动平衡、轴承等因素。

旋转阳极X线管的功率是基于阳极转速达到额定值时的功率,如果在阳极转速尚未达到额定值时曝光,将会造成X线管的靶面熔化而损坏。因此,使用旋转阳极X线管的X线机均设有旋转阳极启动、延时及保护电路。

三、X线管管套

管套是容纳X线管的一种特殊容器,现代X线管的管套均为防电击、防散射和油浸式,其结构常随用途不同而有所差别。

（一）固定阳极X线管管套

管套的基本结构见图2-23。整个管套是由薄铜板或铝等金属制成,管套的一端或两端装有耐油橡胶或金属制成的膨胀器,以适应油的胀缩,防止管套内油压升高。管套内壁侧衬有薄铅皮,以防止散射X线射出。管套中央开一圆口,称为放射窗口,并装有透明塑料或有机玻璃制成的凹形窗口,以减少油层厚度,增加X线输出剂量,通过窗口可以观察X线管灯丝的亮度。管套一侧的两边,装有高压插座,以便连接高压电缆。X线管用绝缘支架和高压插座固定在管套中,其焦点中心对准窗口中心,两极引线分别连接到两个高压插座上。管套两端各有一个端盖,阳极端盖的内壁衬有一层铅皮,以吸收散射X线。

另外,为了减少对人体有害的软X线,通常在窗口前放置一层铝滤过片,有的管套为了避免焦点外X线的射出,在窗口处还装有杯状的铅窗。

固定阳极X线管的管套体积小,管套内高压部件对地的距离很短,为此,整个管套内充满变压器油,作为绝缘和冷却用,灌油孔多在窗口附近或管套两端,有的管套无专用灌油口,可用放射窗口兼之。

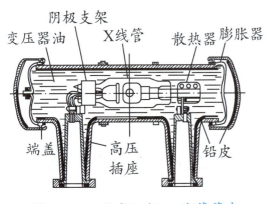

图2-23 固定阳极X线管管套

（二）旋转阳极 X 线管管套

它与固定阳极 X 线管管套相似,只是管套的阳极端内侧设有定子线圈,定子线圈引线的接线柱固定在阳极端内层封盖上,且与高压绝缘,以便和控制台内的旋转启动电路连接,见图 2-24。

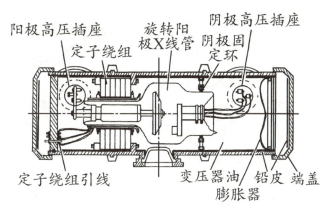

旋转阳极 X 线管管套示意图

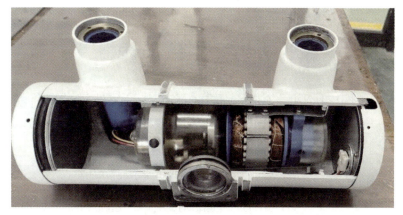

旋转阳极 X 线管管套结构实物图

图 2-24 旋转阳极 X 线管管套

有些大功率 X 线管的管套,在玻璃壳外壁(靠近阳极侧)或管套外壁设置一个温度传感器,当油温过高时,自动切断高压,以保护 X 线管。

（三）组合机头

为了使小型 X 线机更加轻便,将 X 线管、灯丝变压器以及高压变压器共同组装在一个充满变压器油的密封容器中,称为组合机头。管套多呈圆筒形,无高压电缆和高压插座,因此其结构简单,见图 2-25。20 世纪 80 年代出现的高频 X 线机,因高压变压器、灯丝变压器以及高压整流器等部件的体积显著减小,将这些部件与旋转阳极 X 线管组装在一起,形成了新一代的大功率组合机头,见图 2-25。

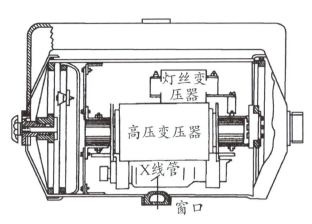

组合机头结构示意图

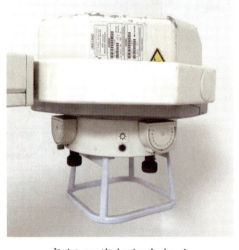

高频 X 线机组合机头

图 2-25　组合机头

四、X 线管的特性与规格

X 线管的特性和规格因型号不同而不同,只有熟悉 X 线管的各种特性曲线、构造参数以及电参数后,才能正确地使用 X 线管,并在规格允许范围内,充分发挥 X 线管的最大效能。

(一) X 线管的特性

1. 阳极特性曲线($I_a \sim U_a$)　是指在一定的灯丝加热电流(I_f)下,管电压(U_a)与管电流(I_a)之间的关系曲线。

阴极灯丝发射电子大致分为 3 个区域。①灯丝前端发射的电子,在静电场的作用下直接飞往阳极,这部分电子的运动不受阻力。②灯丝两侧面发射的电子,在空间上先发生交叉后再飞向阳极,这部分电子的运动要受到一定的阻力。③灯丝后端发射的电子,由于电子之间相互排斥和灯丝的屏蔽作用,致使电场作用力很微弱,这部分电子滞留在灯丝后面的空间,形成"电子云",这些电荷称为空间电荷。空间电荷只能随着管电压的升高而逐渐飞向阳极。

图 2-26 为 X 线管的阳极特性曲线,图中 I_f 表示灯丝加热电流,当灯丝加热电流为 I_{f1} 时,曲线可分为两段。①OA$_1$ 段。此时由于管电压较小,灯丝附近存在大量的空间电荷,随着管电压的升高,电场强度增大,飞往阳极的电子数目随之增加,使管电

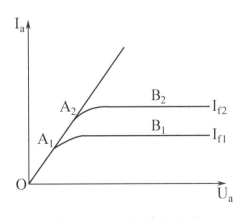

图 2-26　阳极特性曲线

流随管电压升高而增大,这段曲线反映了空间电荷起主导作用,因此称为空间电荷作用区。实验表明,管电流与管电压的 3/2 次方成比例,这部分曲线的管电压较小,可近似地看为直线,管电流与管电压成正比,也称该段为比例区。②A_1B_1 段。此时管电流不再随管电压的增加而明显上升,趋向于饱和,因此该段曲线所在的区域称为饱和区。在饱和区,管电压已较高,所有的空间电荷都已飞往阳极,管电流不再随管电压的上升而增加,管电流与管电压基本无关,管电流的大小主要由灯丝加热电流决定。当灯丝加热电流从 I_{f1} 增大到 I_{f2} 时,由于灯丝发射的电子数目增多,相同管电压下,管电流变大,同时由于空间电荷增多,使管电流达到饱和所需要的管电压必将升高,其特性由阳极特性曲线 OA_2B_2 表示。

2. 灯丝发射特性曲线　是指在一定的管电压下,管电流(I_a)与灯丝加热电流(I_f)的关系。在单相全波整流电路中,XD$_{51}$ 型 X 线管的大焦点灯丝发射特性曲线。由图 2-27 可见,由于空间电荷的作用,在同一灯丝加热电流时,100kV 获得的管电流(mA)较 60kV 的大,而要得到同一电流水平,100kV 要比 60kV 所需的 I_f 小。由此可知,实现单独调整管电压和管电流,以获得所需"质"和"量"的 X 线,就必须对空间电荷进行补偿。补偿的原则:当管电压升高时,适当减小灯丝加热电流,以使管电流不随管电压的变化而变化,反之,当管电压变降低时,则适当增大灯丝加热电流。

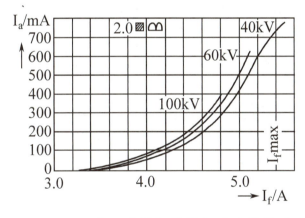

图 2-27　XD$_{51}$ 型 X 线管大焦点灯丝发射特性曲线

(二)构造参数

凡是由 X 线管的结构所决定的非电性能的规格或数据都属于构造参数,例如阳极倾角、有效焦点尺寸、外形尺寸、重量、管壁的滤过当量、冷却和绝缘方式等。这些参数在 X 线管的技术手册中一般都标注,更换 X 线管时需仔细阅读和查验。

(三)电参数

X 线管常见的电参数有最高管电压、最大管电流、最长曝光时间、容量、标称功率、热容量等,这些参数数据在使用、调试和维护 X 线机时必须清楚,并严格遵守。

1. 最高管电压　是指加于 X 线管两极间最高电压的峰值,单位是千伏(kV)。它是由 X 线管的长度、形状、绝缘介质的种类以及管套的形式决定。X 线管工作时,管电压不得高于最高管电压,否则,将导致管壁放电,甚至击穿而使 X 线管损坏。

2. 最大管电流　是指在某一管电压和某一曝光时间条件下,X 线管允许通过最大电流的平均值,单位是毫安(mA)。使用 X 线机时,管电流不得大于最大管电流,否则,将导致 X 线管靶面过热而损坏或缩短灯丝寿命。

3. 最长曝光时间　是指在某一管电压和某一管电流条件下,X 线管所允许的最长曝光时间。使用 X 线机时,曝光时间不得长于最长曝光时间,否则,将导致 X 线管热量累积过多使靶面过热而损坏。

4. X 线管的容量　是指 X 线管在安全使用条件下,单次曝光或连续曝光而无任何损坏时所能承受的最大负荷量。由于输入 X 线管的电能 99% 以上变为热能,靶面受电子轰击的部分温度升高很快,当温度超过一定值时,将导致靶面熔化而使 X 线管损坏,因此 X 线管在使用时,还要受到容量的限制。

(1)容量的计算:X 线管的容量常用输入电功率表示。其计算公式:

$$P=UI/1\ 000(kW)$$

式中:P 为 X 线管的负载功率(容量),单位为千瓦(kW);U 为管电压的有效值,单位为千伏(kV);I 为管电流的有效值,单位为毫安(mA)。

由计算公式可知,X 线管的容量为管电压和管电流的乘积。在实际应用中它并不是一个固定值,除与管电压和管电流有关以外,还与整流方式有关。整流方式不同,峰值与有效值、平均值与有效值之间的转换关系也不相同。例如,在单相全波整流电路中,管电压有效值 =0.707× 管电压峰值,管电流有效值 =1.1× 管电流平均值。

X 线管的容量还与曝光时间有关,曝光时间增长,容量相应减小。这是因为单次曝光时间越长,阳极产生的热量不能及时散发出去,产生热量积累,X 线管的容量也随之减小,多次连续曝光也会产生热量积累,后续曝光时所允许的容量也会减小。

综上所述,同一只 X 线管的容量是一个不确定的量,为了便于比较通常将一定整流方式和一定曝光时间下 X 线管所承受的最大负荷称为 X 线管的代表容量,也称标称功率或者额定容量。

固定阳极 X 线管的代表容量是指在单相全波整流电路中,曝光时间为 1s 时所能承受的最大负荷。例如,XD_4-2·9/100 型 X 线管,小焦点(1.8)的代表容量为 2kW,大焦点(4.3)的代表容量为 9kW。

旋转阳极 X 线管的代表容量是指在三相全波整流电路中,曝光时间为 0.1s 时所能承受的最大负荷。例如,XD_{51}-20·40/125 型旋转阳极 X 线管,小焦点(1.0)的代表容量 20kW,大焦点(2.0)的代表容量为 40kW。

(2)瞬时负荷的容量表示方法:曝光时间为数毫秒到数秒的单次摄影称为瞬时负荷。瞬时负荷的容量常用瞬时负荷特性曲线表示。图 2-28 为 XD_{51}-20·40/125 型旋转阳极 X 线管大焦点瞬时负荷特性曲线,图中,横轴表示曝光时间,纵轴表示管电流,管电压为参变量,曲线下方为可使用范围,上方为超载范围。该曲线可以直接指明在一定的

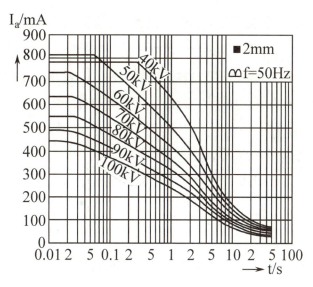

图 2-28　XD$_{51}$ 型 X 线管大焦点瞬时负荷特性曲线

整流方式、管电压和管电流条件下,所允许的最长曝光时间,这对 X 线机的安装和调试非常有意义。X 线管型号不同,其瞬时负荷特性曲线也不同;同一只 X 线管大、小焦点的瞬时负荷特性曲线也不相同;整流方式变化时,X 线管的瞬时负荷特性曲线亦将发生变化。

　　X 线管负荷的大小会直接影响其使用寿命,超负荷使用会导致 X 线管损坏,所以 X 线管在实际使用时,其最大负荷一般按其最大容量的 85%~90% 设计。另外,大、中型 X 线机一般设计有容量保护电路,当单次摄影选择的曝光条件过高,超过 X 线管的最大允许负荷时,摄影不能进行,起到相应的保护作用。

　　（3）连续负荷的容量表示方法:曝光时间为 10s 以上的透视称为连续负荷。在 X 线机说明书中对连续负荷的容量一般有两种标注方法。①连续使用时的最大功率,例如某 X 线管的规格为 200W 连续使用。②限定管电压、管电流,例如某 X 线管允许在 70kV、3.5mA 时可连续使用。

　　5. X 线管的热容量　X 线管容量的电功率特性,只能说明一次性负荷的安全容量,而不能说明累积性负荷温度升高和散热的关系,对于累积性负荷用热容量表示更为合理。

　　（1）X 线管的热容量:曝光时,阳极靶面将产生大量的热量,产热的同时伴随着冷却,如果产热快,散热（又称冷却）慢,则阳极将积累热量。单位时间内传导给介质的热量称为散热率（又称冷却率）;X 线管处于最大散热率时,允许承受的最大热量称为热容量。

　　热容量的单位是焦耳（J）,即

$$1J = 1kV（有效值）\times 1mA（有效值）\times 1s$$

热容量的单位目前还使用 HU 来表示,即

$$1HU = 1kV（峰值）\times 1mA（平均值）\times 1s$$

单相全波整流方式下,两者的换算关系:1HU = 0.77J。

由于高压整流方式不同,整流后的波形也不同,所以在各种不同的整流电路内,X线管产生的热量也不相同,计算方式也有差别,对于其他条件下的计算不再详细叙述。

（2）生热与冷却特性曲线:生热特性曲线表示在热量增加速率一定时,热量积累和曝光时间的关系。根据此曲线可确定X线管在不同热量增加速率下,可连续或断续工作的时间,如果一个X线管累积热量达到热容量,应停止使用,休息一段时间后方可再次使用,否则,阳极靶面将熔化而损坏X线管。

冷却特性曲线表示曝光结束后,阳极上的热量散发与冷却时间的关系,根据此曲线可确定X线管的最短休息时间。

生热和冷却两种特性曲线通常画在一起,图2-29为XD$_{51}$-20·40/125型旋转阳极X线管的生热和冷却曲线。图中,上升曲线为生热曲线,下降曲线为冷却曲线,各条生热曲线表示在不同的产热速率（曝光条件）下,阳极累积的热量与曝光时间的关系,使用X线管时,阳极上的热量累积不得超过它的热容量。图中,500HU/s生热曲线表示在该曝光条件下,经7.5min的连续曝光,阳极积累的热量达到最高值,但生热的同时,伴随着冷却,冷却曲线显示,冷却率也为500HU/s,即当阳极积累的热量达到最高值时,其冷却率亦达到最高值,生热和冷却保持相对平衡。在此条件下,理论上讲,X线管可以连续工作,但实际使用时应留有余地。由冷却曲线可知,要将约110 000HU的热量全部散去（即冷却到室温）,所需时间为7.5min。另外,从曲线上还可以看出,透视时只要曝光条件不大于500HU/s（如425HU/s、340HU/s）的生热率,长时间连续透视,也不会超出X线管的热容量。

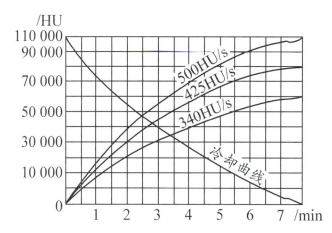

图2-29　XD$_{51}$-20·40/125型旋转阳极
X线管生热和冷却特性曲线

图2-30为X线管装入管套后的生热和冷却特性曲线（无风扇助冷却）,由图可知,X线管装入管套后的热容量约为13×10^5HU,是原来的12倍,但冷却速率却下降了,无风扇助冷时,最大冷却速率是320HU/s,13×10^5HU的热量需经过210min才能全部散发出去。

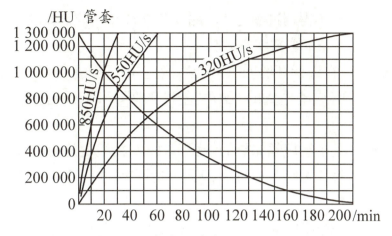

图 2-30　X线管装入管套后生热和冷却曲线

五、X线管的检验和使用与维护

（一）X线管的检验

X线管是精密易损的昂贵部件,必须重点检验。

1. 外观检验　X线管的外观检验主要包括:①X线管的玻璃管壳是否有裂纹或气泡,管壁上不允许存在明显的炸裂、瘢痕、杂质和气泡等。距离窗口较远,直径<1mm或长度<2mm的气泡或者管壁上的水纹线及轻微的擦伤划痕,一般不影响X线管的正常使用。②阴极,灯丝不应有断裂和与集射罩相碰的现象,集射罩不应有明显的松动。③阳极,阳极靶面应平整无损,不允许有麻点、龟裂或变形,固定阳极X线管的靶面与铜体不应有明显的空隙。④管内不允许存在活动的杂质,管内金属不应有氧化生锈现象,若有则说明管内已大量进气。在对X线管进行外观检验时,可借助放大镜更细致、准确地观察。

2. 冷高压试验　是指在灯丝不加热的情况下,在X线管两端加上高压进行的试验,其目的是检验X线管的真空度。试验时,应将X线管放在绝缘油中,先由低管电压(kV)开始,逐步升高。若管内轻度真空不良,在较高的冷高压下,X线管两端会出现蓝色电离辉光,并随管电压的升高而加强,这种X线管,可采用由低管电压到高管电压,逐步升高管电压的方法进行训练,若经反复多次训练后,能够消除电离辉光,说明其真空度得到提高尚可继续使用。若X线管真空度严重不良,在较低的冷高压下,整个管内就充满了蓝色辉光,说明X线管已完全不能使用。

在做冷高压试验时,还要注意电离辉光与管壁玻璃荧光的区别,有些X线管,因二次电子的作用使靠近阳极端的玻璃产生荧光,这种荧光与电离辉光的区别是玻璃荧光随管电压的增加而减弱,电离辉光随管电压的增加而加强。

3. 灯丝加热试验　首先用万用表测量X线管灯丝是否通路,然后接通灯丝加热电路。在额定灯丝加热电压范围内,由低到高逐步提高灯丝加热电压,随着灯丝加热电压的升高,灯丝应全部均匀点亮,无明显暗区。如X线管为双焦点,则两个灯丝要分别进行加热试验,其灯丝加热电压不得超过额定值。漏气严重的 X 线管,当灯丝加热时,会发生灯丝燃烧现象,并且产生大量的白雾状气体。

旋转阳极 X 线管,在进行灯丝加热试验后,还应进行阳极启动试验,此时应听到管内转子转动的声音,但不应有过大的"噪声"和"摩擦"声,阳极靶盘不应有明显的荡摆现象。

4. 电性能试验　是指在灯丝加热的情况下,按照 X 线管的使用规格表进行负载试验。试验前应先对 X 线管进行高压训练,无异常后方可进行透视和摄影条件下的负载试验。

在透视条件下的负载试验,应保证管电压(kV)在额定值时,使管电流(mA)稳定在 3mA 左右。

在摄影条件下的负载试验,应按使用规格表进行。负荷时,管电流应稳定,管内不得有放电等异常现象发生。

试验时,应注意间歇和冷却,不带管套的 X 线管应放在具有防护装置的油箱内,旋转阳极 X 线管做摄影负载试验时,必须带启动装置,绝对不允许在阳极静止或转速不够时进行摄影负载试验。

随机器到货的 X 线管,都已装入 X 线管管套内,外观检查已无法进行,但应对 X 线管管套进行检查,查看管套封口、窗口及插座处是否有渗油和漏油的现象,管套内有无较大气泡,其通电试验基本同上。

(二) X 线管的使用与维护

1. X 线管的高压训练　新 X 线管或闲置 3 个月不用的 X 线管,在使用时,应首先进行高压训练,其目的:①检查 X 线管的真空度是否良好;②提高 X 线管性能的稳定性,并使真空度轻微不良的 X 线管恢复正常。

高压训练的步骤:①合上墙闸,开机,将电源电压调至标准位,技术选择开关置透视位,透视管电流和管电压均置最低位;②用脚闸或透视手开关透视,缓调透视 mA 旋钮,使透视 mA 表指示 1mA,观察 mA 表是否稳定,若无异常,松开脚闸;③保持 mA 值不变,逐步升高 kV 值,每次增加 5kV,断续曝光 1~2min,间歇 3min,直至最高标定 kV 值。

在整个高压训练过程中,若 mA 表指数始终保持稳定,则说明 X 线管真空度良好、性能稳定。若出现 mA 表指针不稳、颤动及跳动等现象时,说明 X 线管有轻微真空不良或性能不稳,此时应立即切断高压,然后将 kV 值退回最低位,适当间歇后重新开始训练,方法同上所述,待 mA 表指数稳定后,再逐步升高 kV 值继续训练,直至最高 kV 值。若经多次训练,mA 表指数越来越不正常,出现 mA 表指针上冲至满刻度,kV 表指针大幅度下跌等现象,则说明 X 线管严重真空不良,已不能使用,应予更换。

2. X 线管的使用与维护　X 线管属于贵重、易碎玻璃制品,其使用维护应注意以下方面:

(1)防震动:X 线管在运输和使用过程中应特别注意防震动、防碰撞。由于阳极端较重,因此在运输与使用中,应平放或阳极端朝下放置。

（2）注意曝光间隔:X线机在连续工作中,应有必要的间歇,管套表面温度不宜超过50~60℃。

（3）观察窗口:X线管管套内要保持足量的绝缘油,要经常通过窗口观察管套内是否有气泡存在,如有应及时补油排气。观察X线管焦点是否在窗口的中心,否则将会影响透视、摄影效果,必要时可将管套打开,把X线焦点的位置修正过来。

（4）辉光:这是X线管真空度不良造成,加高压时气体电离所产生的。

（5）听声音:在高压发生时若有放电声,应立即停止工作,进行检修。

六、特殊X线管

（一）金属陶瓷旋转阳极X线管

当需要短时间曝光并承受大负载时,可使用大功率X线管。用硬质玻璃制成的固定阳极X线管与旋转阳极X线管,在进行连续大功率摄影时,往往由于玻璃壁击穿而损坏,这是由于X线管的玻璃壳是绝缘体,阳极靶面反弹和释放出来的二次电子有相当一部分轰击到玻璃管壳并附着其上,随着X线管使用时间的增长,灯丝蒸发和阳极靶面钨的蒸发,会使玻璃管壳内壁附着一层金属钨的沉积物,沉积层与阳极相连形成第二阳极,致使一部分高速运动的电子轰击玻璃管壳使其侵蚀,最终导致击穿和X线管的损坏。

为了消除钨沉积层的影响,延长X线管的寿命,近年来生产了一种大功率金属陶瓷旋转阳极X线管,这种X线管的灯丝和阳极靶盘与普通旋转阳极X线管相似,见图2-31。只是玻璃壳改为由金属和陶瓷组合而成,金属和陶瓷之间的过渡采用铌（Nb）,用铜焊接。金属部分位于X线管中间部位并接地,以吸收二次电子,对准焦点处开有铍窗以使X线通过,金属靠近阳极一端嵌入玻璃壳中,靠近阴极一端嵌入陶瓷内,X线管中的玻璃与陶瓷部分起绝缘作用,金属部分接地,以捕获电子。

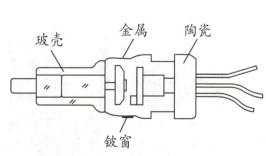

金属陶瓷旋转阳极X线管结构示意图

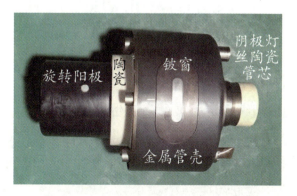

金属陶瓷旋转阳极X线管外观图

图2-31　金属陶瓷旋转阳极X线管

金属陶瓷旋转阳极 X 线管,消除了钨沉积层所致 X 线管损坏的危险,可将灯丝加热到较高温度,发射更多的电子,以提高 X 线管的负荷,X 线管金属管壳上的电场和电位梯度保持不变,还可以在低管电压条件下使用较高的管电流进行摄影,解决了普通 X 线管由于管壁击穿而损坏的问题。

(二)三极 X 线管

1. 结构　三极 X 线管是在普通 X 线管的阳极与阴极之间加了一个控制栅极,故又称栅控 X 线管。三极 X 线管的其他部分与普通 X 线管类同,只是阴极的结构比较特殊,见图 2-32。在聚焦槽中有灯丝,灯丝前方装有栅极,灯丝与聚焦极之间相互绝缘,栅极电位就加在灯丝和聚焦极之间。

2. 控制原理　当栅极对阴极加一个负电位(-5~-2kV)或负脉冲电压时,可使阴极发射的电子不能完全飞往阳极,不能形成管电流,不会产生 X 线。当负电压或负脉冲电压消失时,阴极发射的电子在阳极与阴极之间的强电场作用下飞向阳极,形成管电流,产生 X 线,见图 2-33。

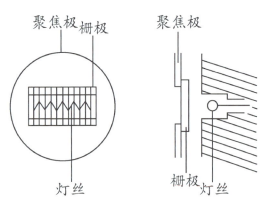

图 2-32　三极 X 线管的阴极结构

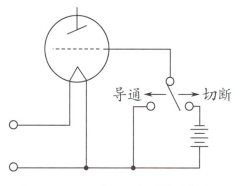

图 2-33　三极 X 线管控制原理

由于脉冲电压信号无机械惯性延时,控制灵敏,因此可实现快速连续 X 线摄影,摄影频率可达 200 帧 /s。

(三)软组织摄影用 X 线管

1. 特点　当对乳房等软组织进行 X 线摄影时,普通 X 线管不能得到满意的摄影效果。为了提高 X 线影像的对比度,必须使用软 X 线,软 X 线是由软组织摄影用 X 线管产生的,见图 2-34。

软组织摄影用 X 线管具有以下特点:①X 线输出窗的固有滤过小;②在低管电压时能产生较大的管电流;③焦点小。

2. 结构　软组织摄影用 X 线管的结构主要包括:

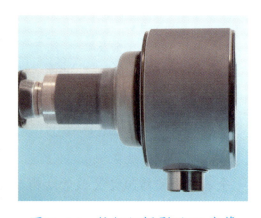

图 2-34　软组织摄影用 X 线管

（1）铍窗：软X线的输出窗口一般用铍（原子序数为4）制成，其X线吸收性能低于玻璃，固有滤过很小，软X线极易通过铍窗，可获得大剂量软X线。

（2）钼靶：软X线的阳极靶材料一般是由钼（原子序数为42，熔点2 622℃）或者铑（原子序数为45，熔点1 966℃）制成的。临床实验证明，软组织摄影时最适宜的X线波长是0.06~0.09nm，而软组织摄影用X线管在管电压高于20kV时，除辐射连续X线外，还能辐射出波长为0.07nm和0.063nm的特征X线，软组织摄影主要利用钼靶辐射的特征X线。

（3）极间距离短：普通X线管的极间距离为17mm左右，而软组织摄影用X线管的极间距离一般只有10~13mm。由于极间距离较短，电场强度增大，在相同灯丝加热电流的情况下，管电流比一般X线管的管电流要大。另外，软组织摄影用X线管的最高管电压不超过60kV。

（四）CT用X线管

CT用X线管与普通X线管相比，其构造、性能具有较大的差异。特别是螺旋CT在容积薄层扫描时，X线管在大功率情况下连续辐射X线，阳极在短时间内将积聚巨大的热量。为了减少靶面钨的蒸发，防止轴承在高温下的磨损，CT用X线管在结构上采用大直径靶盘、厚的钼基或石墨基、小的阳极倾角，外壳多为金属和陶瓷材料，且对轴承及润滑剂提出了更高的要求，见图2-35。

目前，各医疗单位普及的螺旋CT，为满足诊断的需要，CT的工作状态主要以连续容积扫描为主，X线管处在连续的负荷下工作，因此，CT用X线管要求具有较大的热容量。同时，为提高X线管的热容量，CT用X线管多配有油循环系统散热装置，以使产生的热量尽快扩散，见图2-36。

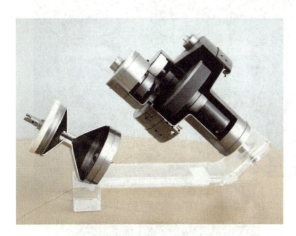

图2-35　CT用X线管

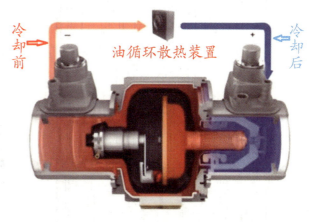

图2-36　CT用X线管散热示意图

第三节　高压发生装置

高压发生装置由高压发生器和高压输送部件两部分组成,本节主要介绍高压发生器及高压电缆的结构。

一、高压发生器的作用和组成

(一)高压发生器的作用

高压发生器是X线机主机系统的重要组成部分,其作用:①把自耦变压器输入的交流电压升高数百倍,再经整流,为X线管提供产生X线所需的直流高压(管电压)。②把X线管灯丝初级电路输入的交流电压降低,为X线管灯丝提供加热电压。③配备两只及两只以上X线管的X线机,还要完成管电压和灯丝加热电压的交换。

(二)高压发生器的组成

高压发生器由高压变压器、灯丝加热变压器、高压整流器、高压交换闸、高压插座等高压元器件构成,按要求组装后置于方形或圆形钢板制成的箱体内,箱体内充满变压器油,以加强各部件之间的绝缘和散热,箱体接地,以防高压电击造成的危害,见图2-37。

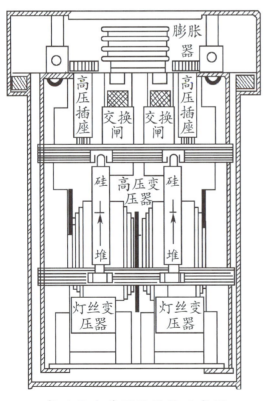

高压发生装置的结构示意图

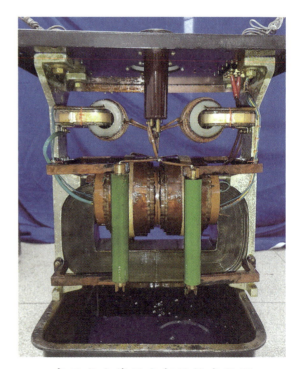

高压发生装置内部结构实物图

图2-37　高压发生装置

二、高压变压器

（一）高压变压器的构造

高压变压器由铁芯、初级绕组、次级绕组、绝缘材料和固定件等组成。要求结构紧凑、体积小、重量轻,具有良好的绝缘性能和散热效率,负载时内部不能产生过大的电压降。

1. 铁芯　高压变压器的铁芯主要是给磁通提供通路,多采用闭合式的导磁体,以0.35mm厚的热轧硅钢片（D_{41}~D_{43}）或冷轧硅钢片（D_{310}~D_{340}）剪成不同宽度的矩形条,叠成相应形状。安装绕组的臂外形为近似圆形的阶梯状结构,其主要目的是使绕组和铁芯结合紧密的同时减少绕线的平均长度。为减少涡流损耗,每片硅钢片表面涂上一层很薄的绝缘漆。为了减少叠片接合处的磁阻,采取交叉叠片的方法,最后嵌成闭合"口"字形或"日"字形。为了使铁芯压紧以减少漏磁,多用扁铁或角铁夹持并用螺栓紧固,见图2-38B。

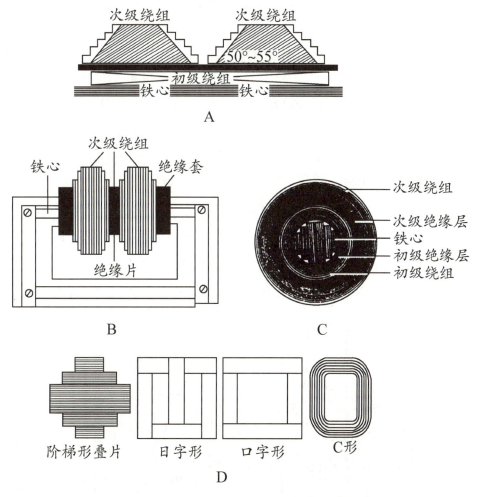

图 2-38　高压变压器的结构示意图

现代诊断用 X 线机的高压变压器,广泛采用 C 形卷绕铁芯,用带状冷轧硅钢片经过卷绕、成形、退火及浸渍等多种工序加工而成。装配时将绕好的初级绕组和次级绕组套在铁芯上用夹板夹紧即可。这种 C 形铁芯,由于卷绕紧密,间隙小,接缝少,因而减少了漏磁和磁化电流,提高了导磁率,与相同容量的其他形状铁芯相比,具有重量轻、体积小等特点,见图 2-38D。

2. 初级绕组　初级绕组匝数较少,一般为数百匝,所加的电压不高,一般在 500V 以下,但瞬间通过的电流很大,中型以上诊断用 X 线机摄影可达数十安培,故对线圈层间绝缘强度的要求并不十分严格,一般采用厚度为 0.12mm 的电缆纸或多层 0.02mm 的电容器纸作为绝缘介质。初级绕组导线多采用线径较粗的纱包或玻璃丝包扁铜线,将线圈分若干层绕在绝缘纸筒上,有的高压变压器将初级绕组绕成两个,同相串联或并联后使用,初级绕组的直流电阻很小,一般在 1Ω 以下。

3. 次级绕组　次级绕组通过的电流很小,一般在 1 000mA 以下,故多采用线径很细的油性或高强度漆包线绕制。又因为次级绕组总匝数在数万到数十万匝之间,输出的交流电压很高,故多绕成匝数相同的两个绕组同相串联在一起,套在初级绕组外面,但初、次级间必须有良好的绝缘。因高压变压器的变压比多在 1∶500 的范围内,每个次级绕组呈阶梯状绕成数十层,层间电压一般为 1 000~1 500V,所以为了提高层间绝缘强度,层间绝缘材料常选用电容器纸,且每层绕组边缘要留有 6~10mm 的宽度,防止高压层间放电,见图 2-38A、C。

为了增强绕组的抗电强度和机械强度,防止突波电压冲击时出现断线现象,次级绕组的开始和最后二、三层都用绝缘强度高、线径较粗的漆包线绕制。有的高压变压器为了防止次级高压袭击初级回路,保证人员和设备的安全,在初、次级之间加一层不闭合的薄铜片,并将其接地以作为屏蔽层。

单相全波整流 X 线机的高压变压器都采用两个次级绕组同相串联,次级中心点接地的方式,称为高压变压器次级中心接地,这样可使高压变压器对绝缘要求降低一半。

高压次级中心点接地后可获得与大地相同的零电位,因此次级两根输出线的任何一根对中心点的电位,等于两根输出线间电压的一半,见图 2-39。如果高压变压器次级输

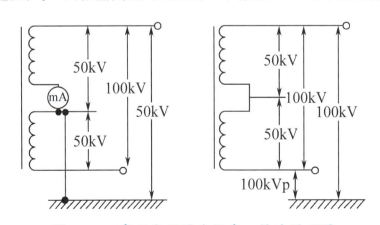

图 2-39　高压变压器次级中心接地原理图

出的电压为 100kV，中心点接地后，每根次级输出线对中心点（地）的电位差都是 50kV，这就使构成高压变压器的各种材料的耐压要求从 100kV 降到 50kV。另外，由于次级中心点电位为零，可以把毫安表串接在次级中心点处，安装在控制台上，使控制台免受高压威胁，从而保证操作人员的安全，同时给制作和维修带来了方便。

为了防止管电流测量回路断路而使中心点电位升高，一般都设有保护装置。多数 X 线机是在两个中心点接线柱上并联一对放电针或一个纸介电容，当中心点对地电位升高时，放电针放电或电容击穿，将次级中心点对地短路，起到保护作用。有的 X 线机在次级中心点的两个接线柱上，连接一只放电管，当次级中心点电位升高时，放电管起辉导通，同样能起到保护作用。

（二）高压变压器的特点

高压变压器是产生交流高压的器件，为 X 线管提供高压电能，其工作原理与普通变压器相同，但运行状态较为特殊，在结构、性能、容量及规格等方面具有以下特点：

1. 高压变压器次级中心点接地　采用两个次级绕组同相串联，中心点接地的方式，降低了高压部件对绝缘的要求。

2. 输出电压高　次级输出的交流电压很高，诊断用 X 线机管电压为 30~150kV，治疗 X 线机管电压可达 200~300kV 或更高。

3. 设计容量小于最高输出容量　诊断 X 线机用于摄影时，管电流可达数百毫安甚至上千毫安，但曝光时间很短，而在透视时，虽然工作时间较长，但管电流很小，一般在 5mA 以下，因而其设计容量可等于最高输出容量的 1/5~1/3。

4. 体积小、重量轻　由于使用了变压器油，提高了各部件间的绝缘性能和散热效率，一般电力变压器有许多与温度升高有关的参数，在诊断用 X 线机中可忽略不计，从而缩小了变压器的体积和重量。

三、灯丝加热变压器

灯丝加热变压器是为 X 线管提供灯丝加热电压的降压变压器，双焦点 X 线管需配备两个结构相同、规格不同的灯丝变压器。

（一）灯丝加热变压器的结构

灯丝加热变压器由铁芯、初级绕组和次级绕组构成，见图 2-40。

1. 铁芯　一般用 0.35mm 涂漆硅钢片以交错叠片的方法制成口字形或 C 形，有的铁芯还将有绕组的臂叠成阶梯形。

2. 初级绕组　因流过初级绕组的电流很小，故采用的导线直径很细，一般用线径为 0.19~0.93mm 的漆包线，分数层绕在用黄蜡绸或绝缘纸包好的阶梯形臂上，层间用绝缘纸绝缘，总匝数为 1 000 匝左右，初级绕组可直接绕在经绝缘后的铁芯上或绕在绝缘筒上再套在铁芯外面。

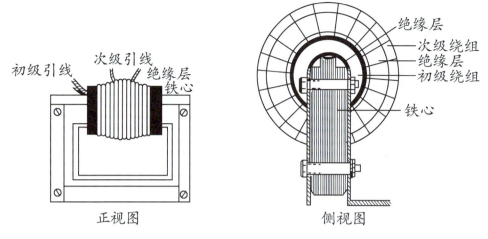

绝缘层
次级绕组
绝缘层
初级绕组

铁心

侧视图

图 2-40　灯丝变压器的结构示意图

3. 次级绕组　因次级绕组流过的电流较大,故多用直径为 2mm 左右的纱包或玻璃丝包圆铜线,分几层绕制,总匝数多为数十匝。初、次级之间用绝缘强度较高的绝缘筒作绝缘材料。

（二）灯丝加热变压器的特点

1. 次级绕组电位很高　灯丝变压器次级绕组的一端与高压变压器次级绕组的一端相连,当高压变压器工作时,灯丝变压器次级绕组电位很高,这就要求初、次级间具有良好的绝缘,绝缘强度不能低于高压变压器次级最高输出电压的一半。

2. 次级输出电压低　灯丝变压器初级电压为 100~220V,次级电压为 5~12V,功率在100W 左右。

3. 次级电流较大　灯丝变压器次级电流为 8~20A,以保证 X 线管、高压整流管或高压调整管灯丝正常加热,所以负载时的次级电压比空载时低,一般低 10%~20%。

四、高压整流元件

高压整流元件是一种将高压变压器次级输出的交流高压变为脉动直流高压的电子元件。

高压变压器次级输出的交流高压,小型 X 线机直接为 X 线管供电,X 线管工作在交流高压下,只有正半周产生 X 线。中型以上的 X 线机,利用高压整流元件组成的高压整流电路,将交流高压变成脉动直流高压,高压的正极(高电位)加到 X 线管的阳极,负极(低电位)加到 X 线管的阴极。这样,无论正半周还是负半周,X 线管都能产生 X 线。

早期 X 线机多采用高压真空整流管,随着半导体工业的发展,现代 X 线机的高压整流电路都采用半导体整流器取代老式高压真空整流管,因此高压真空整流管不再描述。

半导体整流器种类很多,有氧化铜整流器、硒整流器、硅整流器和锗整流器等,目前应用最广泛的是高压硅整流器,也称为高压硅堆。它具有体积小、机械强度高、绝缘性能好、寿命长、性能稳定、正向电压降小和使用时无须灯丝加热等优点,从而简化了电路结构,缩小了高压发生器的体积。在使用高压硅堆时,要求将其浸入变压器油内,油温不得超过70℃,且反向峰值电压不得超过额定值,以防击穿损坏。

高压硅堆的结构见图2-41。它是由许多单晶硅做成的二极管(PN结)以银丝串联而成,外壳一般采用环氧树脂封装。由于硅和环氧树脂的热膨胀系数差别很大,同时考虑到耐压,每个硅二极管首先用硅胶加以密封,然后填充环氧树脂,两端有多种结构的引出接线端,以便根据需要安装不同形式的插脚。

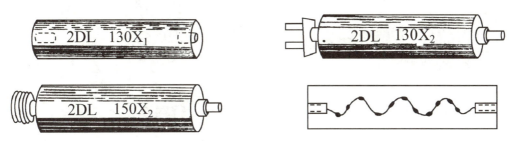

高压硅整流器示意图

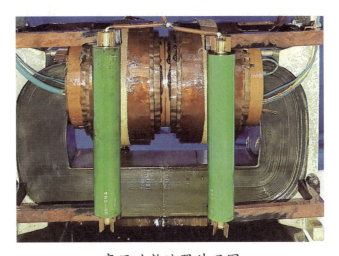

高压硅整流器外观图

图 2-41　高压硅整流器

五、高压电缆与插头插座

(一)高压电缆的作用

大、中型X线机的高压发生装置和X线管装置是分开组装的,两者之间通过两根特制的电缆线连接在一起,即高压电缆。高压电缆的作用是将高压发生装置产生的高压输送到X线管的阴、阳两极,同时把灯丝加热电压输送到X线管的阴极。

(二)高压电缆的结构

高压电缆既要有一定的截面积,以达到一定的耐压强度,传输高压,又要尽可能减小截面积,以使其轻便柔软,以适应X线管头经常移动和电缆弯曲的需要。X线机所用的高压电缆,按芯线分布位置的不同分为两种形式,即同轴高压电缆(图2-42)和非同轴高压电缆(图2-43)。考虑到加工和制造的方便,目前多用非同轴高压电缆,其各部分构造和作用如下:

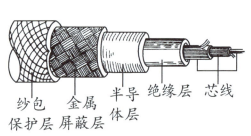

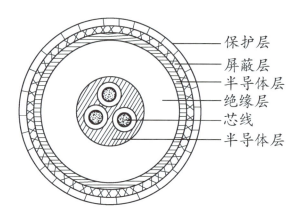

保护层
屏蔽层
半导体层
绝缘层
芯线
半导体层

纱包   金属 半 绝缘层 芯线
保护层 屏蔽层 导
              体
              层

图 2-42   同轴高压电缆结构示意图   图 2-43   非同轴高压电缆结构示意图

1. 导电芯线 导电芯线位于高压电缆的最内层,每根芯线都由多股细铜丝制成,外包约1mm厚的绝缘橡皮,其绝缘要求:能承受50Hz、1 000V交流电试验5min不击穿。电缆芯线数目不一,有二芯、三芯、四芯等几种。二芯电缆供单焦点X线管使用,三芯电缆供双焦点X线管使用,四芯电缆供三极X线管使用。芯线的作用除传送X线管的管电压外,阴极侧电缆还传送X线管灯丝加热电压。

2. 高压绝缘层 它的主要作用是使芯线的高电压与地之间绝缘。高压绝缘层位于导电芯线外侧,主要由天然橡胶制成,厚度为4.5~13mm,呈灰白色。目前,也采用高绝缘性能的塑料作高压绝缘层,直径可做得较细,机械强度和韧性都较好。高压绝缘层具有良好的机械强度和韧性,在一定范围内可以弯曲,其耐压要求一般在50~200kV(峰值)。

3. 半导体层 它由具有半导体性能的橡胶制成,紧包在高压绝缘层外面,呈灰黑色,厚度为1~1.5mm,其作用是消除高压绝缘层外表面与金属屏蔽层之间的静电场。

4. 金属屏蔽层 它是由直径不大于0.3mm的镀锡铜丝编织而成,编织密度不小于50%,也可用镀锡铜丝网带重叠包绕,但接合部必须接触良好。金属屏蔽层必须紧密包绕在半导体层上,并在高压电缆的两端与高压插头的金属喇叭口焊接在一起,借助固定环接地,使之与大地同电位。金属屏蔽层的主要作用:一旦高压电缆击穿,导电芯线的高压便与金属屏蔽层短路,由于金属屏蔽层接地而使短路电流进入大地,从而保护操作者和患者的安全。

5. 保护层 保护层位于高压电缆的最外层,老式电缆多用棉纱、涤纶线编织而成,裹在电缆外部,现在采用塑料代替,其作用是加强对高压电缆的机械保护,减少外部损伤,并能防止有害气体、油污和紫外线对高压电缆的危害。

（三）高压插头和插座

高压插头、插座是高压电缆与X线管和高压发生器连接的器件，为装卸方便，高压电缆的两端都装有高压插头，X线管头和高压发生装置都装有高压插座，连接时只要将插头插入相应的插座内即可完成相应的连接。

高压插头与插座工作在高电压下，对耐压的要求很高，多由机械强度大、绝缘性能好的压塑性材料或橡胶制成。为便于维修，近年来，各厂家生产的高压插头与插座都采用国际电工委员会标准，可以通用、互换，见图2-44。

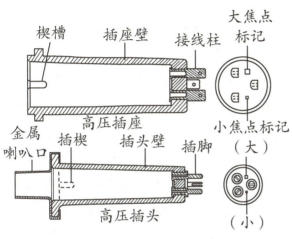

高压插座和插头的结构示意图

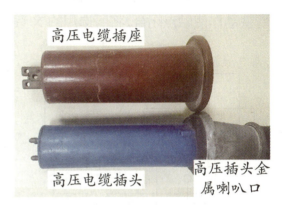

高压插座和插头外观图

图2-44　高压插头和插座

高压插座的底部有3个压铸的铜制接线柱，其上端钻有约1cm深的圆孔，供高压插头上的插脚插入。高压插头的头端压铸有3个铜制插脚，每个插脚的根部钻有1个小的引线孔，高压电缆与高压插头连接时，导电芯线由引线孔穿出，并焊接在插脚根部的槽沟内，高压电缆与高压插头间的空隙部分，要用松香和变压器油等配好的绝缘填充物灌满，以提高绝缘强度，高压插头末端镶有铜制喇叭口，以便与高压电缆金属屏蔽层相焊接，并通过高压电缆固定环与高压发生器或X线管头的外壳相连接。

高压插头3个插脚呈等腰三角形排列，插入时要注意插脚的方位。插紧时，插脚就会紧密地与插座的接线柱接触，此时不可强力扭转，以免损坏插脚。为了正确插入和防止高压插头转动，目前多在插座口处铸有一楔槽，高压插头尾侧铸有一相应的插楔，插入时插楔对准楔槽，用固定环固定即可。另外，为了保持良好的绝缘，避免高压沿面放电，需要在高压插头表面上均匀涂上一层脱水凡士林或绝缘硅脂，再将高压插头插入高压插座中。

六、高压交换闸

较大功率的诊断用X线机，为适应不同诊断工作的需要，多配有两只或两只以上的X线管。如配有两只X线管的X线机，一只用作透视和点片摄影，另一只用作摄影或特殊检查,由于两只X线管共用一个控制台和高压发生装置,且两只X线管又不能同时工作,所以高压变压器产生的高压和灯丝加热电压经过交换装置分别输送到需要工作的X线管上,这种交换装置称为高压交换闸。

高压交换闸不仅要接通高压,还要接通灯丝加热电压,而且动作十分频繁,因此在结构上要求具有很高的绝缘强度和机械强度,同时为了保证触点接触良好,减小接触电阻,要求触点接触面积要大,并有足够的接触压力。

目前,高压交换闸一般由两组构成:一组作为X线管阳极高压交换,另一组作为X线管灯丝加热电压交换,两组同步工作。高压交换闸多为电磁接触器式,其结构包括铁芯、线圈、衔铁和带有触点的高压绝缘臂,其工作原理与普通接触器相同,当线圈通电后,衔铁动作使触点闭合,将所选用的X线管接到相应的电路。

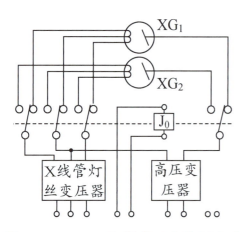

图2-45 双X线管高压交换闸电路

高压交换闸的线圈、衔铁和触点均浸在高压发生器的变压器油内,线圈的工作电压多为交流110V或220V。图2-45是电磁接触器式的双X线管高压交换闸电路,高压和灯丝加热电压的交换是由高压交换闸J_0控制。透视时,高压交换闸线圈J_0不得电,高压交换闸的常闭触点将X线管XG_1接到透视高压次级电路和灯丝加热电路;摄影时,高压交换闸J_0得电工作,其常开触点闭合,将X线管XG_2接到摄影高压次级电路和灯丝加热电路。

七、常用的绝缘材料

X线机曝光时,高压变压器的输出电压很高,这就要求各高压部件必须有良好的电性能和耐压强度,以免发生漏电和击穿,另外,还要求具有良好的耐热性、导热性、耐潮性和较强的机械强度,因此在X线机中要用到多种绝缘材料起到绝缘和散热的作用。常用的绝缘材料有变压器油、绝缘纸、黄蜡绸、塑料等。

(一)变压器油

变压器油又称为绝缘油,是碳氢化合物,属于矿物绝缘油,是高压发生装置和X线管管套内部主要的绝缘和散热物质,其主要性能参数有:

1. 电介质强度高 变压器油的电介质强度也称为绝缘强度,强度的大小通过变压器油的耐压试验来取得,耐压试验的仪器是高压陶瓷制成的油杯(容量约600ml),见图2-46。油杯内电极的圆平面直径为25mm,圆平面厚度为7~8mm,两电极间平行距离为2.5mm,用两电极间的击穿电压来表示其电介质强度,一般应达到30kV/2.5mm,小型组合机头和X线管管套内用的变压器油要求更高,应达到40kV/2.5mm。

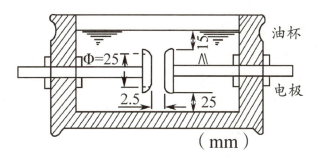

图 2-46 高压油杯和电极

2. 燃烧点高 要求在 150~160℃。

3. 闪燃点高 要求在 135~150℃。

4. 导热系数高 能起到良好的散热作用,把高压变压器和 X 线管产生的热量散发出来。

5 化学性能稳定 在工作温度时不炭化,不起电解反应,不产生胶粘沉淀物,无水分,硫黄和石蜡等杂质含量少,pH 大于 2。

6. 黏度低 要求易于对流和散热,在 20℃时,用恩格尔黏度计测量不大于 5℃。

7. 凝固点低 一般要求在 −45~−15℃,变压器油凝固点温度即为油的标号,如 45 号变压器油其凝固点为 −45℃。

8. 比重 要求在 15.5℃时为 0.895g/cm³。

9. 颜色 一般为浅黄、暗红或无色透明,清澈、无悬浮物。

诊断用 X 线机所使用的变压器油不可低于上述要求,其中最主要的是电介质强度,这就要求油中不能含有水分和杂质。据试验证明,干燥时击穿电压达到 60kV 的变压器油,当水的含量为 0.001% 时,击穿电压下降到一半左右,当含水量达到 0.01% 时,击穿电压下降到 10kV 以下。

变压器油在工作过程中,由于受到电场、光线、高温、氧气、水分、杂质(如铜屑、铁屑、铅屑)等影响,其性能会逐渐变劣,使电介质强度下降,我们称这种现象为变压器油的老化。对于老化的油,一般再生后可继续使用,简单的处理可采用过滤法,具体方法:先将滤油纸加热、烘干,再放在滤油机或真空注油机内过滤变压器油,反复更换滤油纸,直到电介质强度合乎标准为止,若无滤油设备,也可用干燥方法处理,处理好的油应及时装入容器内密封,勿长时间暴露在空气中,以免吸潮。

(二)其他绝缘材料

1. 电容器纸 是纯纤维素制成并以石蜡或石油浸渍制成的,要求结构均匀,不允许含有杂质,对空气的渗透极小。电容器纸的厚度极薄,一般为 0.006~0.02mm,密度很高,击穿的场强较高。电容器纸在 110~120℃时显著氧化,机械强度降低,在 150~160℃时纤维素分解,烧焦而破坏。

电容器纸的击穿电场强度很高,未经石油浸渍的电容器纸可达到 35~40kV/2.5mm,而用石油浸渍后,可增到 250~300kV/2.5mm,高压变压器绕组的层间绝缘多用电容器纸。

2. 塑料　是 X 线机中应用比较广泛的绝缘材料,它具有很好的机械强度和绝缘性能,其特点是能够制成各种形状,满足各种绝缘要求。常用的塑料有两种。

（1）酚醛压塑粉（3201）:酚醛压塑粉是以苯酚、苯胺和甲醛树脂为基材,以木粉为填料,经加工制成塑粉,适宜于热压法加工成型,制品具有优良的绝缘性能和良好的物理性能,适用于制造绝缘性能较高的部件,如高压插头、插座,旋转阳极 X 线管的阳极座等。

（2）聚丙烯（PP）:聚丙烯比重小,拉伸和压缩强度、硬度都优于聚乙烯,并有特殊的刚性,耐热性能好,可在 100℃ 以上使用,几乎不吸收水分,化学性质稳定,电性能优良,不受湿度影响,易成形,可制成各种绝缘部件,如灯丝变压器的初、次级间的绝缘套等,其击穿电场强度为 22~26kV/2.5mm。

3. 聚酰胺 -6　俗称尼龙 -6,具有较高的绝缘强度、耐热性、硬度、耐磨性且弹性较好,冲击强度高,熔点低,易加工成型,其击穿电场强度为 17.4~20kV/2.5mm,一般在组合机头内用作高压支撑元件,低压元器件做骨架、接线盒等。

除上述绝缘材料外,X 线机中还常用电缆纸和黄蜡绸等物质作绝缘材料。

第四节　控制装置

诊断用 X 线机的控制装置,最初在透视和摄影中实现管电压、管电流和曝光时间 3 个基本参量的调节和控制为主要任务。随着直流逆变、大规模集成电路、X 线探测以及计算机技术的发展,控制装置的自动化程度不断提高,电路结构日趋复杂,使 X 线机的操作变得越来越简单、方便。

诊断用 X 线机的控制装置主要由各种低压部件和低压元件电路组成,对于工频 X 线机,这些低压部件包括自耦变压器、谐振式磁饱和稳压器、空间电荷抵偿器、接触器与继电器、控制开关和常用仪表等。逆变式 X 线机由于采用了直流逆变技术,控制装置中常用晶闸管、功率场效应晶体管和绝缘栅双极型晶体管等作为电子开关元件,大多采用微电子电路和大规模集成电路,电路结构复杂,自动化程度更高。本节主要介绍工频 X 线机控制装置主要组成部件的结构及工作原理。

一、控　制　台

（一）控制台的作用

控制台的主要作用是根据选择的曝光条件来控制 X 线的产生与停止。通过控制台能完成 X 线机的开、关机,调节和选择电源电压、管电压、管电流、曝光时间等参数,并能预示管电压,指示曝光过程中管电流的实际值。

（二）参数的选择和调节方式

X 线机控制台按照参数的选择和调节的方式归纳起来分为四种。

1. 三钮制　管电压、管电流和曝光时间 3 个曝光参量各有一个调节旋钮来调节或选择，称为三钮制调节控制方式。三钮制具有摄影条件搭配灵活、造价低廉等特点，早期的大型 X 线机及现代的中、小型 X 线机多采用此种方式。

2. 二钮制　随着大功率旋转阳极 X 线管的开发应用，快速动态摄影技术得到应用，随之控制电路要求将管电流和曝光时间的乘积作为一个曝光参量来调节，出现了管电压和曝光量（mAs）的二钮制调节控制方式，摄影时只需选择管电压和代表 X 线量的 mAs 值，即可完成摄影条件的选择。

3. 单钮制　随着能量转换技术的发展，光电倍增管及电离室等 X 线探测器件的广泛应用，特别是计算机技术的应用，使自动曝光成为现实。1970 年以后，相继出现了单钮制调节控制方式，这种方式在摄影时只需要调节管电压值，即可在 X 线管允许的最大功率范围内，通过自动降落负载控制管电流和曝光时间，完成自动曝光，从而充分发挥 X 线管的功效。

4. 零钮制　零钮制调节控制方式并非无钮，而是按照人体的解剖部位进行分类，预置相应的曝光参数。摄影时，只需选择摄影部位，X 线机则根据预置的曝光参数进行曝光，当然也可以根据不同患者的体型变化进行相关参数的微调。零钮制一般会采用 X 线管自动降落负载曝光控制系统，曝光过程与单钮制类同。

（三）控制台的组成

诊断用 X 线机控制装置的主要部件集中布局在控制台内，控制台便成为 X 线机控制装置的代名词。不同型号的 X 线机，其控制台的结构、体积、功能各不相同，虽然控制台的结构形式差异很大，但大都分为台面结构和台内结构两个部分。

1. 台面结构　台面上设有各种控制开关、按键、调节旋钮和指示仪表等，分别用来完成开、关机控制，曝光条件的选择，曝光量的控制、调节、预示及指示等功能。按钮的操作方式有触摸式、按键式和旋转式三种。早期的工频 X 线机均采用传统式台面，多选用旋钮式或琴键式开关，见图 2-47、图 2-48。程控 X 线机、高频 X 线机大多采用轻触式台面，大量选用了轻触式和触摸式开关，见图 2-49、图 2-50。

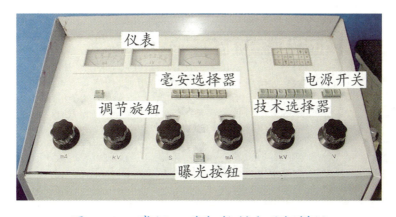

图 2-47　常规 X 线机控制台面板样例

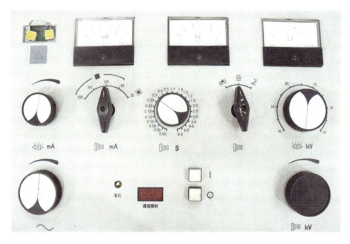

图 2-48　F$_{30}$-ⅡF 型 X 线机控制台面板结构图

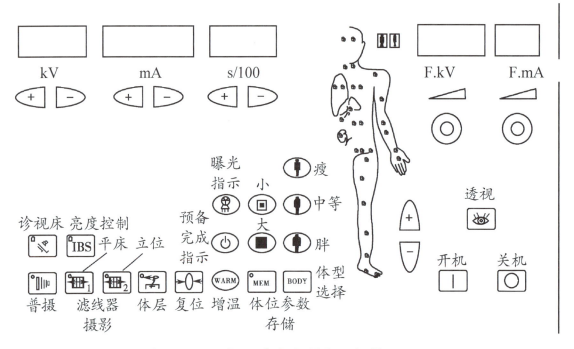

kV　　mA　　s/100　　　　F.kV　　F.mA

曝光指示　小　　瘦
预备指示　大　　中等
完成　　　　　　胖
　　　　　　　　体型选择

诊视床　亮度控制　平床　立位　　　　　　透视
　IBS
普摄　　滤线器摄影　体层　复位　增温　体位参数存储
　　　　　　　　　　　　　WARM　MEM　BODY

开机　关机

图 2-49　程控 X 线机控制台面板样例

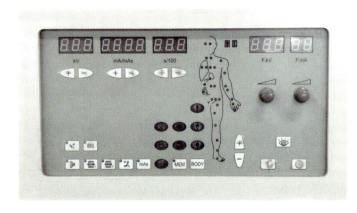

图 2-50　程控 X 线机控制台面板结构图

（1）开关：控制台台面上开关很多，种类不一，这里仅介绍电源开关和手开关。

1）电源开关：中、大型工频X线机的电源开关多用按钮开关或琴键开关，现代程控或高频X线机多用触摸开关，其作用是直接或间接控制X线机的输入电源，使其通电或断电。

2）手开关：是一种特制的按钮开关，用来接通控制电路，控制X线的发生。根据X线机曝光控制形式的不同，分单层开关（按下时预备、松开后曝光）和双层开关（按下第一层准备、按下第二层曝光）。

（2）调节器：工频X线机中的调节器主要用于电源电压、透视管电压、摄影管电压及透视管电流的调节，其特点是调节连续，通过调节能获得连续数据值，对具有自动调节功能的中、大型程控或高频X线机，在面板上通常用触摸式按钮来实施控制的。

（3）选择器：中、大型工频X线机常用转换开关、琴键开关、刷形开关及触摸式开关作选择器，程控或高频机多用触摸式开关。选择器主要用于检查技术方式选择、摄影毫安选择及曝光时间选择，选择器一般为分挡断续选择，也有的中、小型X线机的电源电压、透视管电压和摄影管电压采用选择器来选择，其参数为断续值。

（4）仪表：控制台台面上一般设有电源电压表、千伏表和毫安表，用以实时指示电源电压的状态，预示管电压的大小和测量曝光过程中管电流的大小。工频X线机多用指针式仪表来显示，程控或高频X线机多用数码显示器来显示。

有些常规X线机用一个双量程电压表，通过按钮切换量程，以分别指示电源电压和预示管电压。有的采用一个双量程的毫安表，刻度数值大的为摄影毫安，刻度数值小的为透视毫安。大型X线机还设置了毫安秒表，用于短时间曝光时显示，其显示的是管电流与曝光时间的乘积值，即毫安秒。

（5）指示灯：在控制台台面上一般设有电源指示灯和曝光指示灯。电源指示灯用于指示X线机电源的通与断，曝光指示灯指示X线的发生与停止。

一般中型以上的X线机还设有过载指示灯，当操作人员选择的曝光条件超过X线管额定容量时，控制装置的曝光电路被切断，X线机不能曝光，同时，过载指示灯点亮，大型X线机一般还设置有故障指示灯。随着微电子技术的应用，现代X线机的故障用代码显示，故障代码较准确和具体地指示了故障性质和范围，对于快速检修提供了便利的参考依据。

2. 台内结构　大多数X线机的低压部件、控制元件均按照一定方式布局在控制台内部，一般体积大、重量重的部件如自耦变压器、稳压器和空间电荷抵偿器等排布在控制台内部的底层，中上层排布接触器、继电器、延时器、大功率电阻及电路板等，在控制台内部的背面下方一般设置有接线板或接插件，与控制台外部电路相连接。

直流逆变及计算机控制的X线发生器都采用电器柜方式，其控制台只是操作键盘，内设键盘控制、显示和通讯电路，而把所有控制电路、执行器件、功率器件都集成到单独的电器柜中，分别安放，便于维修。

二、谐振式磁饱和稳压器

诊断用 X 线机要想获得高质量的影像,管电流必须稳定准确,因此在灯丝加热电路的输入端一般设有谐振式磁饱和稳压器,为灯丝加热电路的初级提供稳定的电源,避免因电源电压的波动和电压下降对灯丝加热电压的影响,从而保证管电流的稳定。

谐振式磁饱和稳压器是在磁饱和变压器的基础上发展起来的,其稳压性能比磁饱和变压器有很大的提升。

1. 磁饱和稳压器 磁饱和稳压器是一种特殊的变压器,见图 2-51A。它的铁芯截面积与普通变压器不同,初级绕组铁芯截面积大,称非饱和铁芯;次级绕组铁芯截面积小,称饱和铁芯。它的稳压原理是利用铁芯磁化曲线的非线性,见图 2-51B。当输入电压较低,初级绕组铁芯和次级绕组铁芯都处于非饱和状态时,磁饱和稳压器和普通变压器一样,次级输出按初、次级绕组匝数比的关系升高或降低电压,随着输入电压的升高,初级绕组铁芯中的磁通量不断增加,而次级绕组铁芯由于截面积小于初级绕组铁芯,通过铁芯的磁通量不能增加而达到饱和,多余的磁通量通过空气而泄漏,称为漏磁。绕在饱和铁芯上的绕组由于没有磁通量的变化,电磁感应所产生的电压基本保持不变,次级的输出电压不再随着初级电压的变化而改变,起到稳定输出电压的目的。

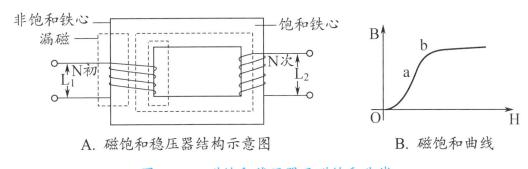

A. 磁饱和稳压器结构示意图   B. 磁饱和曲线

图 2-51 磁饱和稳压器及磁饱和曲线

2. 谐振式磁饱和稳压器 磁饱和稳压器虽然在一定范围内起到稳压作用,但其稳压精度不高,为此在非饱和铁芯上加一个补偿绕组,在饱和铁芯上加一个谐振回路,这就构成了应用较多的谐振式磁饱和稳压器,见图 2-52。谐振式磁饱和稳压器采用磁饱和与谐振的特点,使饱和铁芯在输入电压发生波动时始终处于饱和状态,从而使稳压性能得到提高。当电源电压在 170~240V 范围内变化时,其输出电压的波动不超过 ±1%,但必须注意的是,谐振式磁饱和稳压器对电源频率的变化十分敏感,在使用时必须使电源的频率与稳压器谐振频率相符,否则输出电压会随电源频率的波动而变化。

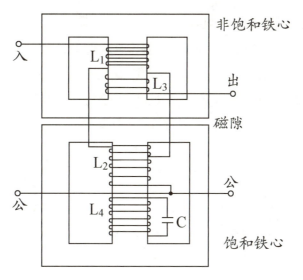

图 2-52 谐振式磁饱和稳压器结构示意图

三、空间电荷抵偿变压器

（一）空间电荷抵偿变压器的作用

空间电荷是由 X 线管的灯丝侧后方发射的电子形成的,由于空间电荷的存在,在灯丝加热电压不变的情况下,管电流将随管电压的变化而变化,见图 2-53。为了使管电流免受空间电荷的影响,工频 X 线机通常使用空间电荷抵偿变压器来补偿空间电荷效应对管电流的影响,实现管电流和管电压的单独调节。

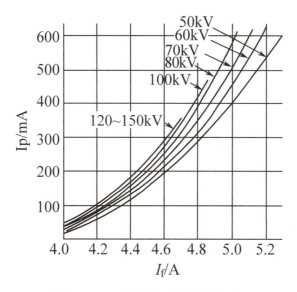

图 2-53 空间电荷影响曲线

（二）空间电荷抵偿变压器的结构与原理

1. 结构 空间电荷抵偿变压器是一个多绕组多抽头的降压变压器,见图 2-54。根据所选管电流的大小可选取不同的抽头进行合理抵偿,抵偿变压器上有多个抽头与管电流选择器联动,只要选择恰当,基本能消除空间电荷的影响。

2. 原理　利用空间电荷抵偿变压器在电路中合理的连接,使灯丝加热电压随管电压的升高(降低)而降低(升高),管电流也随之降低(升高),降低(升高)的数值正好等于或接近因空间电荷的影响而使管电流增大(减小)的数值,起到相应的抵偿作用,保证管电流不随管电压的变化而变化,从而达到了抵偿的目的。

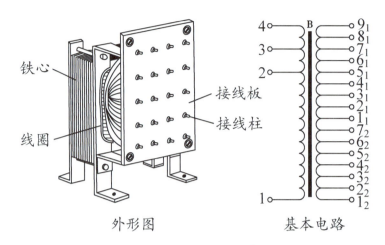

图 2-54　空间电荷抵偿变压器外形图及电路图

四、接触器与继电器

接触器和继电器是 X 线机常用的控制元件,主要用于接通或切断电路。接触器和继电器的工作原理相同,都是利用磁力按照外来信号动作的电器元件,其主要区别:接触器一般应用在大功率电路中,触点通过的电流大,并设有较好的灭弧装置;继电器应用在小功率电路中,触点通过的电流小,触点数目多,容量小,无专用的灭弧装置。

(一)交流接触器

接触器有交流接触器和直流接触器两种,X 线机多选用交流接触器。

1. 原理　当交流接触器线圈有交流电通过时,线圈产生磁场,铁芯磁化为电磁铁而吸引衔铁,动触点随衔铁的吸合,使触点闭合而接通电路。当线圈断电时,接触器衔铁在复位弹簧的作用下被释放,触点断开。根据电磁学知识,电磁吸力的强弱取决于磁通量的大小,磁通量的大小又取决于线圈的匝数与通过电流的乘积,即安匝数。

2. 结构　交流接触器的主要结构由电磁铁、触点和灭弧装置三部分组成,见图 2-55。

(1)电磁铁:它是接触器的关键部件,它由铁芯、线圈和衔铁三部分组成。电磁铁的外形主要取决于铁芯的形状,常见的铁芯形状有山字形式、螺管甲壳式、拍合式和旋转式等,见图 2-56。交流接触器的铁芯采用硅钢片叠制而成,一般在硅钢片的表面涂绝缘漆,以限制交变磁场在铁芯中产生涡流而发热。交流接触器的线圈采用交流供电,线圈产生的磁通是交变的,因此电磁铁的吸引力也是交变的,当交流电过零点时,磁通为零,则吸引力也为零,在复位弹簧的作用下衔铁和铁芯有释放的趋势,会出现吸合不稳并产生噪声。解决的办法是在交流接触器的铁芯和衔铁的吸合面上,安装一个闭合的铜环,称为短路环或者罩极线圈,来消除交流接触器吸合时的不稳和噪声,见图 2-57。

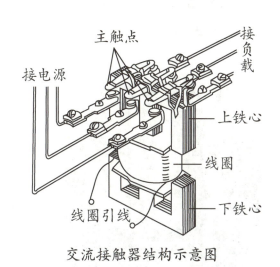

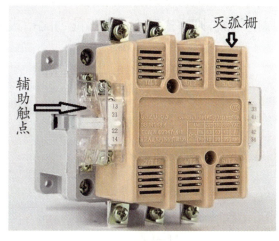

交流接触器结构示意图　　　　　　交流接触器实物图

图 2-55　交流接触器结构

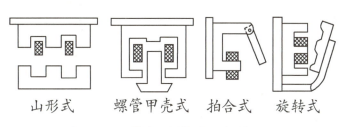

山形式　　螺管甲壳式　　拍合式　　旋转式

图 2-56　接触器铁芯和衔铁形状

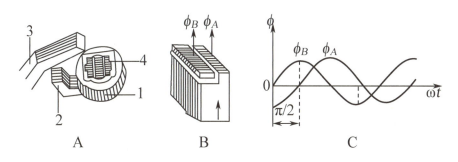

图 2-57　短路环及其磁通变化曲线

图 2-57A、B 是短路环的结构,其中 1 为线圈,2 为铁芯,3 为衔铁,4 为短路环。当交变磁通 Φ_A 通过短路环时,短路环中的感应电动势产生电流,该电流又产生磁通 Φ_B,这两个磁通的相位不一致,理论上 Φ_A 与 Φ_B 的相位差为 $\pi/2$,Φ_A 与 Φ_B 随时间变化见图 2-57C。两磁通在铁芯中分别产生各自的吸力,总吸力等于两者吸力的叠加之和,这样在交流电过零点时,衔铁截面上的电磁吸力不为零,抵偿了复位弹簧的作用,消除了衔

铁释放的趋势,使衔铁与铁芯牢固吸合。

（2）触点:其作用是接通或断开所控电路。触点常用铜或合金材料制成,为避免触点的氧化和减小接触电阻,通常在触点表面镀银或钨铂合金来提高触点表面的熔点及导电性能,延长其使用寿命。交流接触器的触点有3种分类形式。

1）按照结构形式分类:触点可分为桥式触点和指式触点,如果在这两种触点上流过相同的电流,则桥式触点的断弧能力比指式触点要强,见图2-58。

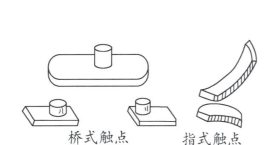
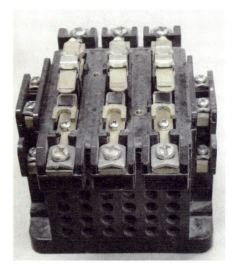

桥式触点   指式触点   桥式触点外观图

图2-58 交流接触器的触点

2）按照工作状态分类:触点可分为常开触点和常闭触点。常开触点是指接触器线圈得电时,衔铁动作触点闭合,线圈断电,触点断开;常闭触点则是指在线圈断电时触点闭合,线圈通电时触点断开。

3）按照允许通过的电流分类:触点可分为主触点和辅助触点两种。主触点的触点面积较大,允许通过较大的电流,一般用来接通与断开主电路等电流较大的电路;辅助触点的触点面积较小,一般允许通过的电流在5A左右,主要用于X线机控制电路中完成各种控制要求。多数接触器都设有3对主触点、4对辅助触点（两对常开、两对常闭）。

（3）灭弧装置:接触器用于大电流和大功率电路时,触点在接通或断开的瞬间,触点间的气体在电场作用下出现击穿放电现象,形成很大的电弧,电弧的温度很高,容易烧坏触点,使电路的断开时间延长,为此,主触点额定电流在20A以上的交流接触器一般都设置有灭弧装置,其主要结构是灭弧栅。

灭弧栅是由若干个表面镀铜的导磁薄片组成,薄片排列如栅状,装在石棉水泥压制的灭弧罩内,实物外观见图2-55B,灭弧原理见图2-59。当接触器的触点在接通或断开的瞬间产生电弧,电弧的周围产生磁场,由于在触点的上方装有导磁薄片,此时该磁场的磁通趋向导磁率高的薄片方向偏移,使触点至导磁薄片间的磁通密度分布不均匀,触点电弧处磁通密度大,导磁薄片处磁通密度小,电磁力就以磁通密度高向磁通密度小的方向排斥电弧,将电弧推出触点而进入灭弧栅,电弧进入灭弧栅后被分割为若干段小电弧,每段小电弧的两端电压较低,易于熄灭,最后以热量的形式迅速散去,这就是灭弧栅的灭弧原理。

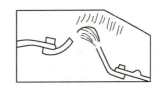

图 2-59　灭弧栅的灭弧原理

3. 使用　交流接触器主要用于 X 线机的大电流电路中,如电源电路、高压初级电路、控制电路等,常用 CJ0、CJ10 系列。

交流接触器在线圈刚接通的瞬间,衔铁尚未完全吸合,铁芯与衔铁之间存在较大的空气间隙,磁路的磁阻大,线圈的阻抗小,线圈中此时流过的电流很大,该电流称为线圈的启动电流。启动电流可达正常工作电流的数倍,最高可达 15 倍,因此在使用过程中应禁止衔铁在不吸合的情况下,长时间给线圈通电,以免烧毁线圈。

(二)继电器

继电器在控制装置中用来传递和交换信号,它根据电流、电压、温度、磁力等某一物理量的变化,自动接通或断开触点,进而接通或断开被控电路。由于具体工作不同,继电器可分为电磁式继电器、中间继电器、时间继电器、热继电器和干簧管继电器等,但其工作原理基本相同。

1. 电磁式继电器　电磁式继电器的工作原理与接触器相同,但其触点电流较小,通常在 5A 以下,因此不设置灭弧装置,见图 2-60。其工作过程:当线圈通电时,电磁铁的吸力克服弹簧阻力,使衔铁被电磁铁吸合,带动绝缘支架上的簧片移动,使常开触点闭合,常闭触点断开。同理,当线圈断电时,衔铁在复位弹簧的拉力作用下,离开电磁铁,带动绝缘支架上的簧片复位,常开触点断开,常闭触点闭合。

电磁式继电器根据线圈的工作环境分为电压继电器和电流继电器。电压继电器的线圈匝数多,线径细,阻抗大,在电路连接中线圈通常和负载电路并联,继电器的工作(触点的动作)受线圈两端的电压控制;电流继电器的线圈匝数少,线径粗,阻抗小,在电路连接中线圈串联在负载电路中,继电器的工作(触点的动作)受线圈中流过的电流控制。

2. 中间继电器　中间继电器属于电磁式继电器的一种,其结构和工作原理与交流接触器基本相同,其特点是结构尺寸小,触点多,能够实现多路控制,即用一路输入信号变为多路输出信号去控制多个电路。

图 2-61 是 JZ7 型中间继电器。线圈和动、静铁芯安装在底部中央,触点为桥式双断点结构,分上、下两层排列于继电器顶部,每层均有 4 对触点,上层为常闭触点,下层为常开触点。其动作过程:当线圈得电时,继电器内部动铁芯被静铁芯吸引而下拉,带动连动机构使常开触点闭合,常闭触点打开,当线圈失电时,各触点在弹簧的作用下复位。

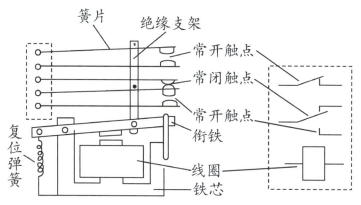

电磁式继电器结构及符号

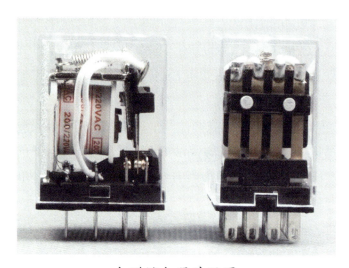

电磁继电器外观图

图 2-60　电磁式继电器

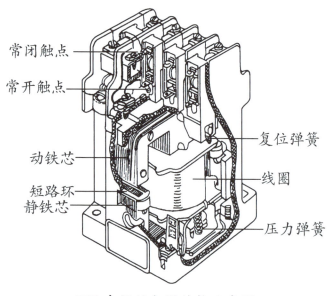

JZ7 中间继电器结构示意图

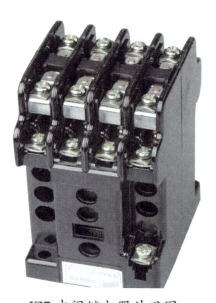

JZ7 中间继电器外观图

图 2-61　JZ7 中间继电器

选用中间继电器时,应注意线圈电压等级、触点类型、触点数量及其容量等参数。目前在 X 线机中,插座式 JTX 系列小型通用继电器因体积小、拆卸方便而被大量采用,它们的工作原理与一般继电器完全相同,这里不再重述。

3. 时间继电器　时间继电器是当线圈通电或断电后,其触点延时一定时间后才闭合或断开的继电器,又称延时继电器。在 X 线机中主要用于控制电路、旋转阳极控制电路及电动诊视床电路等。

时间继电器有电磁式、电动式和空气阻尼式多种类型,其中空气阻尼式延时继电器因结构简单、工作可靠、造价低廉和可调延时范围较宽等优点,被广泛应用于延时精度不高的电路中,见图 2-62。

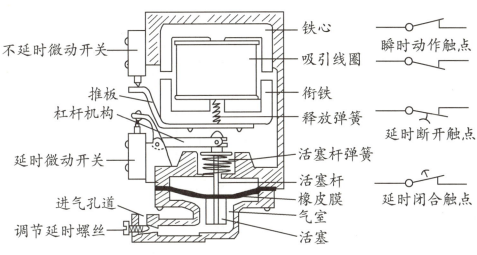

空气阻尼式延时继电器的结构示意图

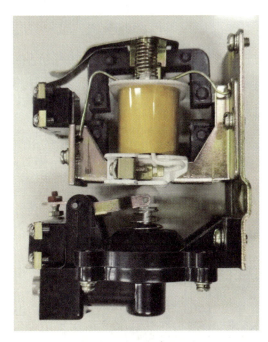

延时继电器外观图

图 2-62　空气阻尼式延时继电器

目前,晶体管式和集成电路式的时间继电器运用比较普遍,其原理是分别采用电容充放电延时和集成延时电路来控制,因其体积小、精度高、细腻可调、插座式结构拆卸方便等优点,也被广泛使用。

4. 高灵敏度继电器　高灵敏度继电器一般为直流继电器,其线圈导线细,匝数多,电阻大,一般用于电子管屏极电路或晶体管集电极电路中。在其线圈中通过微小的电流,一般在数毫安到数十毫安,继电器工作,灵敏度很高,故名高灵敏继电器。其工作过程:当晶体管集电极电流流过继电器线圈并达到继电器工作电流时,其衔铁被吸合,衔铁带动触点闭合或断开,以控制中间继电器的工作。常用高灵敏继电器为 JRX 系列、JQX 系列等,该类继电器为插座式,有多个插脚。几种高灵敏继电器的插脚序号与内部连接关系见图 2-63。

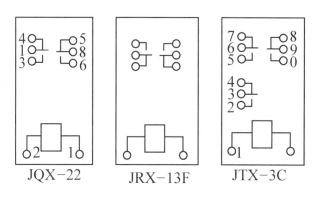

图 2-63　几种高灵敏继电器

5. 干簧管继电器　简称干簧管,是一种动作速度快、工作稳定、寿命长、体积小的继电器,它广泛应用在自动控制与遥控技术等方面,X 线机电路中也经常采用,如 XG-500型 X 线机中的冷压保护继电器就采用干簧管继电器。

干簧管继电器是由两片或数片铁镍合金导磁片封装在充有惰性气体(如氖、氦等)的玻璃管中,导磁片具有弹性兼做接触片,等同于继电器的触点,簧片既能导磁又能导电,起到开关电路和磁路的双重作用。

干簧管继电器的工作过程:给干簧管外加磁场(由通电线圈产生或永久磁铁提供),管内两簧片分别被磁化,在两簧片的近端,因极性相反而相互吸引,使簧片接触,接通电路。去除外加磁场,簧片依靠其自身的弹力复位,两簧片脱开,切断电路,见图 2-64。

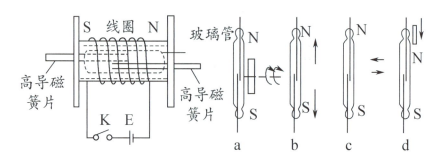

图 2-64　干簧管继电器工作原理图

五、常用控制开关

在 X 线机电路中需要有不同形式、类别、结构的开关来接通和切断电路,因此开关的种类较多,选用开关时,主要是根据电路的最高工作电压和允许通过的最大电流值,下面介绍几种 X 线机常用的开关。

(一)按钮开关

按钮开关分为动合按钮、动断按钮和组合按钮,在 X 线机中习惯称为通按钮、断按钮和通断按钮。按钮开关的结构见图 2-65A,外壳由压塑性材料制成,壳内装有一对或数对接点,可动组件由按钮帽、铜制接触桥及复位弹簧等组成,有的按钮在按钮帽顶部装有小指示灯,以作提示信号使用。

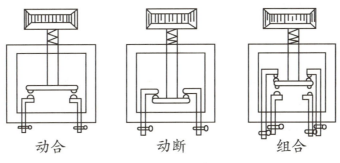

动合　　　　　动断　　　　　组合

A. 按钮开关结构图

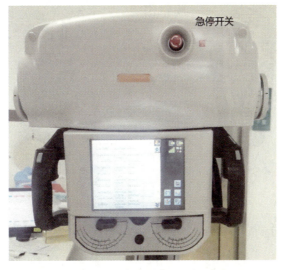

B. 急停开关在 X 线机中的应用

图 2-65　按钮开关

动合按钮的接点处于断开状态,当按下按钮时,固定于组件上的接触桥将两接点闭合,使被控电路接通;松开后,组件在复位弹簧的作用下复位,接点断开,电路被切断。动断按钮的接点处于闭合状态,按钮未按下前接点闭合接通电路,当按下按钮时,接点断开,电路被切断；松开后，组件靠复位弹簧的作用复位，将接点重新闭合，被控电路重新接通。组合按钮的接点同时具有常开接点和常闭接点，又称组合按钮，其接点对数不等，有一对常开一对常闭的，也有两对常开两对常闭的，多者有六对常开和六对常闭的或更多。如LA-66×2型按钮，组合按钮既可做动合按钮用，也可做动断按钮用，可同时接通和切断多条电路。

按钮开关主要用于磁力起动器、接触器、继电器和其他电气线路的控制，在X线机中多用于中型以上的机器，做间接控制电源的通断、电动诊视床的直立与水平运转、透视荧光屏架上的透视与点片等开关使用。

在现代医学影像设备中，为了防止出现意外，通常使用按钮开关作为紧急状态下保护设备或患者使用，称为急停开关，并在按钮帽上标有环岛或者三角图形标记。当按钮按下时，电源被切断或者设备功能操作被限制；当顺时针旋转按钮帽时，急停开关复位，相应功能恢复或者电源接通，起到保护作用，因此急停开关非紧急情况不能按下，见图2-65B。

（二）手开关

手开关习惯上称为手闸，为外壳用硬质塑料或橡胶压铸而成的手持开关，用于X线摄影控制，见图2-66。手开关内有一对常开接点或两对行程不同的常开接点两种，当按下按钮帽时接点接通，电路闭合，松开按钮接点断开，切断电路。两对常开接点的手开关通常分为两挡，用于控制两个电路，当按下第一挡时X线机摄影准备电路接通，按下第二挡时X线机高压电路接通，产生X线，松开手开关切断上述电路。

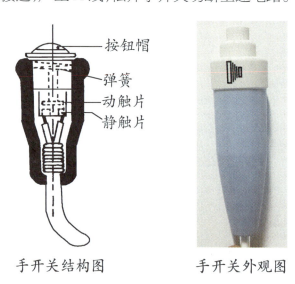

手开关结构图　　　　手开关外观图

图 2-66　手开关

（三）脚开关

脚开关习惯上称为脚闸，主要用于X线透视时为操作方便而设计的脚踏开关，以控制X线的发生和停止，见图2-67。外壳多用铁、铝合金或硬质塑料制成，壳内装有一对常开接点，当脚踏外壳时接点被压合，接通电路，松开脚不踏动时，由于壳内弹簧或簧片的支撑，接点断开，切断电路。

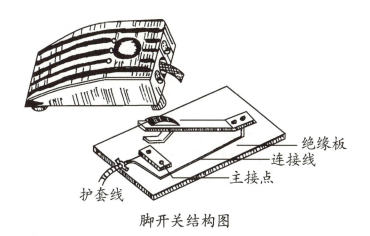

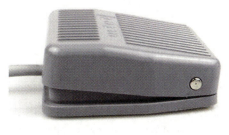

脚开关结构图　　　　　　　　　脚开关外观图

图 2-67　脚开关

（四）微动开关

微动开关由推杆、弓形片状弹簧、接点和复位弹簧等组成,见图 2-68。动作原理:当按动推杆时,通过两个弓形片状弹簧将作用力传到接点的接触桥上,推杆上的凹形刀口通过接触桥平面的瞬间,接触桥跳动,从而使常闭接点打开,常开接点闭合,开关的快速动作是靠弓形片状弹簧的作用来完成,由于簧片的杠杆作用,推杆只需很小的位移就可使接点动作,故称微动开关。

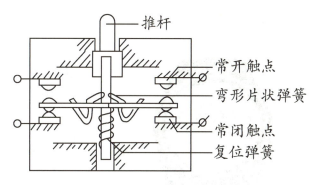

图 2-68　微动开关结构图

微动开关在 X 线机中多用来限位或定位,如电动遮光器的限位、电动诊视床各种角度和床面升降的限位、点片摄影装置的定位等。微动开关的型号有 LXW2-11 及 JLXKl-11 等,X 线机中多用 LXW2-11 型,常见的微动开关见图 2-69。

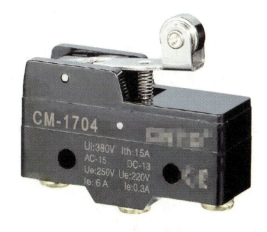

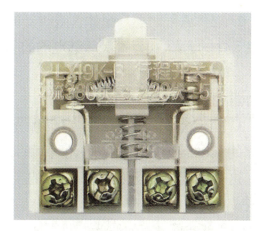

限位开关　　　　　　　　　　　　行程开关

图 2-69　常见的微动开关外观图

六、限　时　器

（一）限时器的作用

限时器在 X 线机中用于控制 X 线发生时间的装置,其控制方法一般是将限时器的控制触点串接在高压接触器的线圈电路中,控制高压接触器的工作时间,从而控制曝光时间。在晶闸管控制高压初级通断的 X 线机中,限时器通过控制产生触发信号时间的长短,来控制晶闸管的导通时间,从而控制 X 线的发生时间。

（二）限时器的种类

限时器的种类很多,常用的有机械限时器、电子管限时器、晶体管限时器及集成电路限时器,还有光电管式或电离室式的自动曝光控时系统,以及在计算机控制下的自动负载降落曝光控时系统。

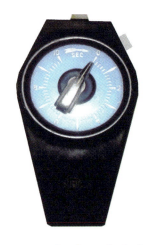

图 2-70　机械限时器外形图

1. 机械限时器　机械限时器的结构比较简单,表面为限时旋钮和时间刻度盘,侧面设有控制按钮,见图 2-70。内部结构由三部分组成,即以盘状发条作为动力,以齿轮组作为传动部分和以按钮、连杆与接点构成的电路控制部分。

机械限时器具有体积小、轻便、易于携带和接点容量大（可通过 10A 的电流）等优点,但精度较差,只能用于功率小的组合机头式 X 线机中。机械限时器将接点直接串联在高压初级电路内,控制 X 线的发生与停止,操作时必须按顺时针方向旋转限时旋钮定时,不可用外力使其逆时针旋转返回零位,按钮按下后,不得松开,待限时结束,接点打开后方可松开。

2. 晶体管限时器　晶体管限时器的工作原理是利用电容器的充放电来控制晶体管开关元件的通断,推动高灵敏继电器的动作,从而控制 X 线机的曝光时间,这种限时器体积小、精度高,多用于中、大型 X 线机。如 F_{30}-ⅡF 型 X 线机限时电路采用的便是晶体管限时器（将在第三章中详细描述）。

3. 自动曝光控时系统　自动曝光控时系统是以穿过被照体的 X 线量达到胶片所需的标准感光量来决定曝光时间的,当胶片感光量足够后,限时系统将自动终止曝光。这类曝光控时系统按传感器的类型可分为光电管式和电离室式自动曝光控时系统。

（1）光电管式自动曝光控时原理:该系统主要利用光电倍增管进行光电转换的原理,根据所产生光电流的大小来决定所需曝光时间的长短,当曝光量达到一定值时,自动终止曝光。

光电管的作用是将接受的 X 线量转换为光电流的信号量,送处理电路进行处理控制。摄影时,X 线穿过被检体入射到胶片上,光电倍增管也同时接受 X 线的照射,并将 X 线能转换为光电流,光电流的大小和 X 线的照射强度成正比。当胶片的感光强度达到一定程度时,光电流也达到一定值,当胶片的感光效应满足后,所对应的光电流驱动控制电路动作,切断高压,结束曝光。

（2）电离室式自动曝光控时原理:其控时原理和光电管式基本相同,区别是用电离室代替光电管。电离室接受 X 线的照射并使惰性气体产生电离,收集电离电荷形成电流,该电流的大小与 X 线照射强度成正比,当胶片上的感光量满足要求时,电流也达到相对应的值,从而驱动控制电路动作,切断高压,结束曝光。

利用电离室作为探测 X 线强度的传感器,在胸部摄影中通常采用三野测量来满足曝光要求,在数字 X 线摄像装置中广泛采用,如立位摄影用平板探测器的三野测量,见图 2-71。

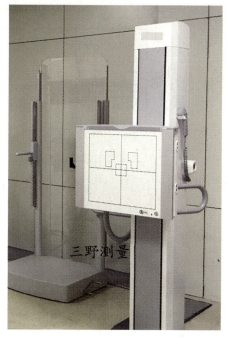

图 2-71　立位平板探测器三野测量

七、延 时 器

（一）延时器的作用

延时器是中、大型 X 线机中不可缺少的控制器件之一,它在 X 线机中的主要作用:①在曝光前(延时时间内)使旋转阳极迅速启动,在旋转阳极未达到额定转速前不能进行曝光;②在延时时间内,X 线管的灯丝开始加热和增温;③各部分电路由透视工作状态切换为摄影工作状态,为摄影做好准备。

（二）延时器的种类

延时器与限时器的工作原理基本相同,主要区别是限时器有多个固定的控制时间,而延时器在可调的延时范围内,只调定一个控制时间。X 线机所用的延时器,延时时间多调定在 0.8~1.2s,其类型主要有热控式、继电器式、晶体管式和集成电路式延时器。

基本的晶体管延时电路由三极管 BG_1、高灵敏继电器 J、充放电电容 C 及可变电阻 R_A 组成,见图 2-72。其工作过程:当 K 闭合时,因电容 C 两端电压不能突变,A 点电位为零,故三极管不能立即导通,但电容 C 已经开始充电,电容 C 两极电压逐渐上升,当三极管 BG_1 的基极电位达到 0.7V 时,BG_1 立即导通,使高灵敏继电器 J 得电工作。电容器 C 从开始充电至 J 得电的时间为延时时间,调节充电电阻 R_A 即改变延时时间,这是延时继电器最基本的延时控制结构,实际的晶体管式时间继电器见图 2-73。

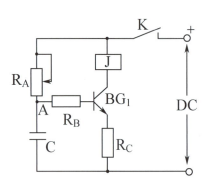

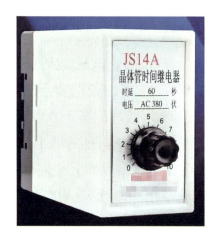

图 2-72　晶体管延时器电路图　　　　图 2-73　晶体管式时间继电器

八、常 用 仪 表

早期的工频 X 线机,常采用指针式仪表来指示或检测机器的主要电参数,如电源电压、管电压、管电流和毫安秒等,而现代大部分程控或高频 X 线机则采用数码管以数字形式显示。

(一)电源电压表和千伏表

1. 电源电压表　主要用于工频 X 线机,用来检测和指示电源电压是否正常和稳定。电源电压表连接在自耦变压器的输出端,当外电源高于或低于设计值时,操作人员可调节电源电压调节旋钮,改变自耦变压器输入端的匝数,直到电源电压表指针指到▽形标记处,此时,自耦变压器各输出端的电压正好等于或接近于设计值。

电源电压表使用的是普通低压电压表,有磁电式和电磁式两种。磁电式电压表测量精度高,刻度均匀,但不能直接测量交流电压,若测量交流电压,需增加桥式整流器把交流变为直流再测量;电磁式电压表测量精度稍差,刻度不均匀,可直接测量交流电压。

2. 千伏表　也称为 kV 表,是为预示管电压而设置的,千伏表和电源电压表一样,也是普通低压电压表。千伏表并联在高压初级电路中,测量的是高压初级电压,但刻度盘上所标数值,是按照高压变压器的变压比,将初级电压换算成次级高压的千伏值,故称千伏表。千伏表只能预示管电压,而不能直接测量管电压,否则将发生高压击穿,造成重大事故。

有些 X 线机,用一只电压表兼做电源电压指示和管电压预示,见图 2-74。用一按钮开关控制,其刻度盘上只标出管电压的千伏值,电源电压则用一红三角或红线标出。调节电源电压

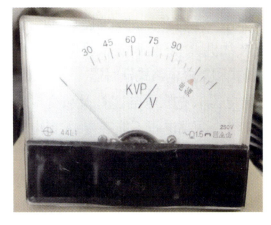

图 2-74　电源电压表和千伏表实物图

时,按下按钮不松,调节电源电压、调节碳轮使指针指到红三角或红线处,表示电源电压已调准确,需要注意的是这种表在指示电源电压时,电压表两端的电压不一定是220V或380V,也可能是130V或150V等,其具体数值在电路原理图上标出。

（二）毫安表与毫安秒表

1. 毫安表　也称为mA表,是为测量透视或摄影管电流大小而设置的。因X线机的管电流不大,一般在1 000mA以下,因此多采用磁电式直流毫安表。这种毫安表准确度高,灵敏度好,刻度均匀,阻尼性能良好,但不能直接测量交流电流,如要测量交流电流常用的方法是加装桥式整流器。

因透视和摄影的管电流数值相差很大,前者一般为5mA,后者高达数百毫安,因此采用双量程结构,即在刻度盘上设有两种刻度。如某200mA X线机毫安表刻度盘,透视时采用10mA小量程读数,摄影时采用200mA大量程读数,见图2-75。

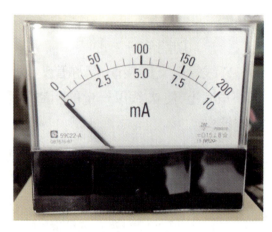

图2-75　200mA X线机毫安表刻度

2. 毫安秒表　毫安表系指针表,因存在机械转动惯性,其读数的准确度与电流作用时间和表的读数建立时间有关,若表的读数建立时间为0.5s,当电流作用时间（曝光时间）低于0.5s时,将无法准确读数。而中、大型X线机常用的曝光时间大都短于0.5s,这就需要另外一种测量X线量的仪表,即毫安秒表（mAs表）。它指示的是管电流和曝光时间的乘积值,即X线的"量"。小型X线机不设毫安秒表,中、大型X线机所设的毫安秒表多为冲击式和电子式,前者由指针指示数值,后者由数码管直接显示数值。

（三）数码显示表

数码显示表,简称数显表,其显示原理:将连续变化的模拟物理量经传感器转换成对应的电信号,依次经A/D转换、寄存器、译码器后,以LED数码管显示出来。

现在的数显表智能化程度较高,常用单片机控制,在X线机中电源电压、管电压、管电流及曝光时间等参数均可用数码显表来显示,见图2-76。

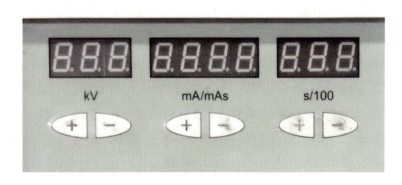

图2-76　数码显示

第五节 机械辅助装置

X线发生装置提供了产生X线必备的条件,要方便、灵活地利用X线对人体进行检查,还必须借助机械辅助装置。机械辅助装置是X线机的外围装置,包括X线管头支持装置、滤线器、遮线器、诊视床、摄影床等。

一、X线管头支持装置

(一)功能

X线管头支持装置,简称管头支持装置,其作用是把X线管头固定在摄影所需的位置和角度上,使X线以一定的距离和角度对胶片进行曝光,并保证摄影时X线管头处于稳定状态。

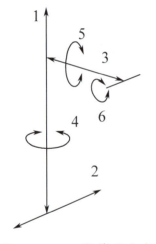

图 2-77　X线管头支架 6 种活动示意图

在X线摄影中,为了尽量减少移动患者,要求X线管头有较大的移动范围和灵活的转动功能,这就要求X线管头能够实现上下、左右和前后三维移动,能绕X线管长轴和短轴转动,并在水平面内转动。这些运动功能主要由X线管头支持装置来完成,见图 2-77。

(二)分类

X线管头支持装置有落地式、附着式、悬吊式和C形臂式等结构形式。

1. 落地式支持装置　这类管头支持装置的总重量最终由底座传到地面上,结构和安装都比较简单。

(1)结构:落地式管头支持装置主要由立柱、移动轨道、横臂、滑架、钢丝绳、平衡砣和管头固定夹等组成。

立柱是支持装置的主体,有轨道支持并能移动,以满足X线管头纵向移动的需要,为方形或圆形的钢板结构,顶端设有滑轮,X线管头的重量平衡砣设在立柱体内,钢丝绳经滑轮连接平衡砣和滑架。滑架,又称为抱筒,能够上下移动,调节X线管头的高度。

横臂和滑架相接与立柱相连,横臂本身能伸缩,伸缩范围一般在 ±12cm,用电磁锁止器固定,考虑到现在多采用浮动台面摄影床,有的立柱省去了横臂伸缩功能。

横臂能够围绕立柱转动,一种方式是在升降滑架上靠横臂的摆动实现,其范围可达 ± 90°;另一种方式是立柱整体带动横臂一起转动,其范围可达 ±180°。

松开管头固定夹的旋钮,X线管头能绕自身长轴旋转,转动角度指示的刻度和指针分别装在管套和固定夹上,横臂绕立柱的转动都采用分挡嵌入定位,这两种动作在日常工作中都很少使用。

（2）分类：落地式支持装置因移动轨道形式不同，又有双地轨式和天地轨式两种结构形式，见图2-78。

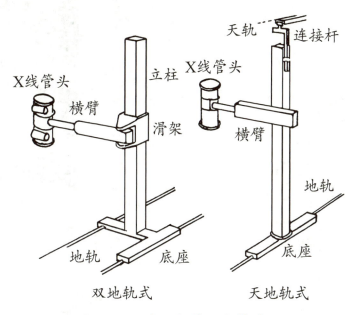

图2-78 落地式管头支持装置

1）双地轨式：该支持装置没有天轨，立柱的稳定和移动依靠两条地轨来实现。两条轨道间相隔一定距离，平行固定在地面上，其优点是对机房高度无限制，安装简单，缺点是地面上轨道较多，显得不够整洁。

2）天地轨式：该支持装置设有一条天轨和一条地轨，其主体由立柱和连接杆两部分组成，连接杆可以上下伸缩，在一定范围内调节以适应不同高度的机房，地面上只有一条轨道，较为整洁，天轨不承重，只起支持作用，安装不太复杂，是应用较多的一种形式。

目前，在数字摄像装置中，为了保证设备的紧凑，省去了天轨、地轨，立柱直接固定在地面上，立柱上安装G形臂或U形臂，臂的两端安装X线管和平板探测器。X线管能沿立柱上下运动，也可以绕固定轴进行旋转，同时配备活动范围较大的简易摄影床，来弥补G形臂或U形臂不能实现的功能，使用同样非常方便，见图2-79。

2. 附着式支持装置　这种管头支持装置的主要特点是立柱附着在摄影床侧面的轨道上，结构更为紧凑。虽然立柱活动范围较小，但具备落地式立柱的各项功能，能完成日常摄影的绝大部分工作，安装维修比较方便，见图2-80。目前数字摄影装置也广泛采用这种支持装置，见图2-81。

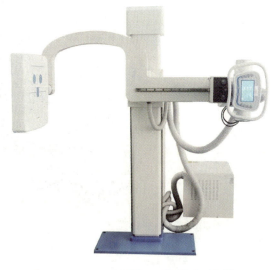

图2-79 G形臂X线管支持装置

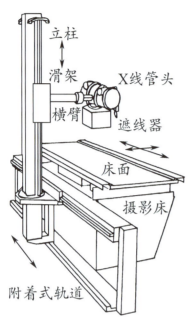

图 2-80　附着式管头支持装置

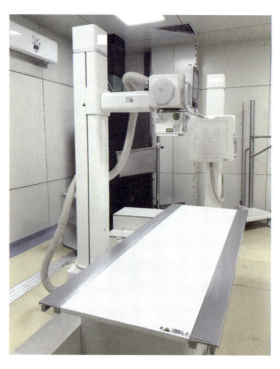

图 2-81　轨道附着式数字摄影装置

3. 悬吊式支持装置　主要用于大型固定式 X 线机中,主要组件有天轨、横轨(滑车架)、滑车、伸缩架、管头横臂和控制盒等,见图 2-82。天轨固定在机房顶部,承担着全部重量,横轨可携带滑车在天轨上移动(纵向),范围为 2~3m 或更长。滑车装在横轨上,由

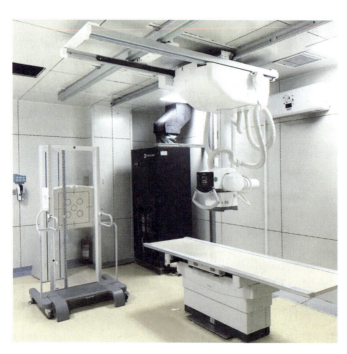

图 2-82　悬吊式管头支持装置

框架和滚轮组成,能沿横轨移动(横向),其范围一般为1~2m。伸缩架装在滑车上,由伸缩筒及其升降传动平衡装置或电机驱动装置组成,能上下升降(竖向),范围为1.5m左右。横臂设在伸缩架下端,一端设X线管头固定夹,另一端设控制盒和把手。X线管头的三维运动都采用电磁锁止方式,各电磁锁止控制按钮集中设在控制盒上,控制盒同时具有管头倾斜的角度指示、X线中心线的指示等功能。

悬吊式支持装置的结构特点是充分利用机房上部空间,减少地面设备,使机房整洁宽敞,有利于诊视床、X线电视系统和快速换片机等设备的配合,方便工作人员的操作。特别是X线管头能在较大范围内做纵横、上下移动,X线覆盖面积大,有较大的灵活性,能满足各种位置和方向的检查需要。

4. C形臂支持装置　该支持装置出现于20世纪60年代,是为适应各种X线特殊检查而设计,名称因其形状而来。C形臂的一端装有X线管头和遮线器,另一端装有影像转换和记录装置,如影像增强器、电视摄像机、点片照相机和电影摄影机等。C形臂和悬吊装置结合组成悬吊式C形臂支持装置,与专用底座结合组成落地式C形臂式支持装置,与移动装置结合组成移动式C形臂支持装置,见图2-83。

C形臂支持装置的结构特点是结构紧凑,占据空间少,并能沿槽移动和绕水平轴转动,活动范围大且灵活,特别适用于心血管系统的X线检查,其最大优点是检查时无需移动患者。近年来,小型移动式X线机装配C形臂后,特别适合床边X线检查和手术室使用。

(三)使用注意事项

1. 转动X线管头、移动立柱和横臂时,应首先解锁,到达预定位置后锁止固定,切勿在锁止状态下,转动或移动任何机件。

2. 移动立柱和横臂时,要用力均衡,轻移轻停,防止产生撞击而损坏机件。

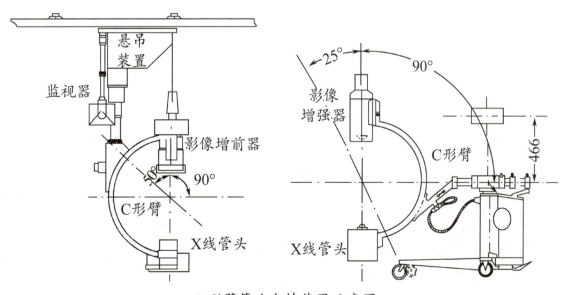

C形臂管头支持装置示意图

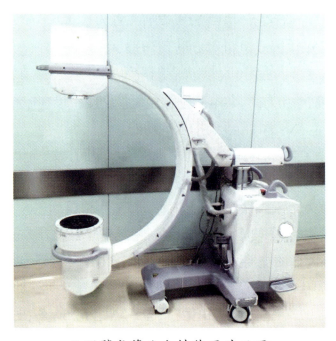

C形臂式管头支持装置外观图

图 2-83　C形臂式管头支持装置

3. 保持地轨清洁,同时还要特别注意地轨两端的防脱块和天轨缓冲弹簧是否牢固,以防意外事故发生。

二、滤　线　器

X线管发出的原发射线透过人体时,一部分因与人体组织发生相互作用,使其传播方向改变而形成散射线,见图 2-84。组织越厚,密度越高,照射野越大,产生的散射线越多,尤其是高千伏摄影,肢体接受照射时会产生大量散射线。散射线作用于胶片,使胶片产生灰雾,图像模糊,使对比度和清晰度下降,从而降低图像质量。滤线器的作用是滤除部分散射线,提高影像的对比度和清晰度,其主要组件是滤线栅。

(一)滤线栅

滤线栅也称为滤线栅板或滤线板,按结构分为聚焦栅、平行栅和交叉栅。平行栅又称为线形栅,铅条纵轴排列且相互平行,交叉栅由两个规格相同的平行栅交叉而成。目前,应用最多的是聚焦栅,下面主要介绍聚焦栅的结构。

1. 结构　滤线栅外观呈平板状,厚度为 4~8mm,其内部结构为许多极薄的铅条向焦排列,相邻铅条间用易被 X 线穿透的物质(如纸条、木

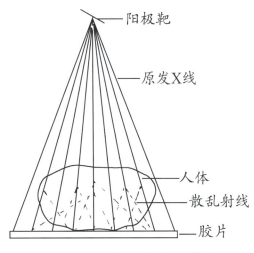

图 2-84　散乱射线示意图

阳极靶

原发X线

人体

散乱射线

胶片

条或铝片等）填充定位,上下两面用薄铝板封装,形成滤线栅。滤线栅中心两侧的铅条分别向中心倾斜一定的角度,将所有铅条沿倾斜方向延长,汇聚成一条线,称为会聚线。滤线栅平面中心垂直线与会聚线的交点,称为滤线栅的焦点(F)。滤线栅聚焦的一面(面对 X 线管头)为正面,或称为聚焦面,另一面称为背焦面,聚焦面印有文字或图形标记,如"—⊙—",圆点或圆圈表示中心,横线标记铅条的方向,也有的用 X 线管标记,见图 2-85。

2. 规格　滤线栅的规格主要有焦距(F_0)、栅比(R)和栅密度(N)。

（1）焦距:焦点到滤线栅中心的垂直距离,称为滤线栅的焦距。常用滤线栅的栅焦距有 80cm、90cm、100cm、120cm 和 150cm 等。该指标表明滤线栅板的使用距离,摄影时焦点到胶片的距离应与滤线栅板的 F_0 相符。

（2）栅比:铅条高度与相邻铅条间距离之比,称为栅比,即 $R = H/A$,见图 2-86。栅比越大,滤线栅吸收散射线的效果越好,但对原发 X 线的吸收量也随之增加,故应根据管电压的高低选择合适栅比的滤线栅,一般摄影选用栅比为 5∶1~8∶1 的滤线栅,高千伏摄影多选用栅比 12∶1 的滤线栅,最好选用 16∶1 的高栅比滤线栅或交叉栅。

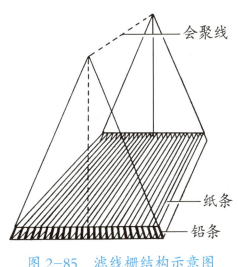

图 2-85　滤线栅结构示意图

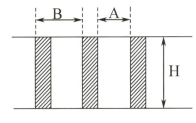

图 2-86　滤线栅参数示意图

（3）栅密度:是指单位距离内的铅条数,即每厘米宽度范围内所包含排列铅条的数目,即 $N = 1/B$,单位是条 / 厘米(L/cm),其中 B 为相邻两根铅条之间的距离。栅比相同的滤线栅,栅密度越大,吸收散射线能力越强。当栅密度超过 60L/cm 时,人眼就看不出照片上铅条的影像,一般摄影用活动滤线栅的密度为 20~30L/cm,固定滤线栅的密度为 40L/cm 以上。

3. 原理　在摄影时,将滤线栅置于肢体与胶片之间,X 线管焦点至滤线栅的距离应在滤线栅焦距允许的范围内,并使 X 线中心线对准滤线板中心。这样,从 X 线管发出的原发射线与滤线栅的铅条平行,大部分穿过铅条间隙到达胶片,小部分照射到铅条上被吸收,散射线因方向随机,大部分不能通过铅条间隙而被吸收,从而减少胶片上接受的散射线量,有效改善照片对比度,提高影像质量,见图 2-87。

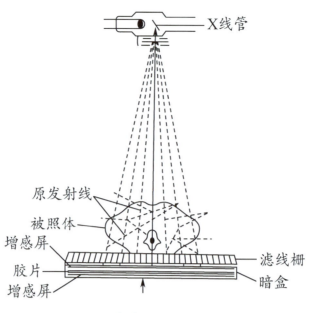

图 2-87　滤线栅应用原理示意图

（二）滤线器的种类和构造

滤线器分为固定式滤线器和活动式滤线器两大类。

1. 固定式滤线器　滤线栅板经过简单加工就成为固定式滤线器,可以直接用于 X 线摄影。摄影时,将其置于患者和片盒之间,曝光时固定不动,达到滤除散射线的目的,固定滤线器使用简单方便,但栅密度较小时,易产生铅条阴影,影响诊断观察。

2. 活动式滤线器　滤线栅在曝光前瞬间开始运动,至曝光结束后停止运动,运动方向与铅条排列方向垂直,这样既能吸收散射线,又不易形成铅条阴影。在数字摄影时,即使固定式滤线器的栅密度超过 60L/cm,经过边缘增强处理,铅条图像还是可以看到,由此可见,活动滤线器不可取代。

活动滤线器由于结构所限,一般都安装在摄影床、诊视床的床面下,位于立位摄影架上。活动式滤线器由滤线栅、驱动机构、暗盒托盘、框架和控制电器等组成。滤线栅的面积较大,以满足最大尺寸的胶片横放或竖放使用,托盘用于夹持片盒,使之定位于滤线器中心,驱动机构可驱动滤线栅按一定方式运动,并与曝光时间协调,运动时间要长于曝光时间。按照驱动机构的不同,活动式滤线器有电动机式和减幅振动式两种形式。

（1）电动机式:这种滤线器的结构见图 2-88A。滤线栅由小型电机驱动,常见的凸轮电机式,滤线栅由弹簧牵引,并由小型电机带动异形凸轮驱动。摄影时,电机在曝光前得电转动,带动凸轮旋转,栅板在凸轮和弹簧的共同作用下做往复运动,其速度均匀稳定。

（2）减幅振动式:这种滤线器的结构见图 2-88B。滤线栅由四条弹性一致的弹簧片支撑为悬浮状态,弹簧片的一端固定在滤线器框架的四角上,框架的一侧有螺管式线圈,与栅板侧面上的衔铁对应。曝光前,螺管线圈得电,吸引衔铁,将滤线栅拉至一侧,此时,四条弹簧弯曲变形储存能量,曝光前的瞬间,线圈断电,衔铁被释放,此时,滤线栅在弹簧片储存能量的作用下作减幅振动,振动时间可持续 10s 以上。

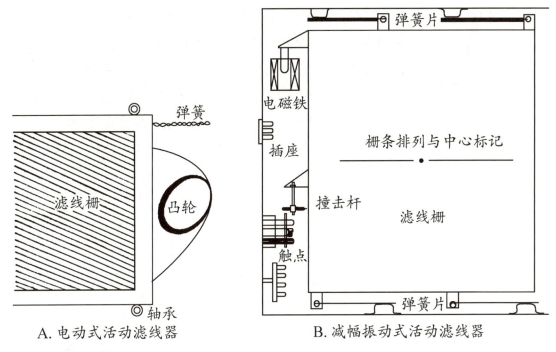

图 2-88　电动式和减幅振动式滤线器结构示意图

（三）使用注意事项

1. 滤线栅在使用时应置于人体与片盒之间,聚焦面朝向 X 线入射方向。

2. X 线管焦点应置于滤线栅铅条的会聚线上,倾斜 X 线管时,X 线中心线只能沿铅条排列方向倾斜,不能横向倾斜。

3. 摄影时,应根据滤线栅的焦距来确定焦片距,其改变不应大于或小于焦距的 25%,对于活动式滤线器,其滤线栅的运动时间应至少长于曝光时间的 1/5。

4. 由于滤线栅会吸收部分原发 X 线,故滤线器摄影时要适当增加曝光条件。

三、遮 线 器

（一）功能及原理

1. 功能　遮线器又称为缩光器,安装在管套的窗口部位,用来控制 X 线照射野的大小,遮去不必要的原发 X 线,将 X 线限制在所需的最小范围内,减少患者接受的 X 线照射剂量。摄影用遮线器内部还设有光源和反光镜,模拟 X 线管焦点的位置,指示照射野和中心线。

2. 原理

（1）照射野的控制:自 X 线管焦点发出的 X 线,向周围空间辐射,X 线检查仅仅使用其中某个方向上的某一线束,自管套放射窗口射出,考虑到这束 X 线实际使用所需要的最大范围,不能在窗口过分限制,而是在窗口外加遮线器进行控制。

遮线器是利用间隙可调的铅板,遮去不必要的原发射线,来控制 X 线的照射野。X

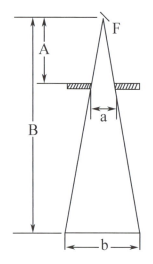

图 2-89　遮线器开口与照射野的关系

线管焦点、铅板的位置、间隙与照射野之间的关系见图 2-89。图中，A 是 X 线管焦点到铅板的距离，B 是焦点到胶片的距离，a 是铅板间隙大小，b 是照射野大小，其比例关系是 $A/B=a/b$。一般而言，A 是固定的，B 对于特定部位也是固定的，因而，调节 a 的大小可控制 b 的大小，即通过调节铅板间隙控制照射野。

（2）照射野的指示：在遮线器内部，用灯泡模拟 X 线管焦点的位置。光源与焦点以反光镜为中心对称，灯光经反光镜反射后进入 X 线通道，经遮线板遮挡，指示出照射野的范围。光源部分，大多采用自动闭灯装置，开启后到达一定时间自动闭灯，这样可以减少操作步骤，避免遗忘关灯，延长光源寿命。光源多用卤素灯泡或 LED 光源，低压供电，更换时，需注意安装位置的准确性，否则会引起照射野误差，见图 2-90。

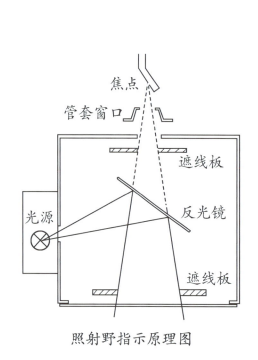

照射野指示原理图　　　　遮线器与照射野

图 2-90　照射野

（二）种类及应用

1. 按结构形式分类　遮线器根据其结构形式有各种类型，如遮线板、遮线筒、活动遮线器、多层遮线器及可变圆形照射野遮线器等。遮线器类型不同，其遮线效果和应用也有所不同。

（1）遮线板：这是控制照射野最简单的方法，它是在 X 线管管套窗口附加一块铅板，铅板中央有一个适当大小的方形或圆形口，铅板开口以 X 线中心线为对称中心，根据铅板开口大小就会在一定距离上得到一定范围的照射野,一般备有多块开有不同孔径的遮线板,在各个遮线板上标明特定距离上的照射野大小,以便选用。

(2)遮线筒:它由铁板制成圆柱形、圆锥形或方锥形,内壁附有铅板。遮线筒的口径各异,口径不同,控制的照射野大小也不一样,摄影时可依据实际所需合理选用。

(3)活动遮线器:它由两对能开闭的铅板分两层垂直排列而成,每对铅板的开闭决定一个方向照射野的大小,调节两对铅板的开闭程度,就能改变照射野的大小和形状,同一层相对的两片铅板总是以X线中心线为轴对称开闭。这种遮线器操作较方便、灵活,可以在任意距离上满足任意尺寸和长宽比例的照射野需要。

(4)多层遮线器:它是由两组(四对)能开闭的铅板组成的遮线器,同一方向上的两对铅板工作时始终保持同步动作,只是它们到焦点的距离不同,活动幅度也不同,下组铅板活动幅度较大。上、下两组铅板具有共同的照射野,在两组铅板之间加装吸收散射线的方筒,以减少散射线向周围散射,另外,遮线器的外壳也具有吸收散射线的作用。这种遮线器还设有软射线滤过板更换轨道,有上口插入式和下口插入式,插入一块薄的铜或铝滤过板,即可吸收软射线。另外一种是转盘更换式,将几种常用的滤过板镶嵌在一个圆盘上,安装在遮线器上口,使用哪一种滤过板,就将它转至窗口的下方。

(5)圆形照射野遮线器:这种遮线器常在配有影像增强器的透视装置中使用,使照射野与影像增强器的圆形输入屏形状对应。结构有单片遮线板式和叶瓣式,后者可以电动控制,连续调节照射野的直径,多在心血管造影设备中使用。

2. 按调整动力分类　根据铅板调节动力不同,活动遮线器可分为手动式和电动式。前者多用于摄影,后者多用于透视。

(1)手动式遮线器:直接用手通过机械传动开闭遮线器的遮线铅板,来控制照射野的大小。摄影时,操作者靠近X线管组件,可直接操作,操作方式有旋钮式和拨杆式两种。遮线器内部多设有照射野指示灯和中心线指示器,有的还设有刻度或者数值来预示照射野的大小,见图2-91。

(2)电动式遮线器:多用于透视装置,便于远距离控制,对于遥控床更是必不可少的。电动式遮线器的结构与手动式基本相同,只是遮线板移动的动力是由小型电机提供的,控制电机的正、反转及动作时间,即可将照射野调整到适当大小。电机的转动由手控开关和限位开关控制,有的电动式遮线器可随透视距离的改变自动调节,以保持照射野大小不变。在点片摄影时,自动转换成与所选胶片规格和分割方式相对应的照射野大小。心血管造影设备中的遮线器光栅还可以以X线中心线为轴顺时针或逆

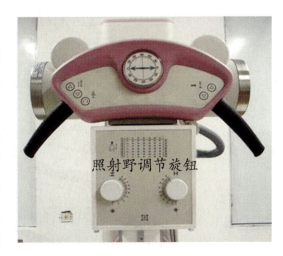

图2-91　旋钮式照射野调节预示

时针旋转,以达到更好控制照射野的目的。

（3）全自动式遮线器:这种遮线器是在电动遮线器的基础上发展起来的,其基本结构与电动式相同,只是内部设有遮线板位置检测装置,外部设有控制电路板,用于适时摄影时自动将照射野调节到所选胶片和分割的形状、尺寸。目前,数字摄影装置普遍采用全自动遮线器,照射野的大小在预设器官程序时设定,同时在摄影过程中还可手动微调照射野的大小。

四、摄影装置

（一）摄影床

摄影床用于 X 线摄影时安置被检者,摆放体位的装置。摄影床由床架、床面组成,床面可沿纵向方向移动,有些摄影床的床面可沿横向移动,靠手柄或电磁锁止器固定。摄影床的床面下方一般配置活动滤线器,用于滤线器摄影,因此,有时也称滤线器摄影床。目前 DR 一般在床下设置探测器,探测器上面设置电动活动滤线器,图 2-92 中的A 为 DR 摄影床,床身能够电功升高和降低,床面能够手动横向和纵向移动,配合悬吊式X 线管,方便各种体位的摄影,同时床面下配备电动滤线器,可以进行较厚体位的滤线器摄影。

（二）立位摄影架

立位摄影架用于站立部位的摄影,如胸部 X 线摄影,故亦称胸片架。胸部摄影时通常取站立位,胶片暗盒放置在胸片架的暗盒夹上,有的立位摄影架还配有长焦距、高栅比的固定或活动式滤线器,用于立位滤线器摄影。图 2-92 中的 B 为 DR 立位摄影架,其上

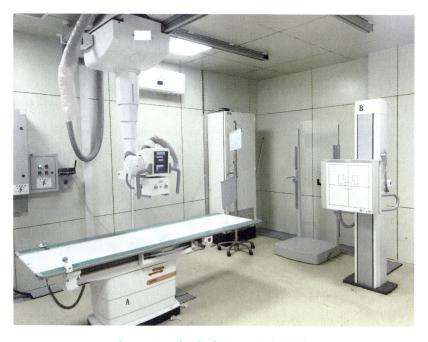

图 2-92 摄影床与立位摄影架

配备了平板探测器和长焦距固定滤线器,探测器的上下运动通过电机带动,并具有 X 线管和探测器自动对中功能,对于站立部位的摄影非常方便。

五、诊视床

诊视床是为满足透视和适时摄影的需要而设计的一种机械装置,诊视床一般配备点片摄影装置,这样不仅可以满足透视的需要,还可以进行适时摄影。

诊视床一般具有以下功能。①床身立卧功能:床身能在 + 90° ~−30° 电动回转,并可停止在任意位置,以适应各种不同角度的透视观察和点片摄影的需要。②床面移动功能:床面能电动伸出,水平位时一般向头侧可伸出 50~100cm,向足侧可伸出 20~50cm。③点片架移动功能:荧光屏架可手动上下、左右、前后移动,由电磁锁止器控制其锁止固定到需要的位置。

诊视床的种类较多,常见的有荧光屏式诊视床、遥控床等。

1. 荧光屏式诊视床　它由床体、点片架、点片架平衡装置、动力系统等组成,见图 2-93。床体由底座、床面和床身组成,点片架上装有荧光屏,所以点片架也称荧光屏架。动力系统一般有两套。①床身回转动力系统,多用单相或三相电动机,经变速由蜗轮、蜗杆或齿轮组传动;②床面移动动力系统,多用单相电动机,经变速由链条传动。

2. 遥控床　是将 X-TV 和诊视床合理组合,以实现全自动化透视(遥控操作)的新型诊视床。遥控床的床身起落、转动、床面伸缩、点片架的三维运动和锁止、压迫器动作、缩光器使用等,都采用电动控制,具有一般诊视床的各项功能,全部在控制台上遥控操作。遥控床多装配无暗盒式点片架,这样,在为大量患者检查过程中,即使需要点片摄影,医生也不用频繁进入检查室,从而完全脱离 X 线现场,改善了工作条件。遥控床分为床上 X 线管式和床下 X 线管式两种。

(1)床下 X 线管式:这种遥控床多由传统的诊视床改进而来,X 线管位于床下,点片架在床上,点片架上设有各种动作的操作钮,除遥控操作外,也可进行近台操作,见图 2-94。这种遥控床由于点片架上的影像增强器和胶片等与患者的距离较近,所以图像放大率减小,有利于提高图像质量,另外床下 X 线管式遥控床也利于 X 线的防护。但由于点片架距患者身体太近,活动易受到身体的影响,同时点片架多采用暗盒式。

(2)床上 X 线管式:这种遥控床是把影像增强器设计在床下,点片架多采用无暗盒式,见图 2-95。床面上只有 X 线管和一个机械压迫器,使整个遥控床的结构更加紧凑、合理,透视过程中患者转动身体不受点片架的妨碍。由于 X 线管的位置与摄影床相同,X 线管到床面的距离可以调整,有的调整距离可达 150cm,可兼做普通摄影。X 线管的投照方向可以向患者足侧及头侧各倾斜 30°,更有利于病灶的观察,但是这类遥控床不利于X 线的防护,床身较高,患者上下床也不太方便。

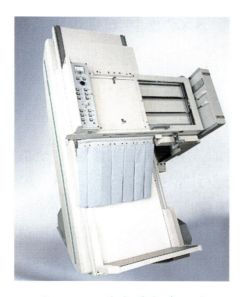

图 2-93　荧光屏式诊视床

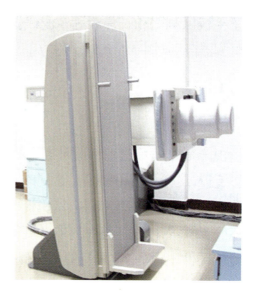

图 2-94　床下 X 线管遥控床

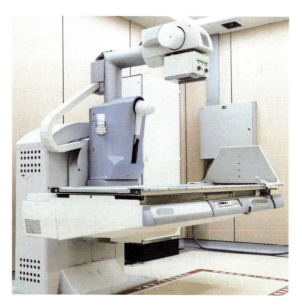

图 2-95　床上 X 线管遥控床

六、点片摄影装置

点片摄影简称点片,也称适时摄影或胃肠摄影,它是供医生在透视检查过程中,对被检部位或病变进行摄影,以适时记录有诊断价值影像的检查方法。

根据点片架的结构,可分为有暗盒式和无暗盒式两种。

1. 有暗盒式　这种装置的机械结构和荧光屏结合为一体,透视中需要点片摄影时,将送片拉杆向左拉动,带动点片摄影夹和暗盒向左侧移动,此时透视自动停止并切换到摄影,点片架上下、左右、前后运动自动锁止。同时,X 线管灯丝增温、旋转阳极启动为曝光做准备。当暗盒到达摄影位置时,操作曝光手闸曝光或自动曝光,曝光结束后手动将送片拉杆送回原位,即最右端。

2. 无暗盒式　一般配合 X-TV 使用,此装置在胶片装卸、传送时,只对胶片本身操作,适合工作量较大的情况。图 2-96 是该装置中的送片系统,送片系统由储片盒、胶片传送机构、增感屏及其动作机构和受片盒等组成。

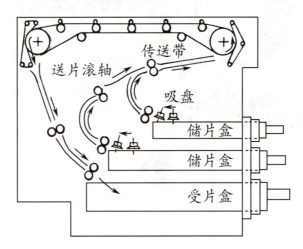

图 2-96　无暗盒送片系统示意图

储片盒一般可一次装入多至 50 张同一规格的胶片。摄片时,吸盘从储片盒拾取一张胶片送入传片机构,将胶片传送到增感屏内,增感屏夹紧胶片后将胶片送到等待位置。点片摄影命令发出后,按预定分割方式将胶片传送至曝光位置,进行曝光。曝光后,增感屏打开,胶片退出。如分割曝光尚未结束,则胶片随增感屏退至等待位置,同时增感屏打开,胶片在增感屏内移动一下,将未曝光区移动到增感屏中间后,增感屏夹紧,准备下一次曝光,如全片曝光完毕,则被传送到受片盒,然后对胶片进行暗室处理。

由于胶片在储片盒中无任何间隔地放在一起,如果空气湿度太大,可造成胶片相互粘贴,因此,要求机房内空气相对湿度不大于 80%。胶片在传送过程中有较多的摩擦,如果空气干燥又会产生静电放电,为此有的设备设有防静电装置,并要求环境相对湿度不小于 40%。总之,在使用中应严格掌握周围空气的相对湿度,必要时,用去湿机或加湿机。

传片机构要求使用适当大小、形状和厚度的胶片,不符合规定时容易引起卡片。机器有胶片计数及取出和返回检测,一旦有胶片卡片则不能再传送胶片,防止浪费更多的胶片,有的装置可同时装有两个不同尺寸的胶片暗盒,称双通道装置。有的在同一通道位置也可使用两种尺寸的胶片,但受片盒是共用的,可接受来自任何通道和不同尺寸储片盒送出的胶片。

目前,全数字平板胃肠 X 线机,不需要配备专门的点片装置,同时可兼做数字 X 线摄影,点片摄影也随之实现了数字化,见图 2-97。

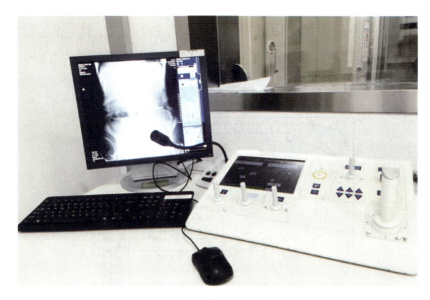

图 2-97   全数字化胃肠摄影装置

第六节   X 线机的使用与维护

随着科学技术的发展,X 线机从单一的机电产品发展成为集多种科学技术为一体的精密医疗设备,属于医院大型医疗设备。因此,加强设备的规范化使用,做好日常维护是非常重要的。实践证明,正确的使用和合理的保养是保障 X 线机性能发挥的主要手段,也是减少 X 线机故障产生的重要保障。

一、正 确 使 用

为保证 X 线机正常工作,首先必须做到正确的使用。一个错误的操作,轻者不能完成检查或者对患者有不良影响,重者将会导致设备的损坏。

(一)使用原则

1. 操作人员必须是具备专业知识,熟悉机器结构性能的专业技术人员。

2. 根据 X 线机的结构特性,操作者必须严格遵守使用说明书中所规定的操作规程,谨慎、熟练、正确的操作机器,切不可随心所欲。

3. 每日开机后,应根据机房的温度和机器的结构特点,给予适当的预热时间,以防在低温或者机器预热不充分的情况下,突然进行大容量的曝光而损坏 X 线管。

4. 曝光时应注意观察控制台上仪表指示参数的变化,密切注意各电器部件的工作情况,是否有异常的声音或者异常的气味,便于及时发现故障。

5. 摄影过程中,严禁调节或切换任何旋钮、按键和开关,应注意曝光间歇,禁止过负荷使用,并且尽量避免不必要的曝光。

（二）操作规程

操作规程是保证X线机正常工作并根据X线机的结构特点设置的一整套操作程序。X线机的结构差异，操作规程也不尽相同，任何一台X线机都有自身的结构特点和使用范围，也有其相应的操作规程，只有严格遵守操作规程，才能保证X线机的正常使用。以"三钮制"X线机为例，其基本操作规程如下：

1. 开机前，首先检查控制台面板上各调节器、选择器、开关是否处于正常位置。

2. 合墙闸，接通机器电源，调节电源电压使之指示在标准位置，然后进行机器预热。

3. 根据诊断需要，进行技术选择，如台次选择、摄影方式选择、透视或摄影条件的选择、自动曝光选择、摄影参数选择等。在选择摄影条件时，应先确定管电流，再选择管电压。

4. 在进行透视或摄影曝光时，操作脚闸或手闸动作要迅速，用力要均衡适当。

5. 机器使用完毕，应先关闭机器电源，再将各调节器置于最低位，最后拉下墙闸。

二、日 常 保 养

目前各级医疗卫生单位对于大型医疗设备均采用三级保养制度，日常保养是由操作人员完成，因此日常保养应注意以下几个方面：

（一）保持机房干燥

X线机中有机械、电子、光学等多种元器件，当其受潮后，轻者造成电路参数改变或机械部件活动不灵，重者会使电气元件发生霉变而烧坏机器，甚至由于绝缘强度降低造成电击等事故。所以，保持机房的干燥，不仅是为了保证机器的正常运转，也是安全措施之一，必须高度重视。

要保持机房干燥，首先要有良好的通风条件，每天定时开窗通风或用换气扇通风。此外还应注意，在清扫机房时，应尽量不用水或少用水，擦拭机器不用湿布，阴雨天关闭窗户等，如发现机器受潮，应对其进行干燥处理后，才可开机。

（二）做好清洁卫生

保持机器清洁，防止灰尘进入机器内部，是保证机器正常运转的重要措施。尘土会使某些电气元件接触不良，还可造成电路短路，影响机器正常工作，甚至损坏机器。清洁外部尘土时，最好用吸尘器；而机器内部的尘土，最好用吸尘器和毛刷清理，绝不能用湿布擦抹。

（三）谨慎操作

操作机器不应动作粗暴，要避免强烈震动，特别是对于影像增强器、显示器、数码显示屏、管头支持装置和荧光屏架等，需要移动时应做到谨慎小心。

（四）注意安全检查

X线机在使用过程中，由于器件的使用寿命和某些客观原因，总会产生一些不安全的因素,只要随时注意检查,就可防患于未然,避免重大事故的发生。

日常检查的重点:操作键、设备仪表及指示灯的指示情况,影像有无抖动、显示参数是否正常,接地是否良好、X线管管套有无漏油、管头温升是否过快、机器运转是否正常、钢丝绳有无断股、工作台各旋钮是否错位、是否有异常的声音或异味,一旦发现异常,应立即切断机器电源,进行修复或更换。

(五)防范计算机病毒

计算机越来越多地应用到X线机,计算机病毒的蔓延对其正常的使用造成很大的影响,要禁止外来软件的进入,USB接口封闭,禁止U盘插入。平时做好重要文件、软件的备份,并给计算机安装杀毒软件并注意及时升级等。

(六)观察电源情况

大多数X线机对供电电源的电压波动范围以及频率都有严格、明确的要求,当电源不能满足条件时,有些X线机甚至不能开机,因此务必严格按要求供电,必要时可以添加交流稳压电源。当电源条件不能满足时,应当切断电源,等待电源稳定后再开机,强行开机会损坏电气元件,缩短机器的使用寿命。

 拓展阅读

X线的防护小知识

从X线管到达人体的X线,有原发射线和继发射线两类。继发射线是原发射线在穿透其他物质时中产生的,其能量较小,基本上被人体组织器官吸收,特别是对X线敏感的组织器官,如眼晶体、性腺、胸腺等,如果接受的辐射剂量超标,会发生相应的生物效应,继发某些疾病。因此,在X线检查过程中,不但要注重患者的X线防护,也要注重工作人员自身的防护。

1. 患者方面 没有特别需要陪护的患者,家属不必处于检查现场,避免不必要的辐射。患者也要有自我保护意识,拒绝不合理的辐射检查。在检查时,应当注意自身敏感部位的防护,对不需要检查的部位应穿戴防护用品(铅围裙、铅围脖、铅帽、铅眼镜、铅手套、牙科防护裙等)遮盖。

2. 放射工作者方面 遵守国家有关放射防护规定、卫生标准,制定必要的防护措施,认真执行保健条例,定期监测放射工作者所接受的剂量。特别在辐射现场工作时,必须穿戴铅围裙、铅围脖、铅帽、铅眼镜等防护用品进行有效的屏蔽防护,并利用距离防护原则,加强自我防护。

1. 诊断用X线机由X线发生装置和辅助装置两大部分组成。X线发生装置由X线管装置、控制装置、高压发生装置三大部分组成。临床应用主要包括普通检查、特殊检查和造影检查。

2. X线管是产生X线的核心部件,分为固定阳极X线管和旋转阳极X线管。其基本结构由阳极、阴极和玻璃管壳组成。每种X线管都有各自的电参数、构造参数及特性曲线,新X线管使用前均要进行检验和高压试验。

3. 高压发生装置的主要作用是产生直流高压和灯丝加热电压,并通过高压电缆输送给X线管。高压部件主要有高压变压器、灯丝变压器、高压整流装置、高压交换闸、高压电缆、高压插头与插座等。

4. 控制装置主要由各种低压部件组成,其主要任务是调节和控制透视或摄影过程中的管电压、管电流和曝光时间三大曝光参量,并进行相关功能的控制和保护。

5. 机械辅助装置主要包括X管头支持装置、摄影床、诊视床、滤线器、遮线器等,是透视和摄影检查中重要的辅助装置。

6. X线机的操作规程、日常维护和保养是X线机性能发挥的重要保障。

思考与练习

一、名词解释

1. 实际焦点
2. 标称焦点
3. 阳极倾角
4. 代表容量
5. 空间电荷
6. 电介质强度
7. 栅比
8. 栅密度

二、简答题

1. 简述医用X线机的基本组成。
2. 简述固定X线管的基本结构及各部分作用。
3. 简述旋转阳极X线管的优点。
4. 简述高压发生装置的作用及包括的主要部件。
5. 简述高压变压器的次级中心接地的意义。

6. 简述高压电缆的基本结构及各部分作用。

7. 简述控制台的作用及参数选择控制方式。

8. 简述 X 线管头支持装置实现的功能和分类。

9. 简述滤线栅的结构、工作原理及使用注意事项。

10. 简述 X 线机的操作规程及日常维护。

（蒋彬斌　王　倩）

第三章 ｜ 工频 X 线机电路

03 章 数字资源

学习目标

1. 掌握：工频 X 线机各单元电路的基本结构、作用及工作原理。
2. 熟悉：工频 X 线机的单元电路的分析。
3. 了解：工频 X 线机的常用电路符号和图像标记。

能力目标

1. 学会：分析工频 X 线机的基本电路。
2. 具有：判断工频 X 线机简单故障的能力。

素养目标

1. 培养：X 线防护意识，耐心、细致、严谨的态度。
2. 树立：精益求精的工匠精神，形成爱岗敬业的职业道德。

　　工频 X 线机电路结构相对简单，电路之间的关系比较容易理解。学好工频 X 线机的电路对正确理解 X 线机工作原理至关重要，同时对学习其他 X 线设备有很大的帮助。工频 X 线机单元电路是从工频 X 线机整机电路中分离出来的相对独立、具有特定功能的电路，整机电路又是单元电路的有机融合，缺一不可。工频 X 线机种类繁多，规格不一，但是单元电路的结构和工作原理基本相同。本章以 $F_{30}-\text{II}F$ 型 200mA 工频 X 线机为例，重点阐述工频 X 线机各单元电路的基本结构、工作原理及电路的分析。

第一节 概　　述

一、电路的基本要求

在 X 线管安全工作的前提下,在特定时间产生特定质和量的 X 线,必须有相应的电路作保障。X 线机对电路有以下基本要求:

1. 管电流可调　为 X 线管灯丝提供一个稳定、可调的交流低压电,使其产生足够数量的电子,以控制 X 线的量。

2. 管电压可调　为 X 线管阴极和阳极两端提供一个可调的管电压,使阴极灯丝产生的电子高速轰击阳极靶面,从而产生特定穿透能力的 X 线,以控制 X 线的质。

3. 曝光时间可调　通过精确地控制 X 线的发生与停止时间,以控制 X 线的发生时间。

除此之外,为保证 X 线管能安全工作,必须配备相应的安全保护电路,如容量保护电路等。另外,对于旋转阳极 X 线管而言,必须有相应的旋转阳极启动电路以及延时保护电路。

二、基　本　电　路

为了实现 X 线管对电路的要求,一台 X 线机一般应具有下列基本电路:

(一)电源电路

电源电路是将 220V 或 380V 的外电源引入控制台内部,为自耦变压器供电的电路。通常包括熔断器、电源接触器、自耦变压器、电源开关和电源电压调节器等。

(二)灯丝加热电路

灯丝加热电路,又称管电流调节电路,是将自耦变压器输出的电压经灯丝加热变压器降压后,送至 X 线管灯丝,从而控制 X 线管管电流调节的电路。该电路分为灯丝加热变压器初级电路和灯丝加热变压器次级电路。主要结构包括稳压器、空间电荷抵偿装置、管电流调节电阻和灯丝加热变压器等。

(三)高压初级电路

高压初级电路即高压变压器初级电路,又称管电压调节电路,是将自耦变压器输出电压送至高压变压器初级绕组的电路。高压初级电路的主要作用是完成管电压的预示、补偿、调节和控制,从而控制管电压大小的电路。一般通过接触器或可控硅等部件实现电路的通断。

(四)高压次级电路

高压次级电路即高压变压器次级电路,作用是将高压交流电变为高压直流电,送到 X

线管阴、阳极两端,并能够测量管电流的大小。该电路主要由高压变压器、高压整流装置、毫安表以及 X 线管等组成。

（五）控制电路

控制电路是按照临床技术要求,来控制 X 线的发生和停止,并能协同某些机械动作的综合性电路,一般包括手闸电路和操作控制电路、曝光时间控制电路、安全控制电路等。控制电路是根据 X 线机本身所具有的功能状态而设计的, X 线机一般具有透视和摄影两大功能,而摄影又有点片摄影(亦称胃肠摄影)、普通摄影、滤线器摄影以及体层摄影之分,故不同厂家、不同型号的 X 线机操作控制电路结构差异很大,但其基本控制方式相同,包括透视控制、胃肠摄影(点片摄影)控制以及摄影控制等。

（六）辅助装置电路

该电路主要是为了方便透视和摄影操作而设置的辅助装置电路,如诊视床控制电路、X 线管支持装置电路等,各种基本电路之间的关系见图 3-1。

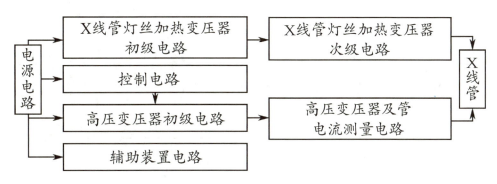

图 3-1　X 线机基本电路的相互关系框图

三、工频 X 线机的常用电路符号和图像标记

（一）工频 X 线机的常用电路符号

工频 X 线机的电路是由许多不同的电器元件组成的,每一个电器元件有自己的符号标记,这些元件的符号构成了工频 X 线机的电路图,因此认识这些元件的符号对于学习 X 线机的电路,进行 X 线机电路的分析以及维护 X 线机都有很大的帮助。常用的电路符号见附一。

（二）工频 X 线机常用的图像标记

在 X 线机控制台面板上的各开关、按钮都有鲜明的图像标记,这些标记表明某一部件的功能、工作状态和操作方法等,我们把这些符号称为图像标记,它们都与电路有一定的联系,熟悉这些图像标记有助于我们正确操作机器,同时更好地理解工频 X 线机的电路。常用的图像标记见附二。

第二节　电　源　电　路

电源电路的主要作用是将外电源引入控制台内部,为各基本电路提供电源。该电路要求电压不但在一定的范围内可调,而且能够适应电源电压的波动,是X线机各基本电路供电的总枢纽。

一、电源电压的选择与调节

(一)电源电压的选择

X线机都采用自耦变压器作电源的总输入,小型X线机的输入电压一般多采用220V供电,而中型X线机多设计成既适用于220V供电,又适用于380V供电。在安装中,一旦确认用哪一种电源电压供电后,则X线机自耦变压器的电源输入电路接线,必须做相应的改动。

例如,当电源电压选用380V供电时,则019应与自耦变压器的380V端子相接;当电源电压选用220V供电时,则019应与自耦变压器的220V端子相接,见图3-2。

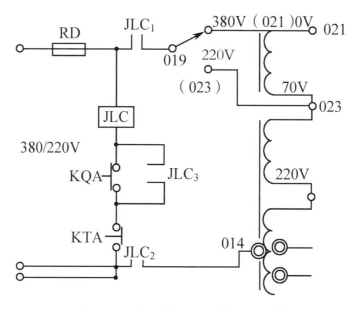

图 3-2　电源电压的选择与调节

(二)电源电压的调节

在实际工作中,电源电压要随供电线路负荷的变化而发生相应的波动,为此在自耦变压器的输入端都设有电源电压调节器,图3-2中所接碳轮014,当外界电源电压波动时随时进行调整。

自耦变压器在设计中,输出端有多种电压值的输出抽头,其中包括有额定电压的固定抽头,各抽头间的电压值仍遵守变压比的规律。因此,当外界电源电压波动时,只要调节碳轮的位置来改变自耦变压器输入端与输出端的匝数比,其输出端的电压仍能保持额定电压值。

(三)电源电阻的匹配

电源电阻是供电变压器内阻和电源导线电阻之和,它是X线机设计的重要参数,也是X线机能否发挥最大功率的重要条件。X线机高压未接通前,整个负载电流较小,电压降也很小;当接通高压而产生X线时,负载电流较大,较小的电源电阻会产生较大的电压降,所以X线机对电源电阻的要求十分严格,在说明书中有严格规定。但是由于每个使用单位的供电条件不同,电源电阻也不一样,因此除了选用相应规格的电源线以外,在电路上相应的设置电源补偿电路进行调节或者短接,以满足X线机对电源的要求。

二、电源电路分析

以 F_{30}-ⅡF 型 200mA X 线机为例分析电源电路。

(一)电路结构

图 3-3 是 F_{30}-ⅡF 型 200mA X 线机电源电路,电路由开机按钮 AN_1、关机按钮 AN_2、电源接触器 JC_0、电源电压表 LV、自耦变压器 B_1、电源电压调节碳轮 B_{1-10} 等组成。

电源电路供电方式可以是 220V 或 380V 两种方式。用 380V 供电时,两根电源线 DZ_{1-3} 与 DZ_{1-5} 接相线,DZ_{1-1} 与 DZ_{1-2} 短路接地。用 220V 供电时,DZ_{1-4} 接中线,DZ_{1-5} 接相线,并将 DZ_{1-4} 和 DZ_{1-2} 短路。机器出厂时,电源方式是 380V,若要改为 220V,应将 DZ_{1-2} 与 DZ_{1-1} 间的短路线改接到 DZ_{1-2} 和 DZ_{1-4} 上,DZ_{1-5} 接相线,DZ_{1-4} 接中线。

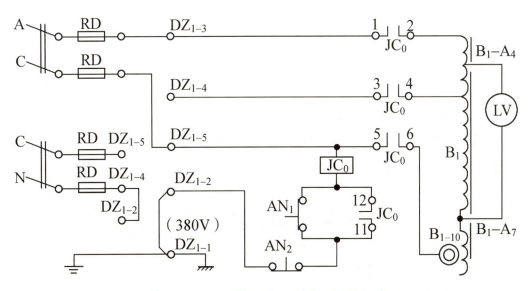

图 3-3　F_{30}-ⅡF 型 X 线机电源电路

（二）电路分析

以 380V 供电方式为例，分析 F_{30}-ⅡF 型 X 线机电源电路。

1. 电源接触器得电回路　按下 AN_1，电源接触器 JC_0 线圈得电，其常开触点 JC_0（11、12）得电并自锁，之后即使松开 AN_1，JC_0 线圈仍然维持得电状态。JC_0 线圈得电及自锁电路：C（相）→ RD → DZ_{1-5} → JC_0（线圈）→ AN_1（松开 AN_1 后 JC_0 自锁触点 11、12）→ AN_2 → DZ_{1-2} → DZ_{1-1} →地线。

2. 自耦变压器 B_1 得电回路　电源接触器 JC_0 工作后，其常开触点 JC_0（1、2）、JC_0（6、5）闭合，自耦变压器 B_1 得电。具体得电回路：A（相）→ RD → DZ_{1-3} → JC_0（1、2）→ B_1 → B_{1-10} → JC_0（6、5）→ DZ_{1-5} → RD → C（相）。

3. 电源电压表指示电路　自耦变压器 B_1 得电后，电源电压表 LV 有指示。LV 的得电电路：B_1-A_4 →电源电压表 LV → B_1-A_7。

第三节　X 线管灯丝加热电路

X 线管灯丝加热电路是为 X 线管灯丝提供加热电源的电路，能实现管电流的调节，因此也称为管电流调节电路。该电路包括灯丝加热初级电路和灯丝加热次级电路。由于灯丝加热次级电路与 X 线管阴极通过高压电缆或者直接连接，常在高压次级电路中画出，故只讨论灯丝加热初级电路。

灯丝加热初级电路的作用是根据不同的管电流调节要求，为 X 线管灯丝加热变压器初级绕组设置不同的输入电压，以实现管电流的可调。在灯丝加热初级电路中，一般有以下几种装置：

1. 稳压器　由 X 线管灯丝发射电子特性曲线可知，灯丝加热电压的波动对灯丝发射电子数目、灯丝寿命有很大影响，故在 X 线管灯丝加热初级电路中设置了相应的稳压器。一般采用谐振式磁饱和稳压器，其作用是保证灯丝加热电压不随外界电源电压的波动而变化。

2. 管电流调节器　X 线管灯丝加热初级电路中串联管电流调节电阻，以调节灯丝的加热电压。

3. 空间电荷抵偿装置　在灯丝加热初级电路中接入了空间电荷抵偿变压器次级绕组，它的作用是补偿管电压变化对管电流的影响。

4. X 线管灯丝温度控制装置　摄影时灯丝需预热增温，以提供足够数量的电子撞击阳极靶面而发生 X 线。

一、管电流的调节与稳定

（一）透视管电流的调节

透视管电流调节范围是 0~5mA，且在曝光时能连续可调。因此，在 X 线管灯丝加热初级电路中串入一个半可调电阻和一个线绕电位器。图 3-4 是透视管电流调整电路,图中的半可调电阻 R_1 在机器内部,用来限制最大管电流不超过 5mA,线绕电位器 R_2 在控制台上,称为透视管电流调节器,其作用是实现透视管电流在 5mA 内任意可调。

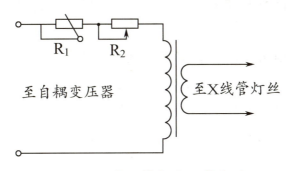

图 3-4　透视管电流调整电路

（二）摄影管电流的调节

摄影管电流远大于透视管电流,且摄影管电流在曝光时不可调节,在摄影灯丝加热初级电路中,一般接入分挡调节电阻。

图 3-5 是摄影管电流调整电路,其中 XK 是毫安选择器,调节 XK,可以改变串联在灯丝加热初级得电回路中的电阻大小,对摄影管电流进行选择。同时 XK 也可以根据不同的毫安值改变空间电荷抵偿的幅度。调节流程:稳压器输出→毫安调节电阻→空间电荷抵偿变压器次级绕组→灯丝加热变压器初级绕组→灯丝加热变压器次级绕组→灯丝。

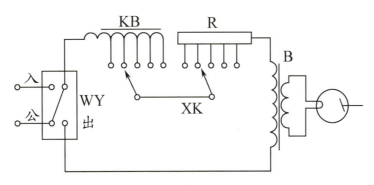

图 3-5　摄影管电流调整电路

（三）管电流的稳定

X 线管中影响管电流稳定的因素主要有两方面:一是电源电压的波动导致灯丝电压不稳定,为此 X 线机设置了谐振式磁饱和稳压器或电子稳压器来稳定灯丝加热电源,来保证灯丝加热电压不随电源的波动而波动;二是空间电荷的影响导致管电流随管电压的变化而变化,为此 X 线机设置了空间电荷抵偿装置,用以补偿由于受空间电荷的影响,管电流随管电压的变化而变化。图 3-5 中的 WY 是谐振式磁饱和稳压器,KB 是空间电荷抵偿变压器。

二、灯丝加热初级电路分析

以 $F_{30}-ⅡF$ 型 200mA X 线机为例分析 X 线管灯丝加热初级电路。

（一）电路结构

图 3-6 是 $F_{30}-ⅡF$ 型 200mA X 线机灯丝加热电路,该电路由谐振式磁饱和稳压器 B_{11}、大、小焦点灯丝加热变压器 B_4、B_3,空间电荷补偿变压器 B_{10},透视管电流调节电阻 R_3,透视最大管电流限定电阻 R_6,摄影管电流调节电阻 R_7、R_8,摄影 mA 选择器 XK,摄影预备继电器 JC_2,点片摄影预备继电器 JC_4 组成。

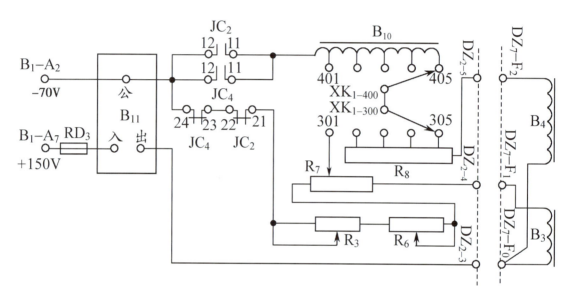

图 3-6　$F_{30}-ⅡF$ 型 X 线机灯丝加热电路

该机默认状态为透视。开机后,稳压器 B_{11} 经 R_3、R_6 和 R_7 将输出电压提供给小焦点灯丝加热变压器 B_3 的初级绕组,小焦点灯丝得电并加热,调节电位器 R_3 即可改变透视管电流的大小。摄影时小焦点 30mA 通过电阻 R_7 调整,其余四挡大焦点 50mA、100mA、150mA、200mA,通过电阻 R_8 调整。

（二）电路分析

开机后,稳压器 B_{11} 得电工作,为灯丝加热初级电路提供稳定的工作电压。

1. 透视电路　透视时 JC_2 和 JC_4 不工作,小焦点灯丝加热变压器 B_3 得电。其电路: B_{11}（出）$\rightarrow DZ_{2-3} \rightarrow DZ_7-F_0 \rightarrow B_3 \rightarrow DZ_7-F_1 \rightarrow DZ_{2-4} \rightarrow R_7 \rightarrow R_6 \rightarrow R_3 \rightarrow JC_2$（21、22）$\rightarrow JC_4$（23、24）$\rightarrow B_{11}$（公）。

2. 点片摄影电路　XK 置于点片摄影所需 mA 挡,拉动点片摄影手柄,JC_4 工作,其电路: B_{11}（出）$\rightarrow DZ_{2-3} \rightarrow DZ_7-F_0 \rightarrow B_4 \rightarrow DZ_7-F_2 \rightarrow DZ_{2-5} \rightarrow R_8$（50~200mA）$\rightarrow XK_{1-300} \rightarrow XK_{1-400} \rightarrow 405$（或 402~404）$\rightarrow B_{10} \rightarrow JC_4$（11、12）$\rightarrow B_{11}$（公）。

3. 其他摄影电路　包括普通摄影、滤线器摄影和体层摄影。按下手开关,JC_2 工作,灯丝加热初级电路由默认的透视状态切换至摄影状态,在旋转阳极启动及延迟时间,X线管灯丝加热,并达到相应温度。

（1）小焦点30mA摄影电路:XK置于30mA挡,按下手开关,JC_2工作,其电路:B_{11}（出）→DZ_{2-3}→DZ_7-F_0→B_3→DZ_7-F_1→DZ_{2-4}→R_7→301→XK_{1-300}→XK_{1-400}→B_{10}→JC_2（11、12）→B_{11}（公）。

（2）大焦点50~200mA摄影电路:XK置于50~200mA挡,按下手开关,JC_2工作,其电路是:B_1（出）→DZ_{2-3}→DZ_7-F_0→B_4→DZ_7-F_2→DZ_{2-5}→R_8（50~200mA）→XK_{1-300}→XK_{1-400}→B_{10}→JC_2（11、12）→B_{11}（公）。

第四节 高压初级电路

高压初级电路即高压变压器初级电路,是将自耦变压器输出的可调电压送至高压变压器初级绕组的电路。高压初级电路一般都设有管电压（千伏）调节装置、管电压控制装置、管压预示和补偿装置（自整流X线机还设有逆电压衰减装置）,以达到管电压的可调、可控以及准确预示。

一、管电压的调节

X线的穿透力取决于管电压的大小,调节管电压就能有效地控制X线的穿透力。为适应人体不同部位的检查,要求管电压能够在一定范围变化,为此通过调节高压变压器初级电压来调节管电压。在电路上实现通常采用两种方式:分挡式和连续式。

（一）分挡式

分挡调节管电压,一般采用粗调（粗调是指抽头间的电压数值差别比较大）和细调（细调是指抽头间的电压差别比较小）相结合的方式。图3-7是管电压分挡可调式示意图,图中的K_1为粗调、K_2为细调,粗调与细调相结合,可改变高压变压器初级的输入电压,使其次级得到各种不同数值的管电压。

这种调节方式结构比较简单,获得的管电压值是断续的,不能完全满足工作中对摄影管电压微小变化的需求,主要用于小型X线机。

（二）连续式

大、中型X线机都采用这种方法。它是利用管电压调节装置使碳轮在自耦变压器上滑动,从而使高压变压器初级绕组得到不同的电压。在结构上碳轮的运动有手动和电动之分。

1. 手动 碳轮的运动通过手工操作完成,它是在控制台面板上设置一个管电压调节旋钮,该旋钮

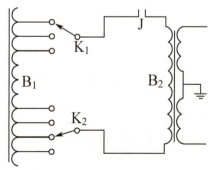

图3-7 管电压分挡可调式示意图

在控制台内部通过导绳牵引碳轮在自耦变压器上面滑动,完成管电压调节。手动调节装置精度较低,且由于电源电压的波动无法实现实时控制和调节。

2. 电动 碳轮的运动由伺服电动机完成,通过控制伺服电动机正、反转实现管电压的调节。这种调节方式精度较高,能够实现实时控制和调节。图3-8是管电压连续可调式示意图,该调节方式可获得连续的管电压值,能够满足摄影管电压连续变化的要求。程控X线机采用电动调节方式。

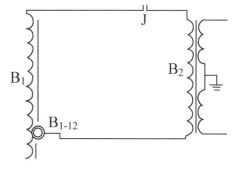

图3-8　管电压连续可调式示意图

二、管电压的控制

通过管电压的调节装置从自耦变压器上取得的电压,需经过一定的控制方式输送到高压变压器初级绕组。管电压的控制即通过控制高压变压器初级电路的接通或断开,继而控制X线的发生和停止。工频X线机管电压的控制形式主要有两种:接触器控制和可控硅控制。

(一)接触器控制

该控制方式通过在高压初级电路中串接一组以上的接触器常开触点,用脚闸或限时器来控制接触器线圈的得电与失电,使接触器的触点闭合与断开,从而达到控制高压变压器初级电路的接通与断开。当接触器线圈得电时,其常开触点闭合,接通高压变压器初级绕组的得电电路;当线圈失电时,其常开触点断开,切断高压变压器初级绕组的得电电路。

接触器控制方法的最大优点是电路结构简单,但容易产生突波电压。其产生突波电压的原因:高压初级电路为电感性质的电路,而且工作电流大,高压接触器的触点在断开或闭合瞬间,由于电磁感应,在高压变压器次级绕组产生高于正常高压值数倍的过电压,即突波电压。突波电压对X线机的危害非常大,主要表现在以下两方面:①当高压变压器次级绕组的感应电压瞬间升高时,容易使X线管等高压部件被击穿。②由于触点间有较强电弧,会造成触点熔蚀,甚至粘连不断,即使曝光结束,也不能切断高压初级电路,使机器过载而损坏X线管。所以,基于接触器控制的高压初级电路必须配有防突波、灭弧装置。防突波和灭弧的工作原理:在高压变压器初级电路接通和断开的瞬间,通过降压电阻降低其电压数值,从而抑制触点电弧和高压次级的过电压,达到防突波、灭弧的目的,该降压电阻通常被称为防突波、灭弧电阻或息弧防突波电阻。

图3-9是接触器控制法电路,其中B_1为自耦变压器,B_2为高压变压器,R为防突波、灭弧电阻,阻值一般在3~10Ω,功率25~30W;JC为高压接触器,JC的常开触点JC(1、2)、JC(3、4)和JC(5、6)串联在高压初级电路中,JC触点的动作间隙是可以调整

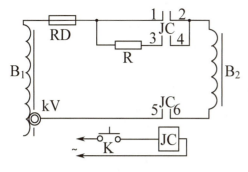

图 3-9　接触器控制法电路

的,K 为曝光控制开关。在安装到电路之前,需缩小 JC(3、4)和 JC(5、6)的动作间隙。该电路的工作过程:当 K 闭合时,JC 线圈得电,其常开触点 JC(3、4)和 JC(5、6)因触点间隙小而首先闭合,先将电阻 R 接入电路,瞬间(约 0.01s 后)常开触点 JC(1、2)闭合,又将 R 短路。当接触器线圈失电时,常开触点 JC(1、2)因触点间隙大而首先断开,电阻 R 再次被接入电路,瞬间常开触点 JC(3、4)和 JC(5、6)断开,切断高压初级电路。由于在电路接通和断开瞬间,其输入电压经过电阻 R 而被分压并降低,从而抑制了高压变压器次级的过电压和触点间的电弧,起到了防突波、灭弧作用。

在实际电路中,由于透视时负载电流小,工作频率高,所以使用体积小、耐冲强度高的接触器;摄影时负载电流可达数十安,甚至 100A 以上,所以采用触点容量较大的接触器。由于透视时电压降小,摄影时电压降大,使摄影时高压变压器初级电压的预置值要比透视时高压变压器初级电压的预置值高,因此透视与摄影的管电压需分开加以调节、控制。

(二)可控硅控制

由于运动器官需要快速摄影,而接触器固有动作时间都在几十毫秒以上,其触点不能满足 1s 内多次闭合和断开的要求,且接触器触点对时序和状态无判断能力,负载时会产生较大的电弧。为了解决这个问题,目前大型 X 线机广泛采用可控硅控制。这种方法不但可以完全避免接触器触点间电弧放电,而且控制敏捷,无噪声,电路压降很小,并能在每秒 200 帧脉冲的范围内与其他控制电路协调工作。

图 3-10 是利用可控硅控制的高压初级电路,其中可控硅 SCR₁、SCR₂ 组成反向并联交流无触点开关电路,SC 是摄影高压接触器,HT 是高压变压器。摄影时,SC 先闭合,由于 a、b 间和 c、d 间无触发信号,此时 SCR₁、SCR₂ 未导通,电路呈截止状态,故 SC 常开触点闭合瞬间无负载电流,不会产生电弧放电。SC 常开触点闭合后约 0.8s,在交流电过零点附近,于 a、b 间和 c、d 间加上触发信号,SCR₁、SCR₂ 分别在交流电的两个半周期内轮流导通,高压变压器 HT 初级绕组得电。经过一定曝光时间,仍然在交流电过零点附近触发信号被切断,可控硅在高压初级电路中交流电过零点附近自行切断高压变压器 HT 初级绕组的得电回路,曝光结束,随后 SC 线圈失电,SC 触点断开。由于高压初级电路因可控硅已截止,故 SC 断开时触点也无电流流过,因此也不产生电弧。

通过上述分析可知,可控硅是在交流电过零点附近控制高压初级电路的导通和断开,此时电压值较低,有效地抑制了突波电压的产生。同时,高压接触器的得电和失电均是在高压初级电路无电流时动作的,因触点无电流,有效地抑制了电弧的产生。在该电路中高压接触器 SC 起高压辅助控制作用,可避免因可控硅被击穿导通而使高压失控的现象。

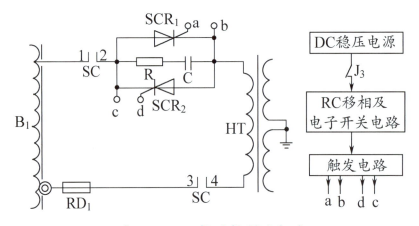

图 3-10　可控硅控制法电路

为抑制突波电压,提高曝光时间的准确性,需在正弦交流电的零相位附近接通高压初级电路,故可控硅 SCR_1、SCR_2 必须于正弦交流电的零相位附近导通且能维持。为使可控硅 SCR_1、SCR_2 在零相位附近导通,必须有一个能产生连续脉冲的触发电路和与之协调的移相电路。否则,不但不能抑制突波电压,而且会使曝光时间存在误差(最大10ms)。图 3-10 中的 RC 移相及电子开关电路,可使曝光时第一个触发脉冲正好在正弦交流电的零点附近产生。

由于透视和摄影管电压的调节和控制是分开的,因此目前中、大型 X 线机透视一般用接触器控制管电压,摄影常用可控硅控制管电压。

三、管电压的预示与补偿

工频 X 线机通常调节的 3 个参数,即管电压(kV)、管电流(mA)、曝光时间(s)。管电流和曝光时间都可以直接测量和精确指示,但由于管电压很高,一般的仪表不能测量;而且曝光时电压降随管电流的变化而变化,直接测量和精确指示管电压数值有很大的困难。所以,对管电压的测量一般采用间接测量的方法,即用高压变压器初级电压间接预示并加以补偿的方法,使所预示的管电压与实际加在 X 线管两端的电压值相近或一致。

(一)管电压预示

管电压预示又称千伏预示。其原理:在高压变压器空载时,测量出高压变压器初级电压数值,根据高压变压器初级输入电压与次级输出电压成比例的原理,计算出对应的次级输出电压值,从而达到在无高压产生的情况下,用高压变压器初级的电压值间接指示管电压的目的。常用的管电压预示方法有两种。

1. 刻度盘预示法　根据高压变压器的变压比,计算出与高压初级电压对应的高压次级电压值,将这些次级电压值标注到控制台面板千伏调节器的刻度盘上,调节千伏调节器的旋钮即可预示不同的管电压值。这种预示方法的精度较低,多用于透视千伏预示和小型 X 线机的千伏预示。

2. 电压表预示法　即在控制台面板上安装一低压交流电压表，电压表与高压变压器初级并联，测量高压变压器初级电压，根据高压变压器的变压比，计算出与高压初级电压相对应的高压次级电压值，将这些次级电压值标在交流电压表的表盘上，这样就将一个电压表改制成千伏表，千伏表指示的数值可间接指示管电压值。例如高压变压器的变压比为 190V/100kV，就在 190V 处标注 100kV，然后将 100kV 的量程均分，这样就将低压交流电压表改为可间接指示高压次级电压值的千伏表。有些中、小型 X 线机的千伏表兼做电源电压指示表，另设一电源检测按钮用于切换，但多数 X 线机为观察方便，通常设两个电压表，分别作千伏表和电源电压指示表。

（二）管电压补偿

管电压补偿又称千伏补偿。上述管电压预示的千伏值，是高压变压器空载时初、次级电压的换算。当 X 线产生时，由于电源电阻、自耦变压器的阻抗、高压变压器阻抗及其他器件内阻的存在，主电路中将产生电压降，在上述各种阻抗之和为某一定值时，管电流越大，产生的电压降也越大，导致加到 X 线管阴阳两极的实际管电压值要小于预示值，且随管电流的变化而变化，会严重影响摄影效果。为解决这一问题，在中型以上 X 线机的高压变压器初级电路中，都设置了各种形式的补偿电路，使得在不同管电流负载时，千伏表上预示的管电压值与曝光时实际加到 X 线管两端的管电压值相等或相近，把这种补偿电路称为管电压补偿装置。

管电压补偿的基本原理：利用管电压补偿装置按不同管电流预先增加高压变压器初级电压，以补偿负载时的管电压降低的数值，补偿的千伏数值正好等于负载时降落的千伏数值。常用的补偿方式有两种。

1. 电阻补偿法　图 3-11 是管电压补偿基本电路，图中的 R_1、R_2 串联，其两端电压随高压变压器初级输入电压的变化而变化，千伏表实际测量的电压只是 R_1 和 R_2 分压器的一部分，另一部分电压是某一毫安时的补偿电压值。由图可知，当使用的管电流越大，千伏表两端的电压越小，需补偿的电压值就越多。

图 3-12 是电阻式电压补偿电路，图中的千伏表通过毫安选择器与另一组阻值不同的电阻相连接，当管电流从低挡向高挡调节时，千伏表所串联的电阻阻值也随着由小变大，即千伏表的指示数值就可随管电流的增加而降低，补偿了不同的管电流负载时对管电压的影响。在电阻补偿法中，补偿电阻的连接方式有电阻串联和电阻并联两种方式。

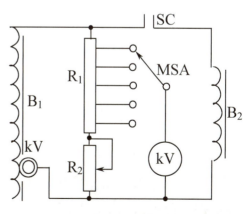

图 3-11　管电压补偿基本电路

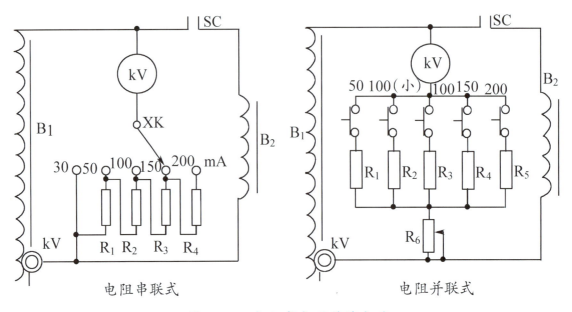

图 3-12　电阻式电压补偿电路

2. 变压器补偿法　即利用变压器进行千伏补偿,既能对不同管电流负荷时的电压降进行补偿,又能对不同管电压负荷时的压降进行补偿,效果更好。

四、高压初级电路分析

以 F_{30}-ⅡF 型 200mA X 线机为例分析 X 线管高压初级电路。

（一）电路结构

图 3-13 是 F_{30}-ⅡF 型 200mA X 线机高压初级电路,该电路主要由透视高压接触器 JC_1 的触点、摄影高压接触器 JC_3 的触点、防突波电阻 R_1、空间电荷抵偿变压器 B_{10} 的初级绕组、毫安选择器 XK_{1-100}、摄影管电压调节碳轮 B_{1-12}、透视管电压调节碳轮 B_{1-11}、高压变压器 B_2、自耦变压器 B_1、管电压补偿装置等组成。

管电压补偿和千伏预示电路由管电压补偿电阻 R_{17}、R_{18}、R_{19} 及 R_{20} 的不同抽头与毫安选择器 XK_{1-100} 联动后,与千伏表串联而成,摄影管电压由千伏表预示,透视管电压由控制台上的刻度盘预示,R_{10} 为电源补偿电阻,以补偿外电源条件变化时产

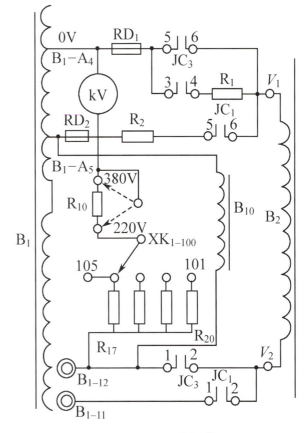

图 3-13　F_{30}-ⅡF 型 X 线机高压初级电路

生的电压降。

（二）电路分析

1. 透视高压变压器初级电路 透视高压接触器 JC_1 工作，其常开触点闭合，接通高压变压器 B_2 的初级电路，得电电路：

$B_1-A_5（50V）\to RD_2 \to R_2 \to JC_1（5、6）\to V_1 \to B_2 \to V_2 \to JC_1（2、1）\to B_{1-11}$

2. 摄影高压变压器初级电路 摄影高压接触器 JC_3 得电，其常开触点闭合，接通摄影高压初级电路，B_2 得电，得电电路：

$B_{1-12} \to JC_3（1、2）\to V_2 \to B_2 \to V_1 \to JC_3（5、6）[瞬间先经 R_1 \to JC_3（4、3）] \to RD_1 \to B_1-A_4（0V）$

3. 摄影千伏预示电路 毫安选择器 XK_{1-100} 置于 30~200mA 任一挡，管电压表预示千伏值，其电路：

$B_{1-12} \to R_{17}（R_{18}、R_{19}、R_{20}）\to XK_{1-100} \to kV 表 \to B_1-A_4（0V）$

4. 空间电荷抵偿变压器 B_{10} 初级电路 开机后，B_{10} 得电，输入电压随管电压增加而变大，其电路：

$50V（B_1-A_5）\to B_{10} \to B_{1-12}$。

第五节 高压次级电路

高压次级电路是指高压变压器次级绕组至 X 线管两极所构成的电路。在小型 X 线机中，X 线管兼作高压整流元件，所以只有指示管电流的毫安表和安全保护装置。在中型及大型 X 线机中，该电路设有整流电路、管电流测量电路以及高压交换闸电路等。其中，整流电路的作用是将高压交流电整流为高压直流电；管电流测量电路用于指示管电流的值；高压交换闸电路用来切换 X 线管。根据整流电路结构形式的不同，高压次级电路被分为半波自整流高压次级电路、单相全波整流高压次级电路、三相全波整流高压次级电路以及倍压整流高压次级电路等。本节重点介绍半波自整流高压次级电路和单相全波整流高压次级电路。

一、半波自整流高压次级电路

（一）高压整流电路

图 3-14 是半波自整流高压变压器次级电路，X 线管两极直接与高压变压器次级绕组输出端相连。工作原理：当 X 线管阳极处于交流电的正半周期时，X 线管内有管电流流过，发生 X 线；当 X 线管阴极处于交流电的正半周期时，X 线管内无管电流流过，无 X 线发生。因此 X 线管不仅发生 X 线，同时也起整流的作用，这种电路称为自整流电路。

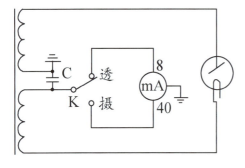

图 3-14 半波自整流高压次级电路

这种 X 线机的优点是结构简单、体积小，但是也存在缺陷。首先，X 线管处于交流电的工作状态下，电压峰值较高，产热率高。同时由于是自整流，X 线管两端承受着一个比正向电压还高的逆电压，高压部件会发生高压击穿，且随着使用时间延长，容易导致阳极过热而损坏 X 线管。

（二）管电流测量电路

在自整流 X 线机中，由于只有正半周期产生 X 线，通过 X 线管的电流是脉动直流，而通过高压次级的电流也是脉动直流，因此对于管电流的测量仅仅在高压次级中心接地处连接直流毫安表就可以完成管电流的测量。

二、单相全波整流高压次级电路

单相全波整流高压次级电路主要由高压整流电路和管电流测量电路组成。

（一）高压整流电路

图 3-15 是单相全波整流高压次级电路及波形图，电路由 4 个高压硅整流器 $G_1 \sim G_4$ 组成单相全波整流桥，整流桥的两个交流输入端接到高压变压器 B_2 次级绕组输出端，两个具有正负极性的直流高压输出端供给 X 线管的两极。交流高压经高压整流电路整流后，供给 X 线管一脉动的直流高压。

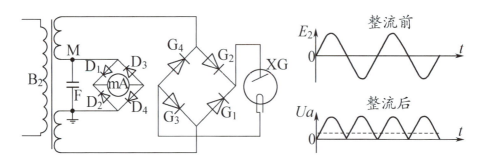

图 3-15　单相全波整流高压次级电路及波形

单相全波整流电路的主要优点是交流高压经高压整流电路整流后，供给 X 线管一脉动的直流高压，对于交流高压的任一半周期，X 线管的阳极总是为正、阴极总是为负，均可产生 X 线。缺点是脉动直流的脉动率较大，在零点附近（图中 Ua 波形的虚线下方）管电压很低，产生的是无用 X 线，因此这种整流形式的 X 线机不适合快速摄影，曝光时间不能小于正弦交流电的半个周期（10ms）。

（二）管电流测量电路

在单相全波整流电路中，流过 X 线管的电流是脉动的直流电，流过高压变器次级绕组的电流是交流电，因此不能直接串入直流毫安表来测量，而应当用交流毫安表测量，但交流毫安表在低量程范围内是非线性的,读数准确性较差,故将高压变压器次级中心点的交流电流经全波整流后,再用直流毫安表来测量管电流,图 3-16 是单相全波整流管电流测量电路,其中 F 为放电针。

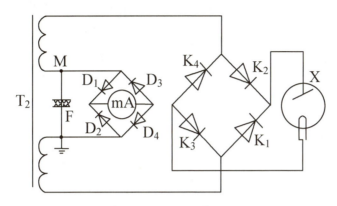

图 3-16　单相全波整流管电流测量电路

1. 电容电流　由于高压变压器次级线圈匝数均在 10 万匝以上,所以匝与匝之间、层与层之间、线圈与地之间和高压电缆芯线与屏蔽层间都存在电容,高压产生时会引起电荷的定向移动,形成的电流称为电容电流。该电流的大小随管电压的增高而增大,一般在 2~5mA,其性质为交流。

在自整流或半波整流电路中测量管电流用直流毫安表,电容电流对测量管电流无影响。但在单相全波整流电路中,因为毫安表有整流装置,因此交流性质的电容电流也会经整流装置流入毫安表。当摄影时,几个毫安的电容电流对几十毫安甚至几百毫安以上的摄影管电流示数影响不大,因此无需抵偿。但透视时,管电流仅 5mA 以下,电容电流对透视管电流的示数影响较大,必须采取措施加以抵偿。因此,透视管电流测量电路中都设置电容电流抵偿电路,以消除电容电流对透视管电流示数的影响。

2. 电容电流抵偿方法　电容电流常见的抵偿方式有两种:变压器抵偿法和分流电阻抵偿法。

（1）变压器抵偿法:变压器抵偿法是在高压变压器次级绕组上绕制一个独立的、匝数不多的附加绕组,图 3-17 是常用的变压器式电容电流抵偿电路。

由于附加绕组电压与管电压成正比,产生的抵偿电流与电容电流大小相等,但方向相反,而且可随管电压的变化而变化,达到跟踪补偿的目的。图中抵偿线圈上并联一只电阻 R_9,R_9 上的电压经 D_5 整流后加于毫安表 0~250mA 回路,方向始终与电容电流相反,达到抵偿的目的,调节 R_9 的抽头,就可以改变抵偿电流值,使之与电容电流尽量接近。透视时,透视高压接触器 JC_1 工作,其常开触点闭合,接入电容电流抵偿回路;摄影时,透视高压接触器 JC_1 不得电,其常开触点切断电容电流抵偿回路。

（2）分流电阻抵偿法:分流电阻抵偿法是利用一固定电阻并联在毫安表整流电路输入的两端,调整分流电阻的阻值,使电容电流恰好被电阻分流。图 3-18 是分流电阻抵偿

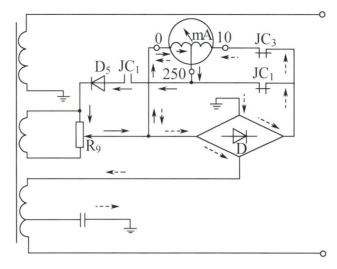

图 3-17　变压器抵偿电容电流电路

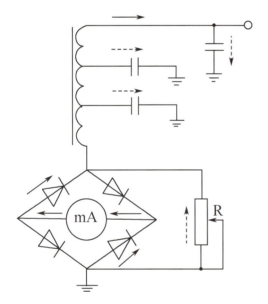

图 3-18　分流电阻抵偿电容电流电路

电容电流电路。从电路看出,毫安表的指示数值就可接近透视时的实际管电流,但这种方法只能在某一管电压下使电容电流得到完全准确的补偿,而在其他管电压值下是不能得到完全抵偿的,故调整时,应在透视常用的管电压 70kV 左右进行调节,摄影时一定要将电容电流抵偿电路切断,以免影响摄影管电流的指示。

(三) F_{30}-ⅡF 型 X 线机高压次级电路分析

1. 电路结构　图 3-19 是 F_{30}-ⅡF 型 X 线机的高压次级电路。电路利用 4 只高压硅堆 D_{51}~D_{54} 组成桥式整流电路,D_1~D_4 为低压桥式整流器,G_8 为辉光放电保护管,在毫安表电路中设置由 R_9 和 D_5 组成的电容电流抵偿器,B_4、B_3 为大小焦点灯丝加热变压器次级绕组。

2. 电路分析

(1) 透视高压次级电路:透视高压接触器 JC_1 工作,高压初级电路接通,X 线发生。当高压变压器 B_2 次级上端为正时,得电电路:

B_2(上) → G_{52} → G_1 → G_{53} → B_2(下) → 接地 → D_2 → JC_3(常闭) → 10mA → 毫安表 → 0mA → D_4 → B_2(上)。

(2) 电容电流抵偿电路:透视接触器 JC_1 工作后,常闭触点打开,切断毫安表 250mA 挡的量程得电电路,常开触点闭合,电阻 R_9 上的分压经 D_5 整流后,反向与毫安表 250mA 挡连接,得电电路:

R_9 分压 → 0mA → 毫安表 → 250mA → JC_1(常开) → D_5 → R_9 上端。

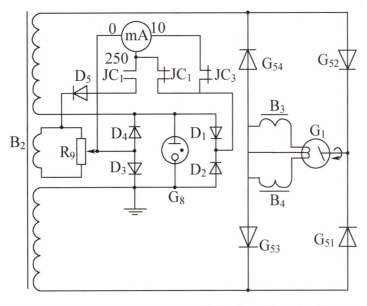

图 3-19 F_{30}-ⅡF 型 X 线机高压次级电路

（3）摄影高压次级电路：摄影时高压接触器 JC_3 工作,高压初级电路接通,X 线发生,摄影接触器 JC_3 常闭触点打开,切断毫安表 10mA 量程得电电路,透视接触器 JC_1 常闭触点接通毫安表 250mA 量程。当高压变压器 B_2 次级上端为正时,得电电路：

B_2（上）→ G_{52} → G_1 → G_{53} → B_2（下）→接地→ D_2 → JC_1（常闭）→ 250mA →毫安表→ 0mA → D_4 → B_2（上）。

稳压管 G_8 具有辉光放电作用。在正常情况下不起辉而处于截止状态,当毫安表测量电路出现断路时,非接地端电位升高,稳压管 G_8 起辉对地导通,保护工作人员和患者安全。另一方面也保护二极管（ D_1~D_4),以免超过其耐压值而被击穿。

第六节 X 线管安全保护电路

X 线管安全保护电路是从电路结构上防止误操作或 X 线机出现异常曝光导致 X 线管损坏所采用的措施。在 X 线机中有多种 X 线管安全电路,一般有容量保护电路、过电压保护电路、过电流保护电路、冷高压保护电路、旋转阳极启动与延时保护电路等。本节主要讨论容量保护电路和旋转阳极启动与延时保护电路。

一、容量保护电路

X 线管容量保护电路属于一次性预置保护,是防止 X 线管因一次性负荷过大（即操作者在选择摄影条件时超过 X 线管的额定负载）,而导致 X 线管损坏的保护。该电路的设置与调整以 X 线管瞬时负荷特性曲线或 X 线管容量规格表为依据。X 线管容量保护电路对额定值内的多次累积性过载无效,解决累积性过载问题,应根据 X 线管的热容量特性,严格遵守 X 线管的曝光间隔,以保证冷却,这样才能确保 X 线管的安全。

部分小型 X 线机未设置容量保护电路,而在说明书中标明了最大管电压、管电流、曝光时间,操作时要严格按照说明书中给出的条件来选择,严禁超负荷使用。下面以 F_{30}-ⅡF 型 200mA X 线机为例,介绍容量保护电路。

（一）电路结构

图 3-20 是 F_{30}-ⅡF 型 200mA X 线机容量保护电路,该电路由信号输入电路和开关电路两部分组成。

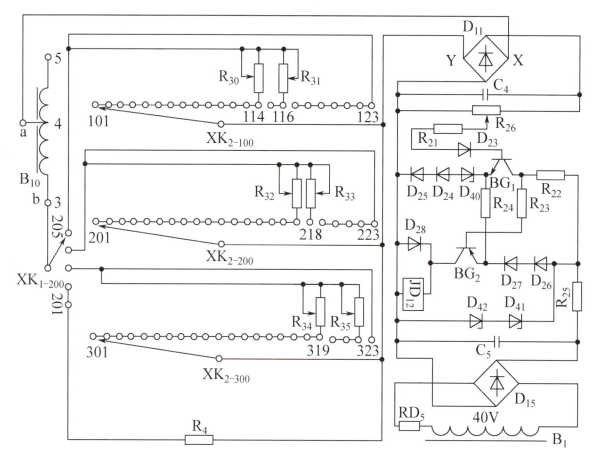

图 3-20　F_{30}-ⅡF 型 X 线机容量保护电路

信号输入电路由空间电荷抵偿变压器次级的一个独立绕组 B_{10}(3、4)、毫安选择器 XK_{1-200}、降压电位器 R_{30}~R_{35} 和 R_4、时间选择器 XK_{2-100}~XK_{2-300} 和整流器(D_{11}、C_4)等组成。由于空间电荷抵偿变压器 B_{10} 的初级绕组与高压变压器初级绕组并联,且随摄影管电压的改变而改变,其次级绕组感应电压的大小就反映了摄影管电压的高低。此感应电压通过 XK_{1-200}(30~200mA 任意一挡)、R_{30}~R_{35} 和 R_4、XK_{2-100}~XK_{2-300} 任意一挡后,经硅整流桥 D_{11} 和电容 C_4 整流滤波后变为直流电压,加到 R_{26} 上作为开关电路的输入信号。因此该信号受管电压、管电流、曝光时间 3 个参量的联合控制,也反映了 3 个参量的制约关系。只要预置条件超出额定值,信号电压将大于临界导通电压,使开关电路导通,推动过载保护继电器 JD_{12} 工作,连接在控制电路中的 JD_{12} 的常闭触点打开,从而使得曝光不能进行,起到一次性容量限制的作用。

开关电路由晶体三极管 BG_1、BG_2 等组成。它是由电源变压器独立绕组 B_1 产生 40V 交流电压,经整流器(D_{15}、C_5)整流和滤波,稳压管 D_{41}、D_{42} 稳压后作为开关电路的工作电源,然后再经 R_{24} 和稳压管 D_{40} 进行二次稳压,作为三极管 BG_1 发射极基准电压 U_1,二极管 D_{24}、D_{25} 作温度补偿。因为 D_{40} 稳压管具有负温度系数,温度升高时其正向电压降会略微升高,而二极管 D_{24}、D_{25} 具有正温度系数,即温度上升时其正向压降减小,从而补偿了温度上升引起的基准电压变化,使基准信号稳定不变。D_{26} 和 D_{27} 是为了使 BG_2 发射极获得一基准电位 U_2,保证 BG_2 工作在合适的静态工作点上,继电器能够可靠的工作。D_{28} 是为防止继电器由导通转为截止时,线圈产生的反电动势对 BG_2 的冲击。R_{21} 为限流电阻,D_{23} 为 BG_1 基极提供保护。JD_{12} 为容量保护继电器,其常闭触点接于限时电路中,常开触点接于过载指示灯电路。

(二)工作原理

当摄影条件在安全范围以内时,R_{26} 上输出的信号电压小于基准电压 U_1,三极管 BG_1 处于截止状态,BG_2 因基极电位高于基准电位 U_2,也处于截止状态。因此,继电器 JD_{12} 不得电,其常闭触点 JD_{12}(5、7)闭合,控制 JD_4 线圈可以得电,曝光可以正常进行。

当摄影条件超出安全范围时,R_{26} 上输出的信号电压大于基准电压 U_1,三极管 BG_1 导通,三极管 BG_2 因基极电位低于基准电压 U_2 也导通。因此,继电器 JD_{12} 得电,其常闭触点 JD_{12}(5、7)打开,JD_4 不工作,即使按下摄影手闸二挡,摄影高压接触器 JC_3 也无法得电,曝光无法进行,从而达到过载保护的目的。同时过载指示灯亮,发过载指示。

JD_{12} 线圈得电电路:
D_{15}(+)$\rightarrow R_{25} \rightarrow D_{26} \rightarrow D_{27} \rightarrow BG_2$ 发射极 $\rightarrow BG_2$ 集电极 $\rightarrow JD_{12}$(线圈)$\rightarrow D_{15}$(−)。

二、旋转阳极启动与延时保护电路

目前大、中型诊断用 X 线机均采用旋转阳极 X 线管。在摄影时,必须使旋转阳极旋转并达到额定转速后才能曝光,否则来自阴极的高速电子将集中撞击阳极靶面上的某一点,使该点过热熔化而损坏 X 线管。因此,为了保护 X 线管,专门设置了旋转阳极启动与延时保护电路。

(一)旋转阳极启动装置

1. 基本原理 图 3-21 是旋转阳极定子绕组结构与连接及基本电路,旋转阳极启动装置是基于单相异步电动机的原理。旋转阳极的转动装置主要由转子和定子组成。在旋转阳极 X 线管阳极端装有与阳极靶面同轴的转子组件,该铜管及其组件类似鼠笼转子,在靠近阳极端的玻璃外壁上装有由铁芯和绕组组成的定子。定子由硅钢片制成的圆环形铁芯及两绕组构成,分别称为启动绕组和运转绕组,两绕组的空间几何角度为 90°,以便产生旋转磁场,使阳极转动。一般情况下,启动绕组和工作绕组是由同一单相电源供电,

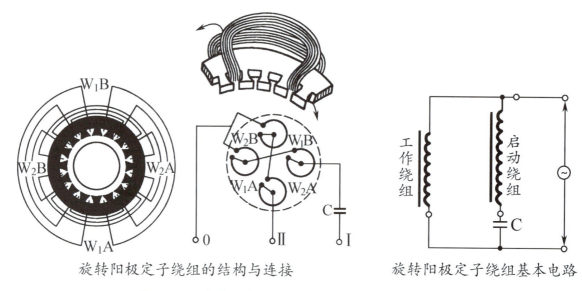

旋转阳极定子绕组的结构与连接　　　　　旋转阳极定子绕组基本电路

图 3-21　旋转阳极定子绕组结构与连接及基本电路

为使两个绕组中的电流在时间上有一个相位差,在启动绕组中串接了一个电容器进行移相,该电容称为剖相(分相)电容。启动绕组中串入了电容后,还加大了启动转矩,电容量越大,启动转矩就越大。

2. 基本功能　根据 X 线机对电路的要求,旋转阳极启动与延时保护电路应具有以下几个功能:

(1)快速启动:目前中型 X 线机一般采用中速旋转阳极 X 线管,当电源频率为 50Hz 或 60Hz 时,其阳极转速为 2 800~3 000 转 /min。在大型 X 线机中一般采用倍频的方式提高阳极转速,其转速高达 8 500~9 000 转 /min,因此要求电路提供较大的启动电流和电压,以形成较大的转矩。为实现上述目的,大、中型 X 线机在电路设计上除采用较大容量的剖相电容外,还采用启动瞬间加上较高电压(150~170V),启动后自动降低电压(40~70V)的供电方式。

(2)制动装置:阳极由于惯性作用,在曝光结束之后将继续运转一段时间,这样不但产生噪声而且增加了阳极轴承的磨损,缩短了 X 线管的使用寿命。特别是高速 X 线管,由于转子的临界转速为 5 000~7 000 转 /min,当转子的转速处于临界转速范围内时,转子系统要产生共振,引起 X 线管破损。因此,装备高速 X 线管的 X 线机中,都装有转子制动装置,制动装置一旦损坏,就绝对不能启动 X 线管。制动装置的基本原理是在曝光结束,定子线圈的工作电压断开后,立即给工作绕组加一脉动直流电压,从而产生制动力矩,使转子迅速停转。

(3)延时保护:为了在曝光之前确保旋转阳极达到规定转速,设置了旋转阳极延时保护电路。制造厂家的设计理念不同,该电路结构相差较大,但其功能是一样的。为防止阳极未启动或虽启动而未达到额定转速时曝光导致 X 线管损坏,一般启动电路中串联一电流继电器或电流互感器,在剖相电容两端并联电压继电器或电压互感器,以监测启动电流或电压。当该条件满足后,延时器开始工作,经 0.8~1.2s 的延时,旋转阳极达到规定转速,延时电路自动接通曝光控制电路,曝光才能进行,否则控制电路被切断,使曝光不能进行。延时器可用延时继电器或半导体延时电路。

(二) F_{30}-ⅡF 型 200mA X 线机旋转阳极启动延时保护电路

国产工频 X 线机的旋转阳极启动延时保护电路分为继电器式启动延时保护电路和互感器式启动延时保护电路两种。图 3-22 是 F_{30}-ⅡF 型 200mA X 线机旋转阳极启动延时保护电路(互感器式),该电路包括启动和保护两部分。

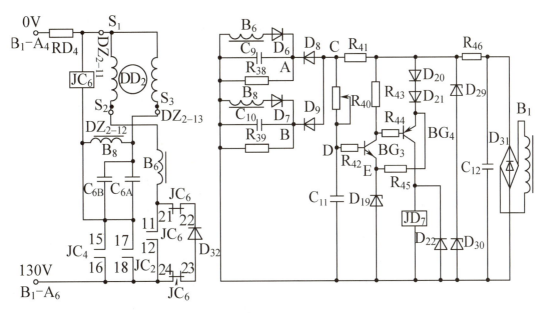

图 3-22　互感器式启动延时保护电路

1. 启动电路结构　该电路启动和运转电压皆为 130V,并设有快速制动电路。图中 DD_2 为阳极启动定子,启动绕组 S_1S_3 与剖相电容器 $C_{6A} /\!/ C_{6B}$ 串联,B_8 为电压互感器初级绕组,并联在电容器 $C_{6A} /\!/ C_{6B}$ 两端,检测启动电压,B_6 为电流互感器初级绕组,与定子运转绕组 S_1S_2 串联,检测启动电流,JC_6 是断电延时继电器,其触点 JC_6(11、12)和 JC_6(21、22)分别为快速常开和常闭触点,而 JC_6(23、24)为延时触点,触点时间 6s 内(可调)。常开触点 JC_2 和 JC_4 分别为摄影预备继电器和胃肠摄影预备继电器的触点。

2. 保护电路结构　该保护电路由信号输入电路和开关电路组成。

(1)信号输入电路:是一个由二极管 D_8、D_9 等组成的两输入端的与门电路。其输入信号分别来自电流互感器 B_6 和电压互感器 B_8 的次级绕组,当 B_6 初级绕组中的电流和 B_8 初级绕组中的电压,达到额定值时(即启动电路工作正常),其次级绕组感应产生与之相对应的电压信号,此信号分别经 D_6 和 C_9、D_7 和 C_{10} 整流滤波变为直流电压信号,分别加在电阻 R_{38} 和 R_{39} 上,其极性 A、B 端为正。由此可见,该信号电压完全由启动电流和电压控制。

(2)开关电路:由三极管 BG_3、BG_4 和电容器 C_{11} 等元件组成,B_1 是自耦变压器的一个独立绕组,为开关电路提供交流电源,经整流、滤波和稳压后,作为开关电路的工作电源,再经 R_{45} 和 D_{19} 二次稳压作为 BG_3 发射极的基准电压 E。JD_7 是保护继电器,其常开触点串接在曝光控制电路中。

3. 电路分析 摄影或胃肠摄影时,按下曝光手闸,摄影预备继电器 JC_2 或胃肠(点片)摄影预备继电器 JC_4 工作,延时继电器 JC_6 线圈得电,定子绕组得电,旋转阳极开始旋转。JC_6 线圈得电电路:

130V → JC_2 (常开)或 JC_4 (常开)→ JC_6 (线圈)→ RD_4 → 0V。

若旋转阳极启动电路正常,B_6、B_8 初级有额定电流流过,各自的次级产生相应的感应电压,分别经 D_6、C_9 和 D_7、C_{10} 整流和滤波后,在 R_{38}、R_{39} 两端输出一较高电压,使 D_8、D_9 截止。此时开关电路的工作电源经 R_{40}、R_{41} 向电容器 C_{11} 充电,其充电电路:

D_{31} (+)→ R_{46} → R_{41} → R_{40} → C_{11} → D_{31} (-)。

当电容 C_{11} 充电到一定电压时,BG_3、BG_4 相继导通,JD_7 工作,为控制电路中摄影高压接触器 JC_3 线圈得电提供了条件,曝光可以进行。电容器的充电速度可以由 R_{40} 进行调节,一般为 1.2s。

若旋转阳极启动不正常或没有达到规定转速,其启动电流或电压达不到额定值,则 B_6、B_8 次级绕组输出的感应电压必然降低,A 端或 B 端电位下降,二极管 D_8 或 D_9 导通,从而使得电容器 C_{11} 被旁路不能正常充电,C_{11} 两端电压小于基准电压 E,BG_3、BG_4 都处于截止状态,JD_7 不工作,曝光不能进行,起到保护 X 线管的作用。

4. 转子制动 摄影或胃肠摄影结束时,摄影预备继电器 JC_2 或胃肠摄影预备继电器 JC_4 失电,常开触点打开,导致继电器 JC_6 失电,其触点 JC_6 (11、12)打开,JC_6 (21、22)闭合,JC_6 (23、24)尚需延时 6s 打开,此时运转绕组电路得电电路:

130V → JC_6 (23、24)→ D_{32} → JC_6 (21、22)→ B_6 → DD_2 (运转)→ RD_4 → 0V。

由于 D_{32} 使运转绕组获得一脉动直流电流,产生制动力矩,使旋转阳极立即停转,6s 后 JC_6 (23、24)打开,电路恢复起始状态。

第七节 限 时 电 路

限时电路的作用是控制曝光时间的长短。小型 X 线机多采用机械式限时器,中、大型 X 线机多采用电子限时器,目前多采用半导体器件作为控制元件。

在工频 X 线机中,限时器控制曝光时间的方法主要有两种。①触点法:将限时电路的控制继电器触点串联在高压接触器线圈的得电电路中,通过控制高压接触器的工作时间来控制 X 线机的曝光时间。②无触点法:对于利用可控硅控制高压初级电路通断的 X 线机,限时电路通过控制触发信号产生的时间来控制可控硅导通的时间,从而控制了高压初级电路的接通与断开(得电时间),继而控制了 X 线机的曝光时间。本节主要介绍电子限时器。

一、限时电路工作原理

电子限时电路多种多样,但其限时的基本原理都是利用电容器和电阻组成的RC充(放)电特性。在电容器充(放)电的过程中,电容器两端的电压发生变化,而变化到一定值则需要一定的时间,该时间的长短取决于充(放)电电路中电阻阻值的大小。电阻越大,充(放)电时间越长;电阻越小,充(放)电时间越短。当电容器两端电压达到特定值的瞬间,触发相应的开关元件导通,此元件的导通切断高压初级电路的得电回路,从而控制曝光的结束。

二、限时电路分析

(一)电路结构

图3-23是F_{30}-ⅡF型200mA型X线机限时电路,该电路由两套RC充(放)电电路组成,分别称限时电路(主控回路)和限时保护电路(辅控回路)。

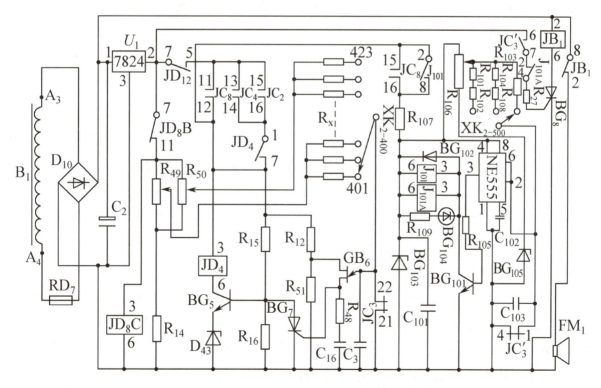

图3-23 F_{30}-ⅡF型X线机限时电路

该电路的电源由自耦变压器B_1-A_3及B_1-A_4提供,其输出电压是24V的交流电。该交流电经桥式整流器D_{10}整流,电容器C_2滤波,再经集成稳压器U_1稳压后,得到稳定的直流电压。限时电路由摄影手闸Ⅱ挡保护继电器JD_8C、执行继电器JD_4、限时电阻群R_x、

充电电容 C_3、单结晶体管 GB_6、晶闸管 BG_7、三极管 BG_5 等组成。可选定的时间共 23 挡（0.05~6s）。限时保护电路由限时保护继电器 J_{101}、电阻 R_{101}~R_{104}、R_{108} 及充电电容 C_{103}、电平翻转集成模块 NE555、三极管 BG_{101}、发光二极管 BG_{104} 等组成。限时保护电路对限时电路分级保护，保护时间为 2s、3.5s、6s 三挡。当限时电路失灵，执行继电器 JD_4 失去控制，由限时保护电路终止曝光。此时，限时保护继电器 J_{101} 线圈失电，其触点 J_{101}（1、7）切断摄影高压接触器 JC_3 线圈的得电回路，使曝光停止。

（二）限时电路工作程序

摄影时，如果设置的摄影条件在容量允许范围内，容量保护继电器 JD_{12}（5、7）常闭触点闭合。

1. 预备　摄影时，当按下手闸Ⅰ挡或点片开关 K_1（1、21）闭合，继电器 JC_2 得电，JC_2（15、16）触点闭合；点片时，JC_4（13、14）触点闭合。旋转阳极开始启动，当旋转阳极延时 0.8~1.2s，JD_7（2、12）触点闭合，JD_7（1、21）触点打开。

同时，当按下手闸Ⅰ挡或点片开关 K_1（1、21）闭合时，JC_8 得电，则 JC_8（11、12）常开触点闭合，三极管 BG_5 的基极通过 R_{15} 和 R_{16} 获取分压，其基极获得正偏压，使三极管 BG_5 导通，继电器 JD_4 线圈得电工作，JD_4（2、8）、JD_4（1、7）常开触点闭合，JD_4 线圈经过 JC_2（15、16）触点或 JC_4（13、14）触点、JD_4（1、7）常开触点自锁。另外，因 JC_8 线圈得电，JC_8（2、8）常开触点闭合，继电器 J_{101} 得电，J_{101}（1、7）、J_{101}（2、8）触点闭合，继电器 J_{101} 通过 J_{101}（2、8）触点自锁。继电器 JD_4、J_{101}（J_{101A}）线圈的得电电路分别：

U_1（2）→JD_{12}（7、5）→JC_8（11、12）//[JC_2（15、16）或 JC_4（13、14）→JD_4（1、7）]→JD_4（线圈）→BG_5→D_{43}→U_1（3）。

U_1（2）→JD_{12}（7、5）→JC_8（11、12）//[JC_2（15、16）或 JC_4（13、14）→JD_4（1、7）]→JC_8（15、16）//J_{101}（2、8）→R_{107}→J_{101A}//J_{101}（线圈）→BG_{101}→U_1（3）。

2. 曝光　按下手闸Ⅱ挡或点片按钮 AN_5，JD_8B 得电，JD_8B（4、12）常闭触点打开，JD_8B（7、11）常开触点闭合，继电器 JD_8C 得电，JD_8C（2、8）常开触点闭合，接触器 JC_3 得电，曝光开始。JC_3（21、22）常闭触点打开，电阻群 R_X 从 R_{50} 及 R_{49} 取电，电容 C_3 经电阻群 R_X 之任一电阻充电，充至预定时间，电容 C_3 两端的电压升高至单结晶体管 BG_6 导通电压时，BG_6 导通，晶闸管 BG_7 控制极得一脉冲触发电压而导通，使 BG_5 截止，继电器 JD_4 失电，JD_4（2、8）触点打开，切断 JC_3 线圈工作电路，曝光结束。每次摄影结束后，JC_3（21、22）常闭触点闭合，将电容器 C_3 的残存电荷泄放，为下次曝光从 0V 开始充电做好准备，以保证下次曝光时间的准确限时。继电器 JD_8C 线圈的得电电路：

U_1（2）→JD_8B（7、11）→JD_8C（线圈）→U_1（3）。

C_3 充电电路：

U_1（2）→JD_8B（7、11）→R_{49} 或 R_{50}→R_X→XK_{2-400}→C_3→U_1（3）。

3. 限时保护电路工作程序　曝光时按下手闸Ⅰ挡，继电器 JC_8 得电工作，接通限时保护（辅控）回路，此时集成模块 NE555 的 2、6 脚为低电平，3 脚输出高电平，三极管

BG_{101} 导通,继电器 J_{101}、J_{101A} 得电工作,J_{101}(1、7)触点闭合。同时,发光二极管 BG_{104} 燃亮,为曝光做好准备,J_{101}(2、8)触点闭合而自锁。当按下手闸Ⅱ挡时,继电器 JC_3' 得电工作后,与 C_{103} 并联的触点 JC_3'(1、4)触点打开,电源通过电阻 R_{101}、R_{102}(或 R_{103}、R_{104}、R_{108})向电容 C_{103} 充电。当充电电平达到集成模块 NE555 翻转电压时,其3脚输出低电平,使三极管 BG_{101} 截止,继电器 J_{101} 失电,J_{101}(1、7)触点打开,切断接触器 JC_3 电路。因此,当继电器 JD_4 工作失灵,不能正常终止曝光时,继电器 J_{101} 能在比预定时间稍长时,使 X 线机停止曝光,起到保护作用。C_{103} 的充电电路:

$$U_1(2) \rightarrow JD_{12}(7、5) \rightarrow JC_8(11、12) // [JC_2(15、16) 或 JC_4(13、14) \rightarrow JD_4(1、7)] \rightarrow$$
$$JC_8(15、16) // J_{101}(2、8) \rightarrow R_{107} \rightarrow R_{106} \rightarrow R_{101}、R_{102} 或 R_{103}、R_{104} 或 R_{108} \rightarrow XK_{2-500} \rightarrow$$
$$C_{103} \rightarrow U_1(3)。$$

在继电器 J_{101} 失电的同时,J_{101A} 也失电,其常闭触点 J_{101A}(2、4)闭合。此时,继电器 JC_3' 的常开触点 JC_3'(6、7)尚未打开(从 J_{101} 失电到 JC_3' 触点打开需要几毫秒),因此晶闸管 BG_8 的控制极瞬间获得一脉冲触发电压而导通,使继电器 JB_1 得电工作,其触点 JB_1(2、8)闭合,接通蜂鸣器 FM_1 电路,蜂鸣器鸣叫。同时,触点 JB_1(1、7)闭合,使过载保护继电器 JD_{12} 工作,其常开触点 JD_{12}(2、8)闭合,过载指示灯 XD_3 燃亮;常闭触点 JD_{12}(7、5)打开,切断 JD_4 电源。继电器 JB_1 线圈的得电电路:

$$D_{10}(+) \rightarrow JB_1(线圈) \rightarrow BG_8 \rightarrow D_{10}(-)。$$

第八节 控 制 电 路

控制电路是按照临床技术要求,控制 X 线的发生和停止,并能协同某些机械动作的综合性电路。X 线机一般具有透视和摄影两大功能,而摄影又有点片摄影(亦称胃肠摄影)、普通摄影、滤线器摄影以及体层摄影之分,应依据 X 线机的功能状态和电路结构来分析控制电路。控制电路结构最为复杂,因此故障发生率最高,掌握 X 线机控制电路的正常工作程序,对检修 X 机十分重要。虽然不同厂家、不同型号的 X 线机,控制电路结构差异很大,但基本控制方式相同,主要包括透视、点片(胃肠)摄影、普通摄影、滤线器摄影和体层摄影控制等。

一、透视控制电路

透视控制电路较为简单,一般使用交流接触器的触点来控制高压初级电路的接通和断开。交流接触器称为透视高压接触器,受控于脚闸或者手开关(手闸)。脚闸和手开关并联之后与透视高压接触器线圈串联,透视高压接触器的常开触点串联在高压初级电路中。因此,控制透视高压接触器的得电与失电,便可控制高压初级电路的接通和断开(即高压的产生和停止),从而实现控制透视 X 线的产生与停止的目的。

其控制程序：踩下脚闸或按下透视手闸→透视高压接触器线圈得电→高压初级电路接通→X线发生；松开脚闸或手闸→透视高压接触器失电→高压初级电路断开→X线停止。

二、摄影控制电路

（一）点片摄影控制电路

在透视或胃肠钡对比剂透视过程中发现有诊断价值的病灶时，点片摄影可适时拍片记录，因此点片摄影也称为胃肠摄影。

点片摄影基本的控制程序是：拉动送片手柄送片→有关控制电路由透视状态转换为摄影状态→小焦点切换到大焦点，若使用旋转阳极X线管则旋转阳极开始旋转，同时将胃肠摄影有关机械装置锁止→按下胃肠摄影曝光按钮→高压初级电路和限时电路接通→曝光开始，限时电路开始计时→到预定时间→曝光结束→松开曝光按钮，胃肠摄影结束→退回送片手柄，电路恢复至原来状态。

（二）普通摄影

普通摄影是诊断用X线机均具有的一种功能，目前中型以上X线机都采用旋转阳极X线管，旋转阳极能否正常启动以及容量保护电路是否处于保护状态，都会影响X线机正常曝光，因此该控制电路比较复杂。

普通摄影的基本控制程序：在预置摄影条件和技术选择之后，按下摄影手闸→摄影预备继电器工作→旋转阳极开始启动，X线管灯丝增温→延时电路开始延时，0.8~1.2s后→高压初级电路和限时电路接通→曝光开始，限时电路开始计时→到达预定的曝光时间→由限时器间接地切断高压初级电路的得电回路→曝光结束→各电路恢复到起始状态。

（三）滤线器摄影

滤线器摄影是在普通摄影的基础上，增加了滤线器吸合储能、释放振动这两个动作，用于吸收较厚部位摄影时产生的散射线，并消除滤线器铅条阴影的一种摄影方法。

滤线器摄影的基本控制程序：在预置摄影条件和技术选择之后，按下摄影手闸→摄影预备继电器工作→滤线器吸合储能，同时旋转阳极开始启动，X线管灯丝增温→延时电路开始延时功能，0.8~1.2s之后→滤线器释放，开始振动→高压初级电路和限时电路接通→曝光开始，限时电路开始计时→到达预定的曝光时间→由限时器间接地切断高压初级电路的得电回路→曝光结束→各电路恢复到起始状态。

三、控制电路分析

（一）透视控制电路

1. 电路结构　图3-24是 F_{30}-ⅡF型200mA X线机的透视控制电路，图中 JC_1 为透视高压接触器、AN_6 是透视手开关、K_6 是透视脚开关、JC_2（27、28）是摄影预备继电器的常闭触点。按下摄影手开关,则 JC_2 线圈得电,JC_2（27、28）触点断开,以防透视、摄影控制电路互相干扰,保证摄影时不能透视。K_1 为胃肠摄影透视转换开关,它们在透视状态下闭合,在普通摄影或胃肠摄影时断开,防止透视与胃肠摄影控制电路相互干扰。

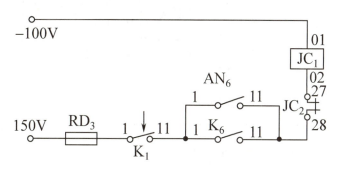

图 3-24　F_{30}-ⅡF 型 X 线机透视控制电路

2. 电路分析　技术选择按钮在"台控点片"位,踩下脚开关 K_6 或按下透视手开关 AN_6,JC_1 线圈得电,高压初级电路接通,X 线发生。透视高压接触器 JC_1 的得电电路:

$+150V \rightarrow RD_3 \rightarrow K_1$（1、11）$\rightarrow AN_6$（1、11）或 K_6（1、11）$\rightarrow JC_2$（28、27）$\rightarrow JC_1$（02、01）$\rightarrow -100V$。

（二）普通摄影控制电路

1. 电路结构　该电路由两挡手闸电路和普通摄影控制电路组成。图 3-25 是 F_{30}-ⅡF 型 200mA X 线机的两挡手闸电路,该电路由两挡结构的摄影手闸 AN_4、胃肠摄影按钮 AN_5、继电器 JD_8A、JD_8B、桥式整流器 D_{56}、电容 C_{17} 等组成。

图 3-26 是 F_{30}-ⅡF 型 200mA X 线机普通摄影控制电路,由摄影高压接触器 JC_3、摄影预备继电器 JC_2、中间继电器 JC_8 等组成。

2. 电路分析

（1）两挡手闸电路:由自耦变压器 B_1 独立绕组提供的 24V 交流电,经桥式整流器 D_{56} 整流、电容 C_{17} 滤波后,为电路提供直流工作电源。摄影时,按下摄影手闸 AN_4 Ⅰ挡,继电器 JD_8A 得电,JD_8A 得电电路:

D_{56}（+）$\rightarrow JD_8A$（13、14）$\rightarrow AN_4$（1、3）$\rightarrow D_{56}$（-）。

按下摄影手闸 AN_4 Ⅱ挡,继电器 JD_8B 得电,JD_8B（9、5）常开触点闭合,JD_8B 自锁,JD_8B 得电电路:

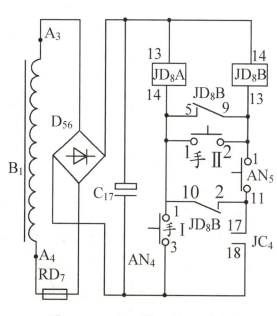

图 3-25　F_{30}-ⅡF 型 X 线机
普通摄影手闸电路

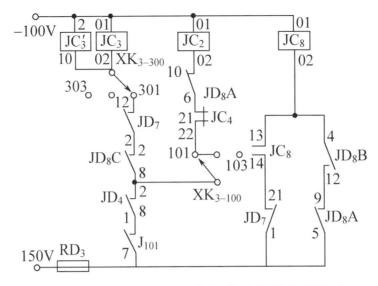

图 3-26 F_{30}-ⅡF 型 X 线机普通摄影控制电路

D_{56}（＋）→ JD_8B（14、13）→ AN_4（2、1）→ AN_4（1、3）→ D_{56}（－）。

（2）普通摄影控制电路：普通摄影时，将摄影方式选择开关 XK_3 置于"台控点片"位置，如果在容量范围以内，JD_{12} 不工作。按下手闸 AN_4Ⅰ挡时，JD_8A 得电，电路状态发生以下变化：

1）因 JD_8A 得电，JD_8A 常开触点（5、9）闭合，JD_8B 还未得电，JD_8B 常闭触点（4、12）闭合。因此，JC_8 线圈得电，其触点（13、14）闭合而自锁，JC_8（11、12）及 JC_8（15、16）闭合，分别导致 JD_4、J_{101} 得电，使 JD_4 的触点 JD_4（2、8）和 J_{101} 的触点 J_{101}（1、7）闭合。JC_8 得电电路：

+150V → RD_3 → JD_8A（5、9）→ JD_8B（12、4）→ JC_8（02、01）→ －100V。

2）因 JD_8A 得电，JD_8A 的触点（6、10）闭合，所以 JC_2 得电，X 线机由透视条件自动切换至选定的摄影条件，JC_2 线圈得电电路：

+150V → RD_3 → J_{101}（7、1）→ JD_4（8、2）→ XK_{3-100} → JC_4（22、21）→ JD_8A（6、10）→ JC_2（02、01）→ －100V。

因为 JC_2 得电，继电器 JC_6 得电，X 线管阳极开始启动，1.2s 延时后，保护继电器 JD_7 得电，使触点 JD_7（2、12）闭合，JD_7（1、21）打开，完成摄影预备。

按下手闸 AN_4Ⅱ挡后，JD_8B 线圈得电，JD_8B（12、4）打开，使 JC_8 线圈失电。又因 JD_8B（7、11）闭合，JD_8C 得电，因此 JD_8C（8、2）闭合，摄影高压接触器 JC_3 得电，曝光开始。JC_3 线圈得电电路：

+150V → RD_3 → J_{101}（7、1）→ JD_4（8、2）→ JD_8C（8、2）→ JD_7（2、12）→ XK_{3-300} → JC_3（02、01）→ －100V。

曝光开始，C_3 充电，至预置的限时时间，继电器 JD_4 失电，导致摄影高压接触器 JC_3 释放，曝光终止。与此同时 JC_2 失电，使 JC_6 释放，经 6s 的制动力矩，阳极停止转动。此时，若再次按下手闸 AN_4Ⅰ挡，由于电路原因旋转阳极不转动，则 JD_7 不得电，即使按下手闸

AN$_4$ II挡,摄影也无法进行,防止连续曝光,从而起到了保护X线管的作用。

（三）胃肠摄影控制电路

1. 电路结构　图3-27是F$_{30}$-II F型200mA X线机胃肠摄影控制电路,该电路在普通摄影控制电路的基础上,增加了胃肠摄影预备继电器JC$_4$、透视胃肠摄影转换开关K$_1$等。

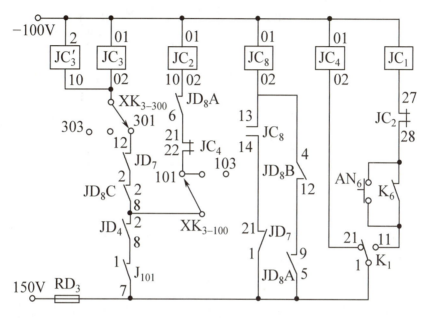

图3-27　F$_{30}$-II F型X线机胃肠摄影控制电路

2. 电路分析　胃肠摄影时,摄影方式选择开关置于"台控点片"位置,如果在容量范围内,JD$_{12}$不得电。当从右往左拉动暗盒架手把时,K$_1$(1、11)断开,切断透视高压接触器线圈JC$_1$的得电回路,同时K$_1$(1、21)闭合,使点片预备继电器JC$_4$线圈得电,JC$_4$线圈得电电路:

+150V → RD$_3$ → K$_1$(1、21)→ JC$_4$(02、01)→ -100V。

继电器JC$_4$得电,使JC$_6$、JD$_8$A、JC$_8$得电,X线机由透视状态切换到选定的胃肠摄影状态。按下胃肠摄影按钮AN$_5$(曝光结束后松开)时,继电器JD$_8$B得电,使继电器JC$_8$释放,最后JC$_3$得电,曝光开始。经预定曝光时间后,曝光终止。此时,因JC$_4$仍吸合,故JC$_6$不释放,X线管阳极继续旋转。胃肠摄影完毕后,把暗盒夹退回最右端,K$_1$(1、21)断开,K$_1$(1、11)闭合,JC$_4$和JC$_6$相继失电,X线管阳极制动,电路恢复到透视状态。

（四）滤线器摄影控制电路

1. 电路结构　图3-28是F$_{30}$-II F型200mA X线机滤线器摄影控制电路。该电路结构与普通摄影电路基本相同,只是增加了滤线栅振动控制电路,ZL为吸引滤线栅的电磁线圈。

2. 电路分析　滤线器摄影时,摄影方式选择开关XK置于"滤线器"位置,如果在容量范围内,JD$_{12}$不吸合。当按下手闸I挡后,电磁线圈ZL得电,将滤线栅吸至一侧,压迫

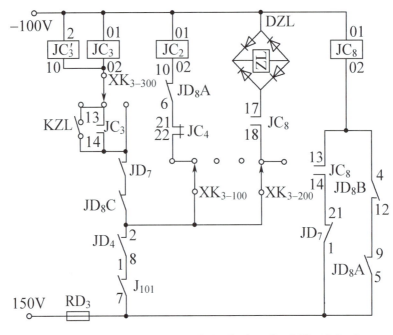

图 3-28　F₃₀-ⅡF 型 X 线机滤线器摄影控制电路

簧片积蓄能量,并将触点 KZL 压开,电路完成滤线器摄影准备工作,除此之外,电路工作过程与普通摄影相同。ZL 得电电路:

$+150V \rightarrow RD_3 \rightarrow J_{101}（7、1）\rightarrow JD_4（8、2）\rightarrow XK_{3-200} \rightarrow JC_8（18、17）\rightarrow ZL \rightarrow -100V$。

此时继电器 JC_2 吸合,X 线管灯丝增温,JC_6 得电,X 线管阳极启动旋转,经 1.2s 延时后 JD_7 得电,其触点（12、2）闭合。按下手闸 AN_4Ⅱ挡,JC_8 释放,ZL 失电,滤线栅被释放,在簧片的作用下做往返减幅运动,同时 KZL 闭合使高压接触器 JC_3 得电,JC_3（13、14）触点闭合而自锁,曝光开始,经一定时间后,摄影终止,X 线管阳极停止转动。JC_3 得电电路:

$+150V \rightarrow RD_3 \rightarrow J_{101}（7、1）\rightarrow JD_4（8、2）\rightarrow JD_8C（8、2）\rightarrow JD_7（2、12）\rightarrow KZL//JC_3$
（14、13）$\rightarrow XK_{3-300} \rightarrow JC_3（02、01）\rightarrow -100V$。

 拓展阅读

工频 X 线机分类与特点

根据高压变压器工作频率的高低,诊断用 X 线机可分为工频 X 线机、中频 X 线机和高频 X 线机。通常把高压变压器的工作频率为 50Hz 或 60Hz 的 X 线机称为工频 X 线机,工频 X 线机又分常规 X 线机和程控 X 线机。常规 X 线机的整流方式可分为自整流、单相全波整流、三相全波整流和倍压整流,自整流 X 线机多用于 10~50mA 的小型 X 线机,单相全波整流 X 线机多用于 100~500mA 的 X 线机,三相全波整流 X 线机多用于 500mA 以上的大型 X 线机。倍压整流 X 线机多用于移动式电容充放电 X 线机。我国生产的 F78-ⅢA 型 300mA、F30-ⅡF 型 200mA、XG-200 型 200mA 工频 X 线机属于常规 X

线机。程控 X 线机是单片机控制的工频 X 线机,因采用了计算机控制技术,机器的自动化程度高,管电压、管电流、曝光时间 3 个参数的控制更为精确;零相投闸、空间电荷补偿、自动降落负载等技术都可以采用计算机软件实现,如 FSK302-1A 型 500mA 程控 X 线机。工频机的一个重要发展方向是用户操作简单、方便。

本章小结

工频 X 线机的单元电路主要由主机电路(电源电路、灯丝加热电路、高压初级电路、高压次级电路、控制电路)和外围电路组成。本章主要以 F30-ⅡF 型 200mA 工频 X 线机为例讲述单元电路的电路结构和电路分析。在学习过程中,应重点掌握各电路之间的逻辑控制关系、分析方法和分析思路,为今后更深入地学习其他 X 线设备奠定基础。

通过电路的学习和分析,具备分析工频 X 线机各单元电路的能力,同时形成耐心细致的职业素养以及安全用电的行为规范。

思考与练习

一、名词解释

1. 逆电压
2. 电容电流
3. 突波
4. 自整流

二、简答题

1. 简述工频 X 线机的基本电路。

2. 分析 F_{30}-ⅡF 型 X 线机电源电路电源接触器和自耦变压器的得电电路。

3. 简述透视和摄影的管电流调节原理。

4. 分析 F_{30}-ⅡF 型 X 线机透视和 200mA 大焦点摄影灯丝加热电路。

5. 简述管电压的调节形式以及具备的特点。

6. 简述管电压预示的原理和预示的方法。

7. 简述逆电压衰减装置的工作原理。

8. 简述单相全波整流 X 线机透视需要电容电流抵偿的原因。

9. 简述高压次级电路设置放电针或者放电管的原因。

10. 简述 F_{30}-ⅡF 型 X 线机旋转阳极启动电路设置制动电路的原因。

(刘燕茹　卢振明)

第四章 ｜ 医用 X 线电视系统

04章 数字资源

第一节 概 述

医用 X 线电视系统,简称 X 线电视或者 X-TV,是闭路电视技术应用于医学领域的结果,是 20 世纪 50 年代出现影像增强器(I.I)以后的产物。X-TV 是将 X 线透视图像通过亮度增强、摄像及信号放大处理后,由显示器显示图像。X-TV 实现了透视环境由暗室(荧光屏透视)到明室的转变,是医学影像发展史上一次重要的变革,也为图像数字化奠定了基础。

在 X-TV 出现之前,X 线透视由荧光屏显示影像,因亮度非常微弱,只能在暗室环境中进行,又称暗室透视。

随着科技的发展,传统的 X-TV 逐渐被动态平板探测器(dynamic flat plane detector,DFPD)为接收器件的"影像链"取代,搭载 DFPD 的数字胃肠机和 DSA,将透过受检者的 X 线信号捕获后,直接转换为数字信号,经计算机处理后显示在显示器上,其图像质量大幅度提高,同时辐射剂量大幅度降低。

一、X-TV 的优点

与荧光屏透视相比,X-TV 透视具有下列优点:

1. 明室透视　X-TV 透视时,影像亮度高,将医师和患者从暗室中解放出来,使一些需在透视监视下的手术得以实现,荧光屏透视看不清的病灶,在 X-TV 显示器上清晰显示,提高了诊断的正确率和工作效率。

2. 剂量降低　影像增强器将荧光影像的亮度增强几千倍,在满足摄像机需求的条件下,可使 X 线输出量降低,减少受检者的吸收剂量,同时,X 线管负荷减轻,便于使用微焦点进一步提高影像质量。

3. 便于教学和科研　图像可实现实时远距离传送,可供多人同时观察,并可录像保存,便于教学、会诊和科研。

4. 便于实现图像数字化　通过 X-TV 获得的视频信号经过 A/D 转换、计算机图像处理后,成为数字图像,进行图像的各种后处理。

虽然 X-TV 有很多的优点,但也存在不足之处,主要的缺点是影像层次、密度及对比度较差,其主要原因在于 X 线电视影像是经过多次转换和传递后形成的,细小的病变(如肺部渗出性小片状病灶)不易显示而漏诊。而搭载 DFPD 的数字透视与传统 X-TV 透视相比,减少了成像环节,避免了 X-TV 的诸多缺点,使数字透视的图像优点更加显著,同时强大的图像后处理功能,使成像质量得到进一步提高。

二、X-TV 的基本结构及工作原理

(一)基本结构

X-TV 由影像增强器和闭路电视系统两部分构成。而闭路电视系统又由摄像机、显示器、自动亮度控制装置等构成,完成摄像、传输、控制、分配、重显的全过程。X-TV 是 X 线机的一个影像转换装置,其工作受 X 线机的控制,基本构成见图 4-1。

1. 影像增强器　影像增强器是 X-TV 的主要部件,其作用是将不可见的 X 线影像转换为可见光影像,并使其亮度增强。

2. 摄像机　简称摄像头,其作用是将可见光影像转换为视频信号,主要由光学镜头、摄像管或 CCD 及摄像电路等构成。

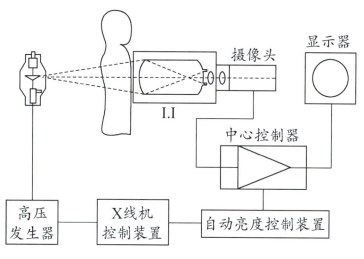

图 4-1　X-TV 的基本构成方框图

3. 中心控制器　其作用是对视频信号进行控制、处理,形成显示器能够接收显像的全电视信号,由视频信号处理器、同步机、电源等构成。

4. 显示器　是图像显示器件,主要作用是进行电光变换,实际上它是一个电视信号接收机。

5. 自动亮度控制装置　简称为 ABC,其作用是使显示器上的影像亮度自动稳定到最佳状态,亦称影像亮度稳定(IBS)装置。当人体被检部位改变时,自动调节管电压或管电流,使影像增强器输出影像亮度基本保持一致,达到稳定显示器影像亮度的目的。

（二）工作原理

穿过人体以后的 X 线(X 线影像)投影到影像增强器的输入屏,形成微弱的荧光影像,再经过影像增强器增强后在输出屏上形成尺寸缩小的、亮度增强的荧光影像,再经光学系统传输、校正后,被摄像机摄取,转换为视频电信号。该视频电信号经预放器放大、中心控制器进行信号控制、处理和放大后形成全电视信号,最后由显示器将全电视信号转换为可见的光影像,见图 4-2。

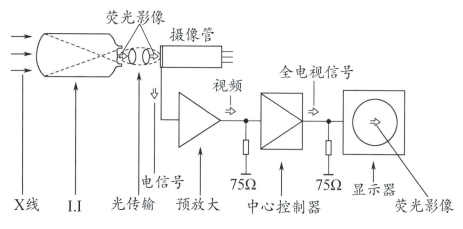

图 4-2　X-TV 的基本工作原理示意图

在 X-TV 工作过程中,存在下列几个转换和传输过程:①用影像增强器实现 X 线影像到荧光影像的转换;②光学系统将影像增强器输出屏上的荧光影像经光路传输,传递给摄像管;③由摄像管进行光电转换,将荧光影像转换成视频信号,经过处理,输出全电视信号;④由电缆将全电视信号传输到显示器;⑤显示器进行电光转换,将全电视信号转换为可见的光影像。

动态平板探测器(DFPD)图像转换和传输过程:①动态平板探测器将透过受检者的 X 线信号直接转换为数字信号;②数字信号经光缆或网线传输到计算机的"图像卡",形成数字原始图像;③由计算机根据设置好的参数对数字原始图像进行处理,形成数字处理图像,再由"显卡"经显示器显示。

第二节　影像增强器

在整个 X 线电视系统中,摄像机和监视器等部件的结构和工作原理并不具有较大的特殊性,而影像增强器是将 X 线影像转换为可见光影像且亮度增强的特殊部件,所以对 X 线电视系统中的影像增强器做重点讲述。

一、影像增强器的结构

影像增强器,简称 I.I,是 X-TV 的重要组成部分。它是由影像增强管、壳体和电源 3 部分组成,其主要作用是将不可见的 X 线影像转换为可见的荧光影像,并将影像的亮度提高几千倍,因此影像增强器的性能对 X 线电视的性能起决定性作用,见图 4-3。

(一)影像增强管

影像增强管是影像增强器的核心组件,从外形看,影像增强管是一个大型玻璃管,表面涂有黑色敷物作为光封闭层,管内保持高度真空。它由输入屏、光电阴极、栅极、阳极、输出屏等组成,其结构见图 4-4,实物外观见图 4-5。

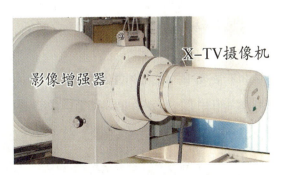

图 4-3　影像增强器和摄像机外观图

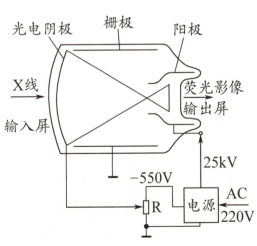

图 4-4　影像增强管的结构示意图

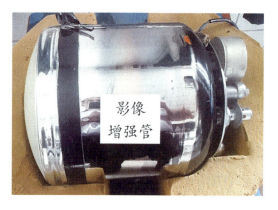

图 4-5　影像增强管外观图

1. 输入屏　影像增强管内部的前端有一个面积较大的输入屏,其作用是将不可见的 X 线影像转换为可见的荧光影像。早期的影像增强管在输入屏上涂敷一层硫化锌镉荧光粉层,入射输入屏的 X 线强度和荧光粉层的厚度决定荧光影像的亮度,荧光粉层愈厚,则亮度愈强,但由于光的散射和反射作用会导致影像的分辨力降低;荧光粉层愈薄,则分辨力愈高,但亮度却降低了。近年来,新型影像增强的输入屏采用了原子序数比较高的碘化铯荧光粉材料,由于碘化铯荧光粉具有 X 线的吸收率高、荧光效率高、图像分辨力高以及与光电阴极光谱匹配好的优点,很大程度上解决了影像亮度和分辨力相互制约的矛盾。

2. 光电阴极　是一层极薄的光电发射膜,紧贴输入屏,两者之间有一层很薄的透明层。当输入屏的荧光光子照射到光电阴极时,光电阴极就发出光电子,形成电子影像,完成光 – 电转换。光电阴极某点发出的光电子数目与荧光的强度成正比。

3. 栅极　附在玻璃管壳内壁上,它与光电阴极、阳极等组成静电透镜。由于电子束本身具有散焦作用,易破坏电子束的运动轨迹,降低影像质量,因此在阴极和阳极之间加装聚焦电极,即栅极,对电子束起聚焦作用,使之不失真地照射到输出屏上。

4. 阳极　也称加速阳电极,位于输出屏的前方,呈锥筒形,通常加 25kV 的直流高压。电子从光电阴极发射出来后,在阳极高压强电场的作用下加速飞向输出屏。

5. 输出屏　影像增强管的后端是面积较小的输出屏,涂有硫化锌镉荧光粉材料。输出屏把电子影像转换为荧光影像,颜色为黄绿色,与人眼敏感的光谱相适应。为了提高输出屏的分辨力,要求荧光物质颗粒很细,涂敷密度大,涂层薄(约 0.05mm)。荧光粉层朝向光电阴极的一面喷镀一层极薄的铝膜,使之与阳极连接,铝膜的作用是吸收电子激发荧光物质时所产生的二次电子,同时防止输出屏因电子直接冲击而产生灼伤,还能防止输出屏的荧光向光电阴极反馈的有害作用。

（二）壳体和电源

1. 壳体　光电阴极发出的光电子,对磁场很敏感,为防止磁场干扰影像增强管的工作和 X 线的泄漏,需要采用金属管壳进行磁屏蔽并吸收 X 线。壳体材料一般由内衬铅层和铍膜合金屏蔽层的铝或铁加工而成,为达到满意的屏蔽效果,铍膜合金屏蔽层成型后,要在氢气中做退火处理。

2. 电源　影像增强器所用的电源常称为小高压。不同型号的影像增强器,所使用的电源不同,如 23cm 单视野影像增强器的电源,可输出两组电压:① −550~−100V 的可调聚焦电压;② +25kV 的阳极电压。对小高压的要求:①输出的高压持续、稳定,纹波系数小,以使输出屏上呈现的荧光影像亮度稳定、噪声小;②聚焦电压稳定且可调,可根据不同的影像增强管,适当的调整聚焦电压值,达到理想的聚焦效果。

（三）光学系统

为了对影像增强管输出屏形成的荧光影像进行电视摄像、点片摄影及电影摄影,在输出屏和摄像机之间安装光学镜头和光分配器。

1. 光学镜头　一般采用串列式镜头,物镜对准输出屏,输出屏的位置在物镜的焦距上,使输出屏的荧光影像经物镜后变成平行光传送,再用像镜将平行光聚焦成像在摄像机的靶面上。

2. 光分配器　它是为扩展X线电视系统的应用而设置的,由半反射镜、全反射镜、旋转电极及可改变的光圈构成,为点片摄影和电影摄影提供不同的光学通路。光分配器按照与摄像机的空间方位分为直形和弯形2种;根据光学通路上的设备可分为单通道、双通道和三通道3种,如单通道弯形光分配器,见图4-6。

除了上述影像增强器以外,还有一种平板型影像增强器,它是一种平板电子管,内部由输入屏、中间电极和输出屏组成。输入屏是将碘化铯沉积在铝基板上,其厚度为100~300μm,外加一层透明的隔离膜,然后是锑铯光电材料层,输出屏由荧光层和铅玻璃构成,平板型影像增强管也需要加速电压才能工作。平板型影像增强器的特点是输入屏和输出屏的有效面积相等,可直接观察影像,能降低透视剂量,但只能近台操作,由于不能实现遥控,目前应用很少。

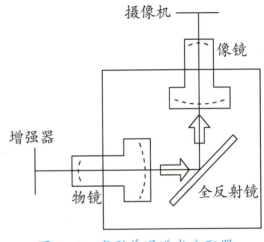

图 4-6　弯形单通道光分配器

二、影像增强管的工作原理

（一）工作原理

X线影像照射到影像增强管输入屏的荧光层上,形成可见的荧光影像,受到荧光照射的光电阴极产生光电子(光电效应),形成电子影像,电子影像经过静电透镜的聚焦、加速,照射到输出屏的荧光层上,形成亮度增强的荧光影像,亮度增强了10^3~10^4倍。

（二）亮度增益

影像增强管输出屏的影像亮度与输入屏的影像亮度之比,定义为影像增强管的亮度增益。亮度增益与以下两个因素有关:

1. 缩小增益　影像增强管的输入屏面积大,输出屏面积小,输入屏上光电阴极发出的电子经静电透镜后集中投射到面积较小的输出屏上,使输出屏单位面积接受的电子数量增加,从而提高了输出屏影像亮度,称为缩小增益。其关系:

$$缩小增益 = \frac{输入屏有效面积}{输出屏有效面积} = \frac{（输入屏有效直径）^2}{（输出屏有效直径）^2} \tag{4-1}$$

如某一影像增强管输入屏有效直径为23cm,输出屏有效直径为2.54cm,则缩小增益:

$$增益 = \frac{23^2}{2.54^2} = \frac{529}{6.451\,6} \approx 82 \qquad (4-2)$$

由于单纯面积的缩小,其输出屏荧光影像的亮度是输入屏荧光影像亮度的82倍。

2. 流量增益　是指在影像增强管内,由于阳极电位的加速,光电子获得较高能量,撞击到输出屏荧光层时,能激发出更多的光子。光电子能量越大,激发出的光子越多,荧光亮度越强,这种增益称为流量增益(又称为能量增益),流量增益一般在50~100倍。

影像增强管的亮度增益等于缩小增益与流量增益的乘积,总增益一般为10^3~10^4。增益过大,量子噪声明显,影响影像质量,这是因为输入屏光电阴极单位面积在单位时间内发出的电子数目不规律的结果,例如,在透视时,影像闪烁、不稳定;摄影时,照片上表现为亮斑。理论上影像增强管的亮度增益可达12 000倍,但增益较大时,信噪比变小,影像质量明显下降,所以影像增强管的亮度增益一般在5×10^3~8×10^3为宜。

三、主要技术参数

1. 视野　是指在一定的电极电压下,用与影像增强管轴线平行的X线照射时,在输出屏上显示的最大输入影像的尺寸。

2. 分辨力　是衡量增强管分辨影像细节能力的物理量,以每厘米能区分的线对数来表示,单位为LP/cm。

3. 对比度　是体现影像增强管输出影像反差强弱的物理量。通常情况下,对比度越高,影像增强管输出影像所包含的层次就越多。

4. X线吸收率　表示输入屏荧光层对X线的吸收能力。影像质量取决于输入屏的分辨能力和量子噪声,也取决于输入屏吸收光子的多少,荧光层愈厚,X线吸收能力愈强,但分辨能力下降。故输入屏逐渐采用原子序数较高的碘化铯作为荧光物质,以增强吸收能力,同时可使荧光体层变薄,达到提高X线吸收率而又不降低分辨能力的目的。

5. 转换系数　输出屏的影像亮度和输入屏的X线照射量率的比值称为影像增强管的转换系数。它是用来衡量影像增强管的增强效率。

影像增强管是价格昂贵的电真空器件,使用中必须注意:①在不进行透视时,影像增强管应避免接受较强的X线辐射,否则会缩短其使用寿命;②不允许强X线或强光线从光学系统进入影像增强管的输出屏,否则会影响输出屏的寿命;③影像增强器对磁场很敏感,因此影像增强管应置于外界磁场影响很小的环境中使用,其周围不应放置磁性物体。

第三节 摄像机与显示器

影像增强器输出的荧光影像经过摄像机摄像,将光信号转换成视频信号,最终经显示器将视频信号转换成可见的光影像,因此摄像机及显示器的性能同样影响影像质量。

一、摄 像 机

摄像机是 X 线电视系统最前端的重要部件,是将荧光影像转换为视频信号的装置。X 线电视常用的摄像机有真空管式、CCD 式,其中真空管式是应用较早的一种摄像机,见图 4-3。因采用高真空摄像管,整机体积较大,目前被体积更小、影像质量更高的 CCD 摄像机代替。

(一)CCD 式摄像机

它是由美国贝尔实验室于 1970 年研制成功的摄像机,也是目前最常用的摄像机。CCD 摄像机实物外形及感光元件实物见图 4-7。

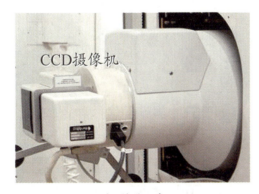
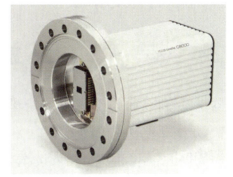

CCD 摄像机外形图 CCD 摄像机感光元件实物图

图 4-7 CCD 摄像机

CCD,即电荷耦合器件,是一种特殊的半导体器件,在它的上面有大量独立的、结构相同的微小光敏元件,每个光敏元件称为一个像素。这些光敏元件按照一定规律排列,通常以百万像素为单位。用于成像的 CCD 摄像机有两种。①线阵式,它的光敏单元有序地排成一行或一列,用于传真机、扫描仪等;②面阵式,它的光敏单元以行、列方式排列成矩阵,用于摄像机、数码相机等。

1. 光电转换元件 即光敏元件,是 CCD 摄像机的核心,目前常用的有 MOS 电容型和光敏二极管型。光敏二极管与 MOS 电容相比,具有灵敏度高、光谱相应宽、蓝光响应好、暗电流小等优点,在 CCD 摄像器件中,光敏二极管型已逐渐取代了 MOS 电容型。

2. 原理 当可见光通过镜头照射到 CCD 上时,光敏元件根据光的强弱产生累积电荷（电子－空穴对），每个元件累积电荷的多少，取决于它所接受到的光照强度，即能够产生与光照强度成正比的电信号。该电信号在视频时序的控制下，按照一定顺序输出，经滤波、放大处理后，形成视频信号。

CCD 摄像机与真空管式摄像机相比，具有以下特点：①体积小，功耗低；②质量好、图像清晰度高；③灵敏度高、暗电流小；④成本低、可靠性高、寿命长。

（二）性能参数

1. 光谱响应　CCD 摄像机的光谱响应范围为 400~1 100nm，范围很宽，含红外线范围。利用此特性，在夜间也可通过红外光源辅助照明，使 CCD 摄像机清晰成像。

2. 分辨力　分辨力是衡量 CCD 摄像机性能的重要参数，它与 CCD 的图像空间频率有关，由 CCD 摄像器件本身的构造尺寸决定。

3. 暗电流　摄像机在无光照的环境下也会产生微弱电流，称为暗电流。这是 CCD 摄像机光电转换元件本身具有的缺陷，而且与环境温度有着密切的联系。所有摄像器件都存在暗电流，具体的表现为在无光照环境下也会产生固定的图形，这也就限制了器件的灵敏度和动态范围。

4. 灵敏度　CCD 摄像器件的灵敏度一般用输出清晰影像所需要的最低照度来衡量，照度越低说明其灵敏度越高。

二、显　示　器

显示器是将接收到的全电视信号处理后，在显像管上显示图像的装置，实际上是视频信号接收机，是闭路电视系统的终端。

显示器的标准要求：输入的视频信号为负极性信号，黑像素对应高电平，白像素对应低电平，加到普通黑白阴极射线管（CRT）显示器的阴极，幅度为 $1V_{p\text{-}p}$，输入阻抗为 75Ω 或高阻抗。

医用显示器经历了从 CRT 显示器到彩色 CRT 显示器，再到专业灰阶 CRT 显示器的发展，从普通液晶显示器（LCD）到专业灰阶 LCD 的发展，目前正向专业彩色 LCD 发展。

（一）CRT 显示器

1. 结构　显示器的主要构成部件是显像管、偏转线圈及其驱动电路，见图 4-8。

显像管是显示器的关键部件，是大型真空光电转换部件，它将视频电视信号转换为荧光影像。黑白显像管由电子枪、荧光屏和管壳三部分组成，其结构见图 4-9、图 4-10。电子枪是位于细圆柱形管颈内的电极，它发射出电子经阳极加速轰击到荧光屏上。荧光屏的内表面涂有荧光粉薄膜，当高速电子轰击荧光屏时，荧光屏上的荧光膜就会发光，在屏幕上显示光点，整个显像管用玻璃壳密封，玻璃壳内部抽成高真空，各电极由金属管脚引出管外。

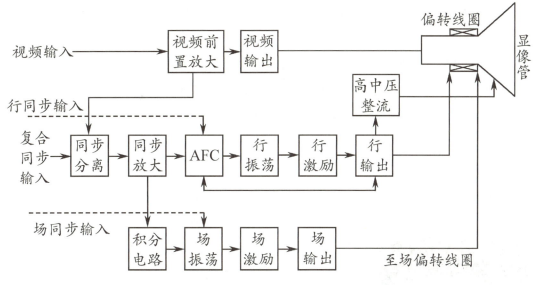

图 4-8 黑白显示器电路构成方框图

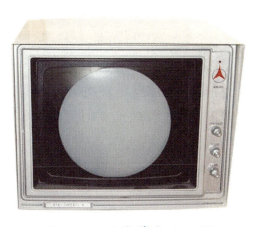

图 4-9 显像管式显示器

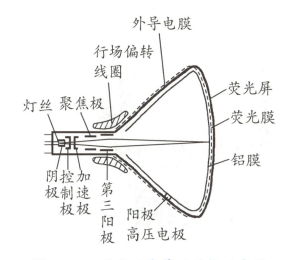

图 4-10 黑白显像管的结构示意图

（1）电子枪：电子枪由灯丝、阴极、控制极、加速极、聚焦极、第三阳极等构成，其主要作用是发射电子束、聚焦电子束、调制电子束、加速电子束，最后使电子束高速轰击荧光屏使荧光膜发出荧光。

（2）荧光屏：荧光屏的内表面涂有荧光粉薄膜，薄膜内侧还覆有一层薄铝膜，电子束能顺利穿过薄铝膜轰击到荧光膜上产生荧光影像，荧光不能穿透薄铝膜，而是被薄铝膜反射向管外。这样既增加了荧光屏亮度，又使荧光粉薄膜免受高速运动的电子直接轰击而损伤。

（3）管壳：整个显像管用玻璃壳密封，在管壳的内、外侧，涂有石墨导电膜，外层导电膜接地，它与内层的石墨导电膜构成一个500~1 000pF的高压电容器，对阳极高压起到滤波作用。

2. 原理 全电视信号经视频前置放大后分成两路。一路经视频输出级放大后，输送到显像管的阴极或控制栅极，去调制显像管的电子束。另一路输送到同步分离电路，分离出复合同步信号，并且经同步放大后又分成两路：①经 AFC 电路控制行振荡频率；②进行场同步分离后，去控制场振荡频率。

行、场同步信号分别经激励和放大输出后，在行、场偏转线圈中产生锯齿波电流，产生水平和垂直偏转磁场，使显像管的电子束偏转扫描显像管的荧光屏，在扫描的情况下，输送到调制极的视频信号调制电子束的电流大小，以使显像管荧光屏重显图像，完成电光转换。

（二）医用液晶显示器

目前，CRT 显示器被医用 LCD 显示器所代替，LCD 显示器分辨力高、绿色、环保、节能等优点，广泛应用在医学领域。医用液晶显示器实物图见图 4-11。

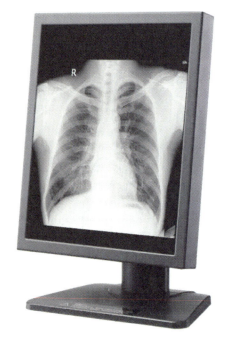

图 4-11 医用液晶显示器

1. 基本结构 LCD 显示器的基本结构主要包括液晶面板和背光模组。液晶面板的核心是液晶层，液晶层主要由液晶组成，液晶是一类介于固态和液态之间的有机化合物，在常温下，呈现出既有液体的流动性，又有晶体的光学各向异性，加热会变成透明液态，冷却后会变成结晶的浑浊固态。由于液晶是一种非主动发光物质，本身不具有发光特性，必须依赖于背光模组中的光源才能获得显示性能，因此 LCD 的亮度由背光模组来决定，背光模组的好坏直接影响到液晶的显示品质。光源是背光模组的核心，主要有冷阴极荧光灯或发光二极管作为 LCD 背光模组的光源。

2. 工作原理 LCD 显示器是利用液晶的电光特性来进行显像的，在电场的作用下，液晶分子会发生排列上的变化，从而影响入射光束透过液晶时产生强度上的改变，这种改变通过偏光片的作用在屏幕上表现为光的明暗变化，据此，通过对液晶电场的控制，实现信息显示的目的。如果利用红（R）、绿（G）、蓝（B）三基色信号的不同激励，通过红、绿、蓝三基色滤光膜，完成时域和空间域的彩色显示。

3. 性能和特点 LCD 的性能主要取决于其亮度、画面均匀度、可视角度和反应时间等，其中反应时间和可视角度取决于液晶面板的质量。画面均匀度则和辅助光学模块有很大关系，而 LCD 的亮度主要取决于背光光源的光亮度，当然，整个模组的设计质量也是影响亮度的一个重要因素。

LCD 的性能和面板材料也有很大的关系，面板的质量直接决定 LCD 性能的表现。根据液晶面板的质量不同，把液晶显示器分为 3 个级别：①诊断级液晶面板；②图形设计级面板；③数据和显示级液晶面板。

4. LCD 显示器与 CRT 显示器的比较　LCD 与 CRT 显示器相比有许多优点：无电离辐射、体积小、质量轻、产热少、使用寿命长（大于 5 年）、影像质量稳定,一般不需要调节。

5. LCD 显示器的选择　根据临床需求,浏览或教学用显示器选用分辨力 1K 即可满足要求,CT、MRI、PET 及超声诊断用显示器一般选用 1K 或 2K 显示器,对胸部 X 线片、图像重建等做精细诊断必须选用 2K 或 2K 以上的显示器。

三、自动亮度控制

在 X-TV 中,透过人体被检部位的 X 线影像经过影像增强器转换为荧光影像,摄像机摄取输出屏上的荧光影像,由于人体检查部位的厚度、密度发生变化,会使输出屏上的荧光影像亮度差别很大,最终导致显示器上的影像亮度不稳定,不利于影像观察,影响诊断效果。因此,在 X-TV 系统中设置自动亮度控制是很有必要的。

（一）种类

自动亮度控制的信号取样方式有以下两种：

1. 视频信号取样　视频信号取样是利用视频信号电平进行自动亮度控制,是最常用的一种取样控制方式。一般有两种方法：①取整个视窗亮度的平均值；②取视窗中心一定范围亮度的平均值。

2. 光电倍增管取样　光电倍增管取样是利用光电倍增管进行自动亮度控制的取样方式,现已经被淘汰。

（二）控制方法

1. 自动管电压控制　是利用 IBS 取样信号去控制 X 线机管电压。X-TV 透视时,随着人体被检部位厚度和密度的变化,自动调整管电压的高低,使显示器影像亮度保持稳定。该控制方法的特点是控制电路简单,效果明显,因此得到广泛应用。

2. 自动管电流控制　自动管电流控制是利用 IBS 信号去控制 X 线机的灯丝加热电压,以改变 X 线管的管电流。

3. 自动管电压、管电流双重控制　自动管电压、管电流双重控制是吸收了管电压、管电流自动控制的优点,使用管电压和管电流共同控制。当人体被检部位厚度、密度增加时,管电压自动升高的同时,管电流也自动增大,在 X 线的透射率提高的同时,剂量也增加了,这样既不减少影像的层次又可降低噪声的影响。

4. 自动光阑控制　自动光阑控制实际上是通过控制进入摄像机的光通量来达到显示器亮度稳定的目的,通常采用伺服电机来控制光阑的大小,由于光圈负荷较小,因此可采用直流伺服小电机驱动光阑。

第四节　X-TV 的使用与维护

一、X-TV 的使用

X-TV 是透视 X 线机的核心组成部件,是医院精密的医疗设备。正确的使用和日常维护对延长使用寿命,充分发挥其效能有重要的意义。因此,使用人员要仔细阅读机器操作手册,熟悉机器的结构、性能、规格及特点,严格遵守操作规程,做到正确操作及日常维护。

(一)使用原则

X 线电视系统操作人员应遵循以下原则:

1. 应由具备相关资质的医务人员负责使用操作,操作中应特别注意电离辐射,为受检者及陪同人做好必要的防护。

2. 熟悉设备性能与用途,上岗前应做到对机器的熟练操作,尽量减少辐射时间,降低辐射剂量。

3. 能准确判断设备是否正常工作,及时发现故障,并学会排除简单的故障。

(二)操作规程

1. X 线电视系统一般随 X 线机开机,开机前必须检查电源电压,达到工作电压时方可开机。

2. 设备开机进入自检,屏幕各参数显示正常且无错误提示后,方可进行检查。

3. 设备开机检查患者前,要有必要的预热时间,使 I.I、摄像机、显示器的电子元器件达到理想的工作温度,以保证较好的影像质量,并能延长元件的使用寿命。

4. 设备操作中,应密切观察各部件的移动状况和受检者位置,避免挤伤,避免受检者衣物卷入机器。

5. 非本科室工作人员不得操作机器,不得擅自拆机。

二、X-TV 的维护

1. X 线电视系统属于医院精密医疗设备,设备使用部门应指定设备管理员负责管理维护。

2. 检查室和控制室温度保持在 20~26℃,湿度在 30%~70%,开、关、待机时要求尽量一致。

3. 设备和工作场所需要定期清洁消毒,不可使用有机溶剂清洁设备表面。

4. 建议每天关机一次,但不应频繁开关机,1~2 周关闭总电源一次(不超过 30min),

平时无需关闭总电源,如遇停电,设备维修和机器故障重启无法排除时才需要关闭总电源。

5. 由专业技术人员或维修工程师定期对 X 线电视系统的机械和电路参数进行校正,以保证影像质量,非专业人员禁止对各参数进行调试和校准,防止出现不必要的故障,造成影像质量的降低。

 拓展阅读

影像增强器的诞生

荧光屏透视,影像亮度约为 0.003cd/m² (cd/m² 称为坎得拉每平方米,为亮度单位)。人眼正常视觉亮度为 3~30cd/m²,在这个范围内视网膜上的锥状细胞(又称亮觉细胞)工作,此时人眼对影像的分辨力可达 0.025mm。当影像亮度低于 0.8cd/m² 时,锥状细胞便丧失功能,由杆状细胞(又称暗觉细胞)开始工作。由锥状细胞过渡到杆状细胞工作时,需要 15~20min 的"暗适应"时间,而杆状细胞在 0.003cd/m² 的亮度下,最佳分辨力只能达到 0.8mm 直径的细节。

1942 年《英国放射学杂志》提出:应当抛弃荧光屏透视影像亮度微弱现象,希望利用当代电子技术创造出新的、透视影像更加明显的装置,把放射线工作者从暗室透视中解放出来。从此,引起了各国有关物理学家的重视,并着手开始研制。

1952 年特维斯等提出了影像增强管的结构报告,此后不久第一代影像增强管便问世了。

本章小结

1. X-TV 系统的优点　①明室透视;②剂量降低;③便于教学和科研;④便于实现图像数字化。

2. X-TV 系统的基本结构　①影像增强器;②摄像机;③中心控制器;④显示器;⑤亮度自动控制装置。

3. 影像增强管的基本结构　①输入屏;②光电阴极;③栅极;④阳极;⑤输出屏。

4. 影像增强管的工作原理　X 线影像入射输入屏形成荧光影像,经光电阴极形成不可见的电子影像,经静电透镜的聚焦加速,入射输出屏形成亮度增强的荧光影像。

5. 摄像机　目前采用体积小、转换效率更高的 CCD 摄像机。

6. 显示器　目前采用体积小、能耗低、分辨力高的液晶显示器。

思考与练习

一、名词解释

1. 亮度增益

2. 缩小增益

3. 流量增益

4. 转换系数

二、简答题

1. 简述 X–TV 系统的优点。

2. 简述 X–TV 系统影像的转换过程。

3. 简述影像增强管的基本结构及各部分作用。

4. 简述影像增强管的工作原理。

5. 简述 CCD 摄像机的优点。

（王　恂　何乐民）

第五章 | 高频 X 线机

05 章 数字资源

工频 X 线机的问世与发展已有 100 多年的历史，虽然经过了不断的变革和更新，但其主要电路的构成模式没有发生本质的变化，自身仍然存在不可避免的缺陷。为了解决工频 X 线机的种种缺陷，国内外厂商从 20 世纪 60 年代起便开始研究，经过多年的实践和优选，较成功地推广了中频技术（400~20 000Hz）。20 世纪 80 年代，随着高频高压电源技术的迅速发展，采用大功率晶体管作为主开关元件，将电源的开关频率提高到 20kHz 以上，实现了真正意义上的高频，并将干式变压器技术成功地应用到高频变压器，取消了高压变压器油箱，使变压器系统的体积进一步缩小。

20 世纪 90 年代后期，国外成功研制了 100kHz 的 X 线机高频变压器。2005 年 30kW、200kHz 高频 X 线机研制成功，使高频 X 线机频率得到进一步提高，最初高频高压发生器的功率在 10~30kW 最成熟,随着高频技术的发展,更高功率的高频高压发生器逐步成熟,如采用脉冲功率技术的高频电源的功率可以高达 300kW。数字平板技术和高频X 线机的有机结合,使数字影像设备得到迅速发展,并普及到各级医疗卫生单位,同时也推动多层螺旋 CT 发展到一个崭新的阶段。

高频 X 线机的主要发展趋势:高频高压发生器的频率、功率不断提高,体积更小、智能化程度更高。

第一节　概　　述

高频 X 线机是利用直流逆变电路将高压发生器的工作频率由工频(50Hz 或 60Hz)提高到高频(20kHz 以上)的 X 线机。

一、主 要 特 点

(一) 工频 X 线机的局限性

1. 结构笨重　在工频 X 线机中,尽管高压变压器的设计功率只有最大输出功率的 1/4~1/3,但高压发生装置体积和重量庞大,整体显得笨重,和使用单相电源的工频 X 线机相比较,使用三相电源的工频 X 线机,影像质量虽有提高,但其结构更加笨重,如一台 1 000mA 的工频 X 线机,高压发生器可达上百公斤,笨重的自耦变压器和高压发生器等部件给其安装和运输带来很大的不便。

2. 线束频谱宽　由于工频 X 线机的电源频率仅为 50Hz 或 60Hz,管电压的脉动成分较大,产生的 X 线束中,既有光子能量较大、波长较短的硬射线,又有光子能量较小、波长较长的软射线,因此会导致以下结果:

(1) 患者皮肤吸收剂量较大,大量软射线被患者体表吸收,不利于防护。

(2) 成像质量差,易形成伪影,影响了 X 线诊断。

3. 曝光参量精度低

(1) 管电压和管电流:工频 X 线机的管电流和管电压均实行采用提前预置方式,为了提高两者的准确度,在相关电路中一般会设置管电压补偿装置和管电流抵偿装置。由于自耦变压器内阻以及空间电荷效应具有非线性的特点,所以管电压补偿和管电流抵偿存在一定误差。为此,我国规定工频 X 线机的管电压(kV)允许误差为 ±10%,管电流(mA)允许误差为 ±10%。

(2) 曝光时间:目前,多数工频 X 线机以晶闸管作为曝光接通与断开的开关元件,而晶闸管的切断瞬间必须在交流电源相位达到或接近"过零点"处,因此在短时间的曝光系统中,不能在最佳瞬间切断高压。另外,高压变压器是电感元件,其铁芯磁化存在非线性和剩磁现象,使得高压初级在接通瞬间不能立即进入稳定状态,而是有一个暂态过程,所以限制了曝光的最短时间,为快速连续摄影带来不利影响。

4. 只能用交流电源供电　工频 X 线机只能使用交流电源供电,无法在缺少交流电源的环境中使用。

(二)高频 X 线机的主要特点

1. 皮肤剂量低　高频 X 线机输出的高压波形近似于恒定直流,脉动率非常低,波纹系数 < ±5%,输出 X 线的单色性大幅提高,可有效降低患者的皮肤剂量。

2. 成像质量高　从 X 线成像原理可知,连续线谱的 X 线,物质对其吸收不遵守指数规律,射线通过物质以后,不仅有光子数量的减少,而且还有光子能量的变化,成像质量较差。而单能窄束 X 线,物质对其吸收遵守指数规律,射线透过物质以后,只有光子数量的减少,没有光子能量的变化,这对提高成像质量十分有利。

3. 输出剂量大　因高频 X 线机属恒定直流曝光,故在胶片获得同样黑化度的情况下,高频 X 线机所需的 mA 值仅是工频 X 线机的 60%。

4. 实时控制　高频 X 线机在曝光过程中可对 kV 和 mA 进行实时控制,其 kV 通常由直流逆变器输出脉冲的脉宽来调节,逆变器输出频率不仅受 kV 设定值控制,同时还受 kV 检测信号控制,在曝光过程中,输出频率可根据检测信号与设定值比较的结果进行调整跟踪,以确保 kV 实际值等于设定值。

同理,高频 X 线机的 mA 通常由直流逆变器输出脉冲的脉宽来调节,逆变器输出的脉宽不仅受 mA 设定值控制,同时还受灯丝加热或 mA 检测信号控制,在曝光过程中,输出脉宽可根据检测信号与设定值比较的结果进行调整跟踪,以确保 mA 实际值等于设定值。

另外,实时控制可以使 X 线机曝光参量的重复性大大提高,因为高频 X 线机的设定电路和检测电路可以做到非常精确,所以不论影响 kV 和 mA 的因素有多少,只要其变化幅度在某一允许范围内,每次曝光输出量都可以保持基本一致,而工频 X 线机很难做到这一点。

5. 高压变压器的体积小、重量轻　根据变压器的工作原理,变压器初级绕组的匝数和铁芯截面积的乘积,与初级电压和电源频率之间的关系为

$$NS=E/4.44fB$$

式中:N 为初级匝数;S 为铁芯截面积;E 为初级电压;f 为工作频率;B 为磁通密度。由于 f 越大,NS 就越小,因此高频高压发生器比工频高压发生器的体积和重量要小得多。

6. 超短时曝光　X 线机能否超短时曝光取决于高压波形的上升沿,高频 X 线机高压波形上升沿很陡,一般是十几至几十微秒,所以最短曝光时间可达 1ms。

7. 智能化　高频 X 线机使用计算机对整机进行控制和管理,并且这一控制和管理方式与程控 X 线机相比有着显著的不同。计算机的应用将高频 X 线机的各种性能提高到一个崭新的水平,如降落负载、曝光限时、故障报警、实时控制、数据存储、自动处理等,这

些都为 X 线机的数字化和智能化创造了必要条件。

8. 直流供电　随着直流逆变技术的发展,目前移动式高频 X 线机及移动式数字摄影装置均采用蓄电池直流供电,一次充满电可满足日常病房床边摄影检查。

二、工 作 原 理

图 5-1 是高频 X 线机的电路组成框图,主要由主电路(工频电源→整流滤波电路→主逆变和灯丝逆变→高压发生器)、功率控制电路(主逆变触发控制、灯丝逆变触发控制)、阳极启动电路、键盘及显示电路、接口电路、其他控制电路和计算机系统等构成。

工频电源 U_0 经整流、滤波后变为 540V 左右的直流高压 U_1,此电压经主逆变电路变成频率为几十千赫兹的高频电压 U_2,该高频电源送至高压变压器初级,次级所获得的高频交流电压经升压、整流变成直流高压 U_3,为 X 线管提供管电压,管电压的控制一般采用脉宽调制(PWM)方式。灯丝加热电压也采用类似的供电方法,工频电源 U_0 经过整流、滤波、调整后输出直流电压 U_4, U_4 经逆变后成为几千或几十千赫兹的高频电压 U_5,该电压被送至灯丝变压器初级,次级获得的输出电压 U_6 即 X 线管的灯丝加热电压,管电流的控制一般也采用 PWM 调制方式。

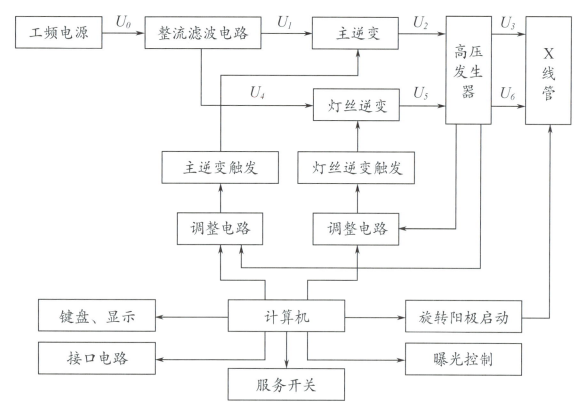

图 5-1　高频 X 线机的电路组成框图

计算机控制电路是整个高频 X 线机的核心，其主要作用是通过读、写数据，以及发出指令来协调整机电路有条不紊的工作，一般由单片机和外围电路组成。主逆变触发和灯丝逆变触发大多采用闭环控制模式，在曝光过程中，kV 和 mA 检测信号或灯丝检测信号与曝光参量设定值进行实时比较，比较信号不断跟踪、调整主逆变触发脉冲宽度和灯丝逆变触发脉冲宽度，从而实时调整 kV 和 mA。通过服务开关可以设置 X 线管、主机以及外围设备的一些参数，同时还可以调用服务程序完成如模拟曝光、显示实际 kV 和 mA 值、显示 X 线管热容量等多种功能。键盘操作、数码或液晶显示、曝光操作以及 X 线管旋转阳极启动等都由计算机系统控制和管理。若配以相应的设备，高频 X 线机还可实现自动亮度控制（ABC）和自动曝光控制（AEC），多数还包括较完善的故障检测及保护、故障显示等电路。

第二节　直流逆变电源

直流逆变电源又称高频电源，是高频 X 线机的重要组成部分，也是高频 X 线机区别于工频 X 线机的标识性电路，主要由直流电源、直流逆变和逆变控制三部分构成。

一、直 流 电 源

直流电源是直流逆变的工作电源。小型高频 X 线机可直接用蓄电池供电，或由 220V 单相交流电源经整流后转换为直流电源。15kW 以下的高频 X 线机一般使用 220V 单相交流电源，经桥式整流或倍压整流后转换成直流电源；15kW 以上的高频 X 线机多采用 380V 三相交流电源，经三相桥式整流、滤波后转换成直流电源。

图 5-2 是一种直流电源，该电源由三相 380V 电源经整流、大容量电容 C_1、C_2、C_3、C_4 滤波后提供，电容两端的输出电压 U_0 约为 540V。由于大容量电容的耐压值一般都在 500V 以下，为提高电容耐压值，保证其在 540V 电压下可靠工作，一般采用两个电容串联的方式。

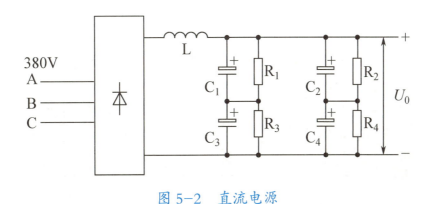

图 5-2　直流电源

二、桥 式 逆 变

将直流电变换为交流电的过程称为直流逆变。直流逆变的方法通常有桥式逆变、半桥式逆变和单端逆变 3 种。桥式逆变的应用最为普遍,图 5-3 是桥式逆变工作原理图。图中 $K_1 \sim K_4$ 为电子开关,Z 为负载阻抗。该电路的基本特点是适当控制 4 只电子开关的动作来实现直流到交流的变换,若电路上能确保 4 只电子开关按以下顺序开闭,则在负载 Z 上的电压波形就为正、负交替的矩形波,图 5-4 是桥式逆变在负载上的波形图。

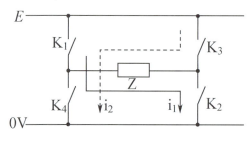

图 5-3 桥式逆变工作原理图

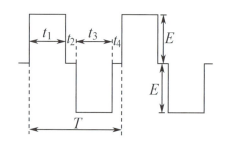

图 5-4 桥式逆变在负载上的波形

图 5-4 中时间 t_1:K_1、K_2 闭合,K_3、K_4 断开,电流为 i_1,Z 上电压为 E。时间 t_2:K_1、K_2 断开,K_3、K_4 断开,电流为 0,Z 上电压为 0。时间 t_3:K_3、K_4 闭合,K_1、K_2 断开,电流为 i_2,Z 上电压为 $-E$。时间 t_4:K_3、K_4 断开,K_1、K_2 断开,电流为 0,Z 上电压为 0。

$t_1 \sim t_4$ 为一个周期 T,然后周而复始,如果周期 T 适当,就可以输出正负交替的矩形波。

高频 X 线机的高压逆变通常采用 RLC 串联谐振的桥式逆变器,图 5-5 是逆变器的实际振荡电路。

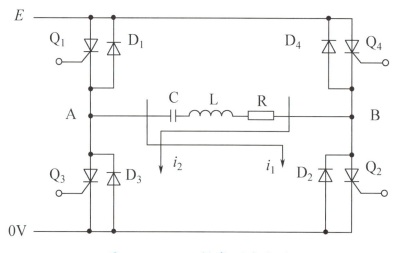

图 5-5 RLC 桥式逆变电路

RLC 串联谐振电路的固有振荡频率 f_n 为

$$f_n = \frac{1}{2\pi} \sqrt{\frac{1}{LC} \pm \left(\frac{R}{2L}\right)^2}$$

当 RLC 固有振荡频率 f_n 等于可控硅触发脉冲频率 f_g 时,频率波形见图 5-6A,通过负载的电流波形见图 5-6B,A、B 两端的电压波形见图 5-6C 实线。

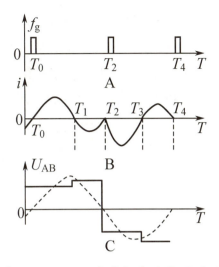

图 5-6　$f_g = f_n$ 时的电流及电压波形

$T_0 \sim T_1$ 时间:Q_1、Q_2 被触发导通,直流电源 E 迅速向电容 C 充电,充电电流 i_1 上升很快。随着 V_C 的增加,i_1 上升速度减慢,达到最大值后其值开始减小。由于电感的作用,i_1 只能逐渐衰减而不能立即减小到零,但电容 C 的电压仍继续上升。在 T_1 时刻电容 C 上充得的电压 $V_C > E$,Q_1、Q_2 自行关断,i_1 降到零。

$T_1 \sim T_2$ 时间:由于 $V_C > E$,所以 V_C 通过二极管 D_1、直流电源 E、二极管 D_2、RLC 电路形成放电回路且放电电流为 i_2。由于电阻 R 的消耗,放电电流小于正向充电电流。在 T_2 时刻电容 C 放电完毕,i_2 降到零。$T_1 \sim T_2$ 期间,由于 D_1、D_2 管压降反相作用,Q_1、Q_2 一直处于截止状态。

$T_2 \sim T_3$ 时间:Q_3、Q_4 被触发导通,直流电源 E 通过 Q_3、Q_4、RLC 对电容 C 反相充电,充电电流为 i_2。在 T_3 时刻电容 C 上充得的电压 $V_C > E$,此时 Q_3、Q_4 截止。

$T_3 \sim T_4$ 时间:由于 $V_C > E$,V_C 通过二极管 D_4、直流电源 E、二极管 D_3、RLC 电路形成放电回路,放电电流为 i_1。$T_3 \sim T_4$ 期间,由于 D_3、D_4 的管压降反相作用,Q_3、Q_4 一直处于截止状态。

$T_0 \sim T_4$ 形成了一个完整的振荡周期,以后重复以上过程,在高压变压器初级即可得到输出频率与逆变桥触发频率相同的高频电压。一般来讲,高频逆变电源的频率越高,经整流滤波后形成直流电压的波纹系数就越小,但逆变的极限频率受电子开关元件关断时间的限制。如果逆变频率超过极限频率,会出现前一组电子开关还未关断,后一组电子开关就已经接通的情况,发生逆变短路故障。目前,许多电子开关元件的开关频率已经达到 40~100kHz,足以满足逆变桥对逆变频率的要求。

在桥式逆变电路的实际应用中,电子开关由晶体管、晶闸管、场效应管和绝缘栅双极型晶体管 [IGBT,由双极型三极管(BJT)和绝缘栅型场效应管(MOS)组成的复合全控型功率半导体器件] 等器件构成,以晶闸管元件和场效应管最为常见。在电子开关的选用上,输出功率较大的逆变器一般都选用晶闸管或 IGBT 器件元件,如国产高频 X 线机的主逆变电路;而输出功率较小的逆变器一般都选用场效应管,如国产高频 X 线机的灯丝逆变电路。下面简单介绍两个桥式逆变电路在高频 X 线机中的应用。

（一）IGBT 逆变电路

HF-50R 型 X 线机主逆变采用 IGBT 开关元件,其逆变频率为 25kHz。图 5-7 是 HF-50R 型 X 线机主逆变电路,电路中补偿电容 C、电感 L 及高压变压器初级线圈形成串联式振荡电路;两个智能功率模块(IPM)构成逆变桥的两个桥臂。每个 IPM 模块将两个 IGBT、续流二极管、控制与驱动电路、短路保护、过流保护和过热保护电路等自诊断电路封装在一起,且具有报警输出功能。当出现上述保护动作时 IPM 模块可向单片机输出报警信号。因此 IPM 模块具有高频化、智能化、高可靠性,电路设计简单、维护方便等优点。

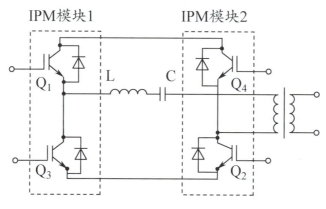

图 5-7　IGBT 主逆变电路

（二）场效应管逆变电路

HF-50R 型 X 线机灯丝逆变采用场效应管开关元件,其逆变桥见图 5-8。它由 4 只 N 沟道绝缘栅场效管 Q_1~Q_4 构成,灯丝逆变频率为 10kHz。

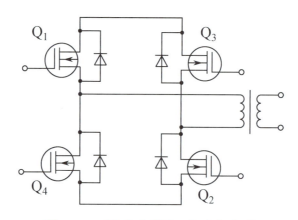

图 5-8　场效应管灯丝逆变电路

第三节　闭环控制

在高频 X 线机中,管电压和管电流都采用闭环控制。

一、管电压闭环控制

管电压调整电路主要由脉宽调制芯片 TL594、电压跟随器 LM348 等集成芯片组成。调整电路完成管电压调整、管电压保护、mA 采样信号的处理等。

图 5-9 是管电压闭环调整原理图,键盘设定值与来自高压变压器的管电压采样值进行实时比较,通过调制 TL594 脉宽,完成管电压的调节。

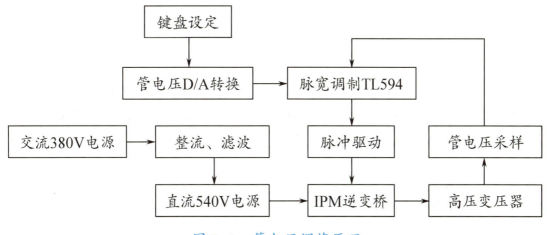

图 5-9　管电压调节原理

曝光过程中实际管电压实时跟随管电压设定值,形成了管电压的闭环调节,使曝光条件的精度大大提高,同时改善了曝光重复性。

二、管电流闭环控制

管电流调整电路主要完成灯丝加热电流的调整及保护。图 5-10 是管电流闭环调整原理图,管电流键盘设定值与来自灯丝变压器的灯丝电流采样值进行实时比较,通过调制 TL594 脉宽,完成管电流的调节。

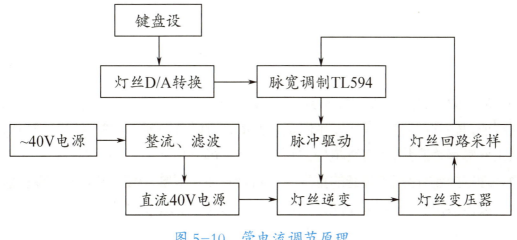

图 5-10　管电流调节原理

按下手闸Ⅰ挡,系统进入曝光准备阶段,CPU检测到手闸Ⅰ挡信号时,把用户设定的 mA 值转换成对应的灯丝加热电流设定值,该电流设定值经 D/A 转换后作为灯丝升温设定值。实际值与设定值误差越大,触发脉冲的占空比越大,管电流逆变桥的导通时间越长,加到灯丝变压器初级的平均电压就越高,管电流随之增加,反之,触发脉冲的占空比变小,灯丝电流逆变桥的导通时间变短,灯丝变压器初级的平均电压变小。

按下手闸Ⅱ挡,曝光开始,在曝光过程中,实际加热电流时刻跟踪灯丝设定值,实现了 mA 的实时闭环控制,保证了曝光过程中 mA 的精确度。

第四节 高频 X 线机举例

图 5-11 是 HF-50R 型 X 线机,该 X 线机是我国自行研制生产的高频 X 线机,本机与 X 线管组件、摄影床、胸片架等装置配套,适用于医疗单位对患者进行 X 线检查,下面以本机型为例介绍高频 X 线机的组成特点与使用。

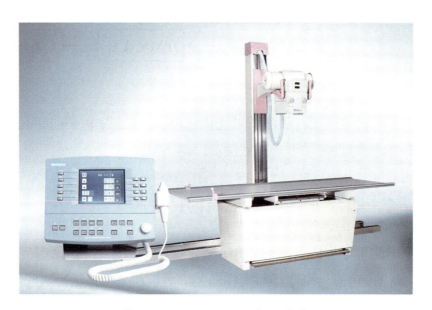

图 5-11 HF-50R 型 X 线机

一、组成及特点

HF-50R 型 X 线机主要由控制台(上位计算机)、高压发生器(下位计算机)和 X 线管装置组成,其中控制台与高压发生器是分开的,整体结构轻巧美观。该机的特点:高压发生器工作频率为高频,具有管电压波形稳定、曝光时间短、患者剂量低、精度高等优点;采用微处理器控制,提高了曝光的重复性,具有自诊断、报警、报错和自保护等功能;机器在故障时会提供相应错误代码,减少了排错时间,使设备维修快捷方便。

二、主要技术参数

1. 电源　三相电源 380V±38V；电源频率 50Hz±1Hz；电源容量 55kVA；电源内阻小于 0.3Ω；保护接地电阻小于 4Ω。

2. 最大输出　最高输出电压 150kV；输出最高管电压时的最大管电流 320mA；最大输出功率 100kV、50mAs（500mA，100ms）时，大焦点的最大输出功率为 50kW；标称功率 100kV、50mAs（500mA，100ms）时，大焦点的最大输出功率为 50kW，150kV、50mAs（500mA，100ms）时，小焦点的标称功率为 15kW；最大管电流 500mA。

3. X 线管焦点尺寸　小焦点 0.6mm×0.6mm；大焦点 1.2mm×1.2mm。

4. 摄影管电压调节范围　40~150kV，最小可调节间隔应不大于 1kV。

5. 摄影管电流调节范围

（1）大焦点：125mA、160mA、200mA、250mA、320mA、400mA、500mA，共 7 挡。

（2）小焦点：25mA、32mA、40mA、50mA、63mA、80mA、100mA，共 7 挡。

6. 曝光时间选择　5ms、6.3ms、8ms、10ms、12.5ms、16ms、20ms、25ms、32ms、40ms、50ms、63ms、80ms、100ms、125ms、160ms、200ms、250ms、320ms、400ms、500ms、630ms、800ms、1 000ms、1 250ms、1 600ms、2 000ms、2 500ms、3 200ms、4 000ms、5 000ms，共 31 挡。

7. mAs 选择　0.5mAs、0.63mAs、0.8mAs、1.0mAs、1.25mAs、1.6mAs、2.0mAs、2.5mAs、3.2mAs、4.0mAs、5.0mAs、6.3mAs、8.0mAs、10mAs、12.5mAs、16mAs、20mAs、25mAs、32mAs、40mAs、50mAs、63mAs、80mAs、100mAs、125mAs、160mAs、200mAs、250mAs、320mAs、400mAs、500mAs，共 31 挡。

三、操作面板按键功能介绍

图 5-12 是 HF-50R 型 X 线机的控制台操作面板，面板左下方设有开、关机按键；面板左边为几个选择按键，从上到下分别为摄影方式选择、探测野选择、屏速选择、密度选择、复位等；面板中央为液晶显示屏，用于 X 线机工作状态及 kV、mA、mAs、ms 等曝光参数等的显示；面板右边是曝光参数设置键，从上到下分别是 kV+、kV-、mA+、mA-，mAs+、mAs-，ms+、ms- 键；面板下方是体型选择、摄影部位和体位选择按键，体型有胖、中、瘦；摄影部位有腰椎、胸腔、颈部、头颅、盆腔、上肢、膝盖、脚踝等，体位分正位和侧位；另外还有器官程序摄影曝光参数存储键。下面简单介绍几个主要按键的功能：

1. 方式选择键　主要包括普通摄影方式、摄影床自动曝光摄影方式（AEC1）或立式摄影架自动曝光摄影方式（AEC2）、器官程序摄影（APR）方式等。

2. 探测野选择键　AEC1 或 AEC2 方式时，探测野分中间野、左右野、全野 3 种组合。

3. 屏速选择键　AEC1 或 AEC2 方式时，屏速有高、中、低 3 挡。

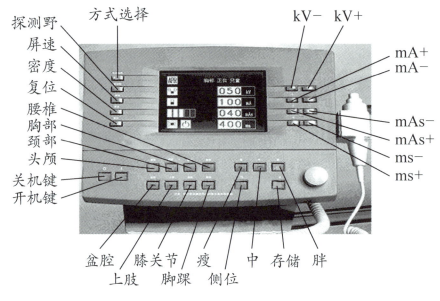

探测野
方式选择
屏速
密度
复位
腰椎
胸部
颈部
头颅
关机键
开机键

kV− kV+
mA+
mA−
mAs−
mAs+
ms−
ms+

盆腔　膝关节　瘦　　中　存储　胖
上肢　　脚踝　侧位

图 5-12　控制台操作面板

4. 密度选择键　AEC1 或 AEC2 方式时,胶片密度的调整有 −2、−1、0、+1、+2 五挡。

5. 曝光参数设定键　按下 kV+、kV−,mA+、mA−,mAs+、mAs−,ms+、ms− 键,可增加或减少 kV、mA、mAs、ms 的设定值。

6. 存储键　在器官程序摄影工作方式下,当程序设定的参数不能满足摄影要求时,通过操作 kV、mA、mAs、ms 等设置键,可修改对应设定值,按存储键,新设定的曝光参数即被保存。

其他按键的功能简单易懂,不再详述。

四、使 用 方 法

接通电源,按下控制台上的开机按键,控制台屏幕依次显示"系统自检,请稍后"字样,如上位机和下位机通讯正常,此画面等待大约 5s;如果通讯异常,程序自检过程中会显示错误代码。系统自检完毕后,进入操作界面。

1. 普通摄影

(1)选择普通摄影方式。

(2)kV、mA、mAs 及 ms 操作按键,对应的 kV、mA、mAs、ms 设定值增加或减少。

(3)按手闸 I 挡,约 1.8s 后听到准备完毕后的蜂鸣器"嘀嘀嘀"的信号后,按下手闸 II 挡进行曝光。

(4)曝光结束后松开手闸。

2. 器官程序摄影

(1)选择器官程序摄影方式。

(2)做投照方向选择、体形选择、摄影部位选择。

（3）核实部位曝光参数,如曝光参数不能满足要求,可进行修改和存储。

（4）按普通摄影方式要求曝光。

3. 自动曝光摄影

（1）选择自动曝光摄影方式。

（2）操作视野选择键确定电离室的工作探头。

（3）根据使用的片盒,操作胶片/增感屏选择键。

（4）操作胶片亮度选择键,选择胶片的黑度。

（5）根据摄影部位设定曝光参数。

（6）按普通摄影方式要求曝光。

 拓展阅读

逆 变 技 术

逆变技术是电子技术中的重要应用。众所周知,整流技术可将50Hz的交流电整流为直流电,而逆变技术和整流技术相反,它的功能是将直流电转换为交流电,对应于整流技术的逆向过程。逆变技术的种类很多,按照不同的形式主要分为以下几类:

1. 按输出交流频率分类　逆变技术被分为工频逆变、中频逆变以及高频逆变。其中工频逆变又称低频逆变,是交流输出频率较低的逆变;中频逆变是交流输出频率为400~20 000Hz的逆变,高频逆变是交流输出频率大于20kHz的逆变。

2. 按逆变器的输出相数分类　逆变技术被分为单相逆变和三相逆变。其中单相逆变是交流输出为单相交流电的逆变;三相逆变,又称多相逆变,是交流输出为三相交流电的逆变。

3. 按逆变主电路的形式分类　逆变技术被分为单端式逆变、推挽式逆变、桥式逆变等。

4. 按逆变主开关器件的类型分类　逆变技术被分为晶闸管逆变、晶体管逆变、场效应管逆变等。

5. 按控制方式分类　逆变技术被分为调频式逆变和调宽式逆变。

本章小结

1. 高频X线机使用了直流逆变技术,高压电源的工作频率达到20kHz以上,灯丝加热电源也同样采用直流逆变技术,因而具有很多工频X线机无法比拟的优势:皮肤剂量低、成像质量高、输出剂量大、可进行实时控制、高压变压器的体积小、重量轻、可实现超短时曝光、便于智能化等。

2. 高频X线机的电路主要由主电路（工频电源→整流电路→主逆变和灯丝逆变→高压发生器）、功率控制电路（主逆变触发控制、灯丝逆变触发控制）、阳极启动电路、键盘及显示电路、接口电路等控制电路和计算机系统构成。

一、名词解释

1. 高频 X 线机

2. 直流逆变

二、简答题

1. 简述高频 X 线机的主要特点。

2. 简述直流逆变电源的组成。

3. 画出高频 X 线机组成框图。

（何乐民　王　恂）

第六章 │ 数字 X 线成像设备

06章 数字资源

第一节 概　述

　　X 线的发现及其医学领域中不断深入的应用，促进了医学影像设备的快速发展。1972 年 CT 的诞生和临床应用使放射医学进入了一个全新的阶段，在医学影像技术领域出现了数字化浪潮。此后，磁共振成像、超声成像、数字减影血管造影、数字 X 线成像、医学图像存储和通信系统也逐步兴起。

1979 年出现飞点扫描的数字 X 线摄影系统。1980 年在北美放射学会（RSNA）的产品展览会上，数字 X 线摄影和数字 X 线透视的展品引起了全世界的关注，此后，以数字减影为代表的数字 X 线透视得到高速发展。1982 年研制出计算机 X 线摄影系统。20 世纪 80 年代中期各国厂商竞相开发数字 X 线摄影和计算机 X 线摄影系统；90 年代研制出直接数字 X 线摄影系统的探测器；1998 年推出了以非晶硅平板探测器为核心部件的数字 X 线摄影装置；2001 年非晶硒平板探测器面世，使数字 X 线成像设备趋于成熟。数字 X 线成像设备的普及为医学图像存储和通信系统的推广，建立数字化影像科和信息化医院奠定了基础。

一、数字 X 线成像设备

数字 X 线成像设备是指把 X 线透射图像数字化并进行计算机图像处理，再转变成模拟图像在显示器上显示的一类 X 线设备。

根据成像原理的不同，数字 X 线成像设备可分为：①计算机 X 线摄影系统；②数字 X 线透视系统；③数字 X 线摄影系统；④数字减影血管造影系统。

根据 X 线束的形状，数字 X 线成像方法又可分为：①锥形束成像法；②扇形束成像法；③笔形束成像法。扫描型数字 X 线摄影采用扇形束或笔形束进行扫描成像。计算机 X 线摄影、数字 X 线透视及平板探测器型数字 X 线摄影采用锥形束成像，见图 6-1。

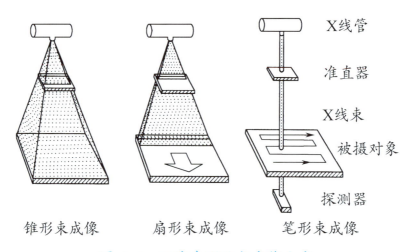

图 6-1　X 线束形状与成像方式

二、数字成像基础知识

（一）数字成像的基本概念

1. 数字矩阵　矩阵首先是一个数学概念，它表示一个横成行、纵成列的数字阵列，是由二维（行和列）排列成的方格组成，一个方格就是坐标中的一个点 (x, y)。数字成像是根据每一个方格所接受 X 线量的多少赋予不同的数值,由这些不同数值构成的二维阵列称为数字矩阵。常用的矩阵有 320×320、512×512、1 024×1 024 等。数字矩阵中的每一个方格单元称为像素,是构成数字图像的基本单位,每个像素的密度为一均值。

2. 原始数据　探测器把接收到的 X 线影像转换成电信号,经过放大,通过 A/D 转换得到的数据存储在计算机中,未经过任何处理的数据称为原始数据。

3. 灰阶　在照片或监视器上影像所呈现的黑白程度的不同分级,把白色和黑色之间分成若干个等级,称为灰度等级。影像亮度信号表现出的等级差别,称为灰阶。为了适应视觉的最大等级范围,灰阶一般只有 16 个刻度,每一个刻度内有 4 级连续变化的灰度,共有 64 个连续的不同灰度等级。

4. 信噪比　信号强度和噪声强度的比值称为信噪比。信噪比越高,图像质量越好。

5. 量子检出率(DQE)　是将 X 线输入信号转换成有用信号的效率。量子检出率越高,在较低的 X 线剂量下越容易获得高质量的图像。

6. 窗口技术　是调节数字图像灰阶亮度的一种办法。即选择适当的窗宽和窗位来观察图像,窗宽(WW)表示数字图像所显示的灰阶范围,即放大的灰阶范围上下之差,窗位(WL)又称窗水平,是图像显示中放大的灰度范围的平均值,即放大灰度范围的中心。

7. 密度分辨力　又称低对比分辨力,是指在低对比情况下能分辨物体密度最小差别的能力,通常用百分数来表示。

8. 空间分辨力　又称高对比分辨力,是指在高对比的情况下能分辨两个距离很近的微小组织或病灶的能力,通常用能分辨两点的最小距离来表示,用 mm 或 LP/cm 表示。

9. 时间分辨力　成像系统单位时间内可采集的图像数。

10. 调制传递函数(MTF)　是以空间频率 ω 为变量的函数,用于评价成像系统对物体成像的再现能力。

(二)数字图像的优势

与传统胶片影像相比较,数字图像的优势是:

1. 密度分辨力高　屏/胶系统的密度分辨力只能达到 26 灰阶,而数字图像的密度分辨力可达到 2^{10}~2^{12} 灰阶。虽然人的眼睛对灰阶的分辨力有一定限度,但可以通过窗口技术可使全部灰阶得到充分显示,从而扩大了密度分辨力的信息量,对低对比度的组织具有良好的检测能力。

2. 辐射剂量低　数字 X 线成像设备由于量子检出率高,即 X 线的利用率高,可以降低摄影条件,从而降低了辐射剂量。

3. 强大的图像后处理功能　数字图像进行后处理是其最大特点。只要保留原始数据,就可以根据诊断的需要,通过软件后处理功能,有针对性地进行处理,如窗口技术、图像识别等,可以更精确地观察感兴趣区域的细节,提高诊断的正确率。

4. 信息资源共享　数字化图像能够进入医学图像存储与通信系统(PACS),实现图像的集中存储、网络传输和远程会诊。

数字 X 线成像设备的发展对远程放射学系统的发展具有决定性的影响,是大、中型医院放射科的主导设备,因此具有广阔的发展前景。

第二节　计算机 X 线摄影系统

计算机 X 线摄影,简称为 CR,其摄影方式与传统的屏/胶系统相似,用影像板(IP)代替 X 线胶片,接收透过人体后的 X 线信息形成潜影,经过读取装置使 X 线模拟图像变成数字图像。CR 图像除具备数字图像的优点外,关键是能与原有的传统 X 线设备匹配使用,降低了成本,便于推广。

一、CR 系统的基本组成

CR 根据用途可分为通用型 CR 和专用型 CR。通用型 CR 是将 IP 置入与屏/胶系统类似的暗盒内,曝光后在影像读取装置进行读取。IP 的使用方式与屏/胶系统基本相同,能够适应原有的所有 X 线摄影检查项目,IP 的尺寸基本同屏/胶系统暗盒。专用型 CR 的读取装置与滤线器摄影床或立位摄影架结合在一起,即卧式摄影专用型和立位摄影专用型,IP 结构与通用型 CR 基本一致,但其尺寸固定且数目只有一块,为适应传送要求,IP 的基板为软基板。IP 经过 X 线曝光后,直接被传送到读取装置进行信号读取和残影消除,然后传送到待曝光区,以备下次使用。

现以通用型为例介绍 CR 的基本组成。CR 按设备功能主要由影像读取装置、控制台、图像后处理工作站、存储装置和影像板(IP)组成,分为信息采集、信息转换、信息处理、信息存储和记录四个功能模块,见图 6-2。

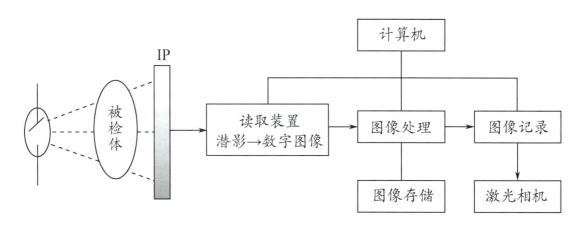

图 6-2　CR 系统的基本组成

1. 影像板(IP)　是 CR 系统图像信息的载体,主要作用是接收 X 线信息形成潜影。
2. 影像读取装置　其作用是读取 IP 上的潜影信息,将 X 线模拟信息转换成数字图像,并且在读取结束对 IP 残余信息进行擦除处理,以便重复使用。

3. 控制台 登记患者姓名、性别、年龄等基本信息,选择检查部位、图像预览、图像预处理等功能,有的控制台带有打印功能。

4. 图像后处理工作站 是带有专业图像处理软件和高分辨力显示器的高速计算机,对数字化图像做各种后处理以及对图像进行打印。

5. 存储装置 常用光盘(CD 或 DVD)来进行存储,或者将读取装置输出的数字图像直接输送 PACS 服务器。

二、影　像　板

影像板,简称 IP,是 CR 系统的核心部件,是 X 线影像信息的载体。IP 接收 X 线影像形成潜影,然后将 IP 放入读取装置中,通过激光扫描使存储在 IP 荧光层中的潜影转换成光信号,通过光电转换器件转换成电信号,再经 A/D 转换器转换成数字信号,输送给计算机进行图像重建。IP 可通过强光照射,擦除记忆信息,可重复使用。暗盒式 IP 实物外观见图 6-3。

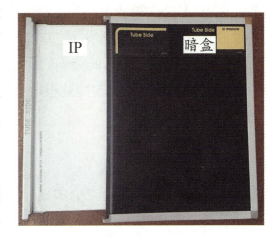

图 6-3　暗盒式 IP 外观图

(一)基本结构

IP 放在专用暗盒中使用,外观如同一块增感屏,它是由表面保护层、荧光层、支持层和背衬层复合而成的一块薄板,见图 6-4。

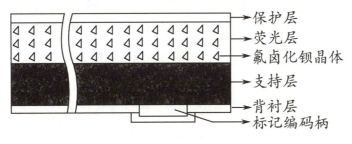

图 6-4　IP 结构示意图

1. 表面保护层 其作用是防止荧光层在使用过程中免受意外损伤,它具有不随外界温度和湿度的变化而变化、能弯曲和耐磨损、透光率高、非常薄等特点;多采用聚酯树脂类纤维制成高密度聚合物硬涂层,保障 IP 能耐受机械磨损和免受化学清洗液的腐蚀。

2. 荧光层 它由光激励发光(photon stimulation light, PSL)荧光物质(含有微量二价铕离子的氟卤化钡晶体)混于多聚体溶液中,涂在支持层上制成,通常厚约 300μm,用于记录 X 线信息。含有微量二价铕离子的氟卤化钡晶体,是一种感光聚合物,是记录 X

线信息的核心物质。PSL 荧光物质经过 X 线照射后,将 X 线信息以潜影的形式存储在晶体内,当再次受到激光照射时,释放出荧光,这种现象称为光激励发光现象。PSL 荧光物质中的感光聚合物具有非常宽的动态范围,在选择曝光条件时有了更大的自由度,相对于传统 X 线胶片,其 X 线转换率更高,曝光条件可大幅减少。

3. 支持层　也称基板,相当于 X 线胶片的片基,是荧光层的载体。多采用聚酯树脂作成纤维板,厚度 200~350μm,用于保护荧光层免受外力的损伤。基板通常为黑色,防止激光在荧光层和支持层之间发生界面反射。

4. 背衬层　也称为背面保护层,是为了防止使用过程中各 IP 之间的摩擦损伤而设计的,其材料与表面保护层相同。

(二)成像原理

射入 IP 的 X 线,被 IP 荧光层内的光激励发光物质(PSL 荧光物质)吸收,释放出电子。其中,部分电子散布在荧光物质内呈半稳定状态,形成潜影,完成 X 线信息的采集。当用激光束扫描(二次激发)已有潜影的 IP 时,半稳态的电子转换成光量子而发出荧光,即发生光激励发光现象,此荧光的强度与第一次激发时 X 线的能量成正比。IP 发出的荧光由读取装置完成光电转换输出电信号,再经 A/D 转换后送到计算机进行图像处理,重建数字图像。

(三)IP 的特性

1. 发射光谱与激发光谱　在激光照射下,IP 的 PSL 荧光物质可发出蓝 - 紫光,它由荧光物质内少量的二价铕离子产生,发光强度与潜影信息量和激光的波长有关,用波长为 600nm 左右的红色氦 - 氖激光读取效果最佳。荧光物质的发光强度与激光波长的关系曲线称为激发光谱曲线。在激光的激发下,PSL 荧光物质发出强度与潜影信息量成正比的蓝 - 紫光,在 390~400nm 波长处取得峰值。荧光物质的发光强度与其波长的关系曲线称为发射光谱曲线。发射光谱与激发光谱的峰值应保持一定的间距,并且保证光电倍增管在 390~400nm 波长处有最高的检测效率,否则,信噪比将难以保证。

2. 时间响应特征　当停止用激光照射荧光物质时,荧光物质会按其衰减规律逐渐终止发光,衰减速度很快,不会发生相邻信息的重叠现象,即 IP 具有很好的时间响应特征。

3. 动态范围　在激光的二次激发下,荧光物质的发光强度依赖于第一次激发的 X 线强度,它在 $1:10^4$ 的范围内具有良好的动态范围。IP 的动态范围比屏 / 胶系统组合宽得多,可以精确地检测每次摄影中各组织间 X 线的吸收差别。

4. 存储信息的消退　X 线照射 IP 后的潜影信息被存储于荧光物质内,在读出前的存储期间,一部分被俘获的电子将逃逸,致使第二次激发时荧光物质发光减少,这种现象称为消退。IP 的消退现象很轻微,在读出前的存储 8h 内,其发光强度仅减少 25%。因 CR 读取装置中的光电倍增管具有放大作用,可以进行一定的补偿,故按标准条件曝光的

IP,在额定存储时间内几乎不受信息消退的影响。若 IP 曝光不足或存储过久,则会由于 X 线量子不足和天然辐射的影响,致使噪声加大。

5. 天然辐射的影响 IP 不仅对 X 线敏感,其他形式的电磁波也很敏感,如紫外线、γ 射线等。随着这些射线能量的积蓄,在 IP 上会以图像信息的形式被检测出来,从而降低图像质量。长期存放的 IP 上会出现小黑斑,使用前应先用强光灯照射来消除这些影响。

(四)类型

IP 的分类依据有很多种,按照分辨力不同,可分为高分辨力(HR)型和普通(ST)型,高分辨力型多用于乳腺摄影,普通型多用于常规摄影。按照基板类型不同,可分为硬基板型、软基板型和透明板型 3 种。按照信息存储多少,可分为单面存储型和双面存储型两种,双面 IP 采用透明支持层,受激光激发时,双面同时采集,输出信噪比和量子检出效率(DQE)都得到提高,相应降低了曝光量。

(五)使用注意事项

1. 避免损伤 IP 因在相同装置中反复使用,即使极微小的损伤也会累积而形成明显伪影。在装卸 IP 时应戴医用手套,轻拿轻放,避免磕碰、划伤和污染。定期对 IP 进行养护,及时清除 IP 上的污渍,可采用脱脂棉蘸 IP 专用清洁液(若没有可用肥皂液代替)从 IP 中心环形方向依次向边缘擦拭,注意切勿划伤 IP。

2. 注意屏蔽 PSL 荧光物质对放射线的敏感度高于 X 线胶片,所以在进行摄影前后以及未读取前都要求有很好的屏蔽。避光不良或漏光时,形成的影像会发白,呈现曝光不足的现象。

3. 消除潜影 IP 对 X 线和其他形式的电磁波很敏感,都会形成潜影。因此,对于较长时间未使用的 IP 再次使用时须重做一次强光照射,以消除可能存在的任何潜影。

4. 及时读取 摄影后的 IP 在读取前的存储期间,受消退和天然辐射等因素的影响,使图像质量下降,因此在摄影后的 8h 内要及时读出 IP 的潜影信息。

三、读 取 装 置

读取装置(image reading device, IRD)也称阅读仪或读出器,用于读出 IP 上的潜影信息,形成数字图像。读取装置主要由 IP 拾取器、激光扫描器、光电倍增管、A/D 转换器和擦除灯组成。读取装置分为暗盒型和无暗盒型两种。

(一)暗盒型读取装置

暗盒型读取装置所使用的 IP,其特征是 IP 置入暗盒内,它可以代替常规 X 线摄影暗盒在任何 X 线机上使用。目前常用带暗盒的 IP 尺寸有 4 种:36cm×43cm(14″×17″)、36cm×36cm(14″×14″)、25cm×31cm(10″×12″)和 20cm×25cm(8″×10″)。暗盒型读取装置外观见图 6-5,结构示意图见图 6-6。

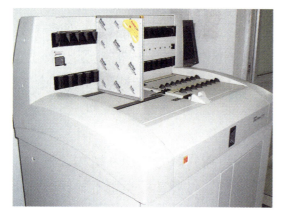

图 6-5　暗盒式读取装置外观图

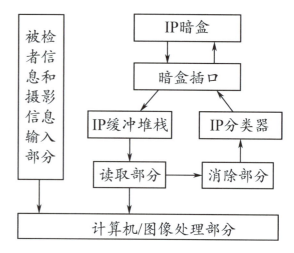

图 6-6　暗盒式读取装置的结构示意图

经 X 线曝光后的 IP，从 CR 读取装置的暗盒插入孔插入读取装置内，这一操作可以在明室完成。暗盒插入读取装置后，IP 被自动取出，由激光（激光束直径约 0.1mm、波长约 600nm）扫描读出潜影信息；然后 IP 被传送到潜影消除部分，经强光照射后，消除 IP 上的潜影。此后 IP 被传送回暗盒内，暗盒自动封闭后被送出读取装置，供反复使用，整个过程自动、连续。不同尺寸的 IP 读取时间是相同的，由于读取按一定的时间间隔进行，IP 插入时间间隔缩短时，会发生与读取不匹配的问题，因此，在暗盒插入部分和读取部分之间设置 IP 缓冲堆栈，根据需要使 IP 在堆栈中等待。IP 消除潜影后传送到 IP 分类器，等待后再传送到暗盒，等待时间由机器自动调节。

（二）无暗盒读取装置

该装置配备在专用机器上，不能与现有的 X 线机相匹配。配备此装置的机器集摄影、读取于一体，有立式和卧式两种形式。IP 在 X 线曝光后直接被传送到激光扫描和潜影消除部分处理，供重复使用。

读出的数字图像信息连同被检者信息（如 X 线号、姓名、日期等）、摄影条件、摄影部位等一并输入计算机，进行图像处理。患者信息可以通过磁卡或专门的录入装置输入或修改，最终合成打印在 CR 照片上，输入的信息也是记录和检索的依据。

（三）读取装置的原理

读取装置将存储在 PSL 荧光物质中的潜影读出并转换为数字图像，其读出原理：随着高精度电机带动 IP 匀速移动，激光束由摆动式反光镜或旋转多面体反光镜进行反射，对 IP 整体进行精确而均匀地逐点、逐行扫描。荧光物质受激光激发产生的荧光被高效导光器采集和导向，传输到光电倍增管的光电阴极，经光电倍增管进行光电转换和增幅放大后，再经 A/D 转换为数字信号。这一过程反复进行，扫描完一张 IP 后，得到一组完整的数字图像数据。IP 读取方式见图 6-7。

（四）图像读出灵敏度自动设定

为了自动控制图像读取特性，实现图像密度的稳定，克服 X 线成像期间由于曝光过

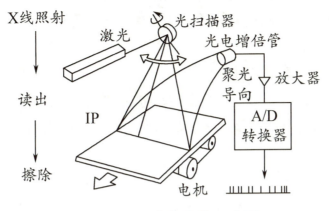

图 6-7　IP 读出方式示意图

度或不足产生的图像密度不稳定性,CR 系统的计算机设计了图像读取灵敏度自动设定功能。

在读取装置中,具有自动预读(也称为曝光数据识别)程序,当被检者的摄影信息(摄影部位、方法等)进入读取装置后,先用一束微弱激光粗略地对已有"潜影"的 IP 快速扫描一次,得到一组采样数据(像素约 200×200、8bit),由此取得摄影条件,有无分割摄影、照射野的大小和在 IP 上的位置等相应信息形成一定的曲线图(称为 X 线数字图像直方图),然后根据不同的直方图的信息自动调整光电倍增管的灵敏度以及放大器的增益,再用高强度激光正式读取 IP 潜影,并实现数字化,从而在很宽的动态范围内自动获得具有最佳密度和对比度的图像。

(五)影响 CR 图像质量的因素

影响 CR 图像质量的因素大体分为两大部分,即 PSL 荧光物质的特性和读取系统的电、光学特性。

1. 激光束的直径　读取装置的激光束直径越小,则读取的信息量就越多,得到的图像质量就越好。

2. 光电及传动系统的噪声　CR 图像中 X 线量子噪声主要在以下几个方面产生:①在 X 线被 IP 吸收过程中产生的,与照射到 IP 的 X 线强度成反比;②在光电倍增管把荧光转换为电信号的过程中产生光量子噪声;③在读出过程中,外来光与反射光的干扰、光学系统的噪声;④电流的稳定程度、机械传导系统的稳定程度。以上都会直接影响图像质量。

3. 数字化的影响　在 A/D 转换过程中,会产生噪声和伪影。例如,取样频率低会产生马赛克样伪影,量化级数不够会产生等高线状伪影。

四、计算机图像处理

常规 X 线照片的图像特性是由摄影条件、增感屏以及胶片决定的,一旦确定后就很难改变。CR则不同,由于使用高精度扫描,读出的数字图像数据可通过计算机处理,能够在较大范围内改变其影像特性,最终得到稳定的、高质量的图像。

(一)图像处理的环节

CR的图像处理主要有3个环节。

1. 与系统检测功能有关的处理　这涉及读取装置输入信号和输出信号之间的关系,利用适当的读取技术,可以保证整个系统在很宽的动态范围内自动获得具有最佳密度和对比度的图像。

2. 与图像显示功能有关的处理　这涉及图像处理过程,通过各种特殊处理,如灰阶处理、频率处理、减影处理等,可以为医师提供满足不同诊断目的、具有较高诊断价值的图像。我们常称此为图像后处理。

3. 与图像信息的存储和记录有关的处理　这涉及图像记录装置,为了得到高质量的可视影像,在不降低图像质量的前提下压缩图像数据,以节省存储空间和提高图像传输效率。

(二)图像的后处理

与显示有关的图像后处理技术主要包括灰阶处理、空间频率处理、减影处理。

1. 灰阶处理　CR系统在读取图像时,将图像信号在需要的范围内转换成数字化信号,可以调整某一数字信号以黑白密度再现,这一过程即为灰阶处理,与CT的窗宽类似。根据摄影部位及所观察内容的不同,在一定范围内进行选择而达到最佳视觉效果。灰阶处理影响图像对比度。

2. 空间频率处理　是通过频率响应来调节图像的锐利度,使兴趣结构的边缘部分得到增强或平滑,从而使特定组织结构得到最佳显示。

灰阶处理(影响对比度)和空间频率处理(影响锐利度)结合使用,低对比度处理和高对比的空间频率处理结合应用,能提供较大的层次范围和实现边缘增强。

3. 减影处理　将0.4~1.2mm厚的铜板置于两张IP之间,一次曝光得到不同能量的两张IP,分别读取IP后得到两幅图像,然后由专用软件进行图像处理,便可分别获得常规、骨组织、软组织3幅图像。

4. 叠加处理　为了在一张图像上表现出更多的信息量,可以把多张(2~3张)IP重叠起来摄影,将其信息量叠加平均处理,从而提高信噪比,改善图像质量。

5. 动态范围压缩　动态范围处理在灰阶处理与空间频率处理之前进行,可以分为以低密度区域为中心和以高密度区域为中心压缩,前者使原始图像低密度区域的密度值增高,后者使高密度区的密度值降低,两者都使图像的动态范围变窄。

五、图像存储和记录装置

适合存储医学图像的介质主要有磁带、硬盘、光盘和PACS服务器。若把X线数字图像记录在胶片上,常采用激光相机。

（一）存储载体

1. 磁带　存储量为 10~100M,读取速度为 8MB/s 左右,不宜永久保存。

2. 硬盘　用于暂存数据,访问时间小于 10ms,传输速率 30MB/s。

3. 光盘　目前常用的有只读光盘、可刻录光盘、一次性写入光盘以及 DVD 光盘。130mm 直径 CD+R 和 CD-R 的容量为 700MB/ 片,同样直径的 DVD 盘的容量一般为 4.7GB/ 片,是适合长期存储图像的理想存储方式。

4. PACS 服务器　CR 数字图像符合 DICOM3.0 标准,因此可以进入 PACS 服务器进行存储,由于 PACS 服务器存储量大,为了保证 CR 图像的质量,存储时可以采用不压缩的形式来进行存储。

（二）CR 图像打印

CR 图像除了在上述介质中进行存储外,为了满足临床诊断依据患者的需要,还要将 CR 图像打印在胶片上,完成该任务的主要设备是激光相机。

六、CR 设备的使用与维护

（一）使用注意事项

1. 开机前,检查机房温度与湿度（温度 18~26℃,湿度 30%~70% ）是否在许可范围内,检查读取装置和工作站的连接是否有效。

2. 开机后,全面检查读取装置、工作站的显示和运行状态。

3. 插入 IP 暗盒时,动作要轻,避免损伤机械部件,同时要注意暗盒的插入方向。

（二）日常维护及保养

1. IP 因长期重复使用,表面会出现划痕和灰尘,应定期清洁。当划痕产生明显伪影时,应予以更换。IP 使用超过使用寿命,会出现灵敏度和分辨力下降,产生残存伪影等现象,应及时更换。

2. 读取装置应放置在清洁无尘的工作环境中,室内温度、湿度合适。放置平稳,以保证插入 IP 后传输系统运转稳定可靠,从而减少图像失真。定期清洁读取装置进风口灰尘过滤网,避免影响散热效果。定期清洁 IP 传输通道,防止灰尘产生伪影。清洁周期视实际工作量大小而定,一般 1~3 个月清洁一次。定期清洁擦除灯管表面,需保证擦除效果,擦除灯一般要求 2 年更换 1 次灯管。

3. 图像处理工作站是 CR 系统中的终端图像处理装置,通过网络传输和接收图像,提供丰富便捷的图像处理技术,可以说是 CR 的第二操作台。在使用中,图像处理工作站要保持网络畅通,避免外来的光盘或 U 盘带入病毒,同时要留意工作站的硬盘空间余量,及时清理图像数据,以免阻塞。

第三节 数字 X 线摄影系统

数字 X 摄影,简称 DR,它是在 X-TV 系统的基础上,利用 A/D 转换器将模拟视频信号数字化,进行计算机图像处理,重建出数字图像。随着微电子、光电子和计算机技术的发展,X 线探测器和设备也加速发展。1995 年 11 月在北美放射学会(RSNA)上展出了第一台性能优于 CR 的 DR 样机。

一、DR 的基本结构和工作原理

DR 是在高频 X 线机的基础上发展起来的高度集成化、数字化的 X 线摄影设备。DR 的出现和发展实现了 X 线影像信息数字化采集、处理、传输、显示和存储的一体化。随着探测器的不断发展,先后出现了 CCD 型 DR、多丝正比电离室型 DR 和平板探测器型 DR,临床上最常用的是平板探测器(flat panel detector,FPD)型 DR,其中,FPD 是 DR 的核心组件。

(一) DR 的基本结构

DR 主要由高频 X 线机、平板探测器、计算机图像处理器、存储器、显示器以及系统控制器组成,见图 6-8。

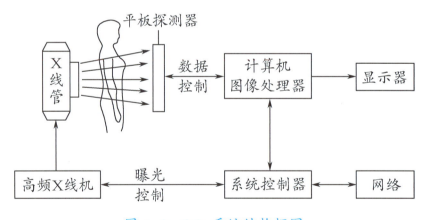

图 6-8 DR 系统结构框图

1. 高频 X 线机 主要作用是提供高质量的 X 线源。为保证 X 线的质和量以及系统更加稳定,同时为了使设备更加小型化,目前均采用高频 X 线机。

2. 平板探测器 接收穿过人体的模拟 X 线图像,转换成数字图像并输送给计算机。

3. 计算机图像处理器 利用计算机对接收的数据进行图像重建,并根据需要对图像进行各种处理,主要包括各种数据查找表,专用运算器等。

4. 存储器 用于存储数字图像。

5. 显示器 数字图像经数 / 模转换器(D/A)转换后形成不同亮度的像素,按一定的显示矩阵在显示器上重现。

6. 系统控制器　由计算机主机和其他控制电路组成,完成整个系统的指挥和协调。

（二）DR 的工作原理

在系统控制器的作用下,高频 X 线机产生的 X 线穿过人体,形成 X 线影像并照射在平板探测器像素矩阵上,经探测器转换成电信号,由计算机控制扫描电路自动读取探测器矩阵像素的信息,经过 A/D 转换器转换成数字图像,然后输送到计算机图像处理器,在计算机的控制下对数字图像进行常规处理和存储,再经 D/A 转换器将图像在显示器上显示,并通过网络进行打印或输送到 PACS 服务器。

二、平板探测器

平板探测器是 DR 的核心组件,呈板型,固定于立式胸片架或摄影床下。在曝光后数秒即可在显示器上显示图像,无需来回搬动。目前应用最为广泛的平板探测器有两种:一种是将 X 线影像直接转换成数字图像的非晶态硒平板探测器;另一种是先经过闪烁晶体转换成可见光,再转换成数字图像的非晶态硅平板探测器。

（一）非晶态硒平板探测器

非晶态硒平板探测器属于一种实时成像的固体探测器,接受 X 线照射并直接输出数字图像,构成了直接成像的新一代数字化 X 线探测器。它主要由电介质层、顶层电极、非晶态硒层、集电矩阵和保护层等构成,集电矩阵由按阵元方式排列的薄膜晶体管（TFT）和极间电容构成。非晶态硒平板探测器单元结构见图 6-9。

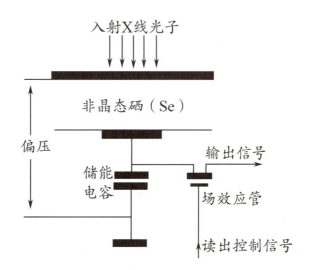

图 6-9　非晶态硒平板探测器单元结构示意图

1. 工作原理　入射 X 线光子在硒层中产生电子 – 空穴对,在顶层电极和集电矩阵间外加高压电场的作用下,电子和空穴向相反方向移动,形成电流,并将电荷收集在极间电容里,电荷量与入射 X 线强度成正比,所以每个 TFT 就成为一个采集图像的最小单元,即像素。每个像素区域内还有一个场效应管,它起开关作用。在读出控制信号的作用下,开关导通,把存储的电荷按顺序逐一传送到外电路,经读出放大器放大后被转换成数字信号,其读取方式见图6-10。信号读出后,扫描电路自动清除硒层中的潜影信息和电容存储的电荷,以保证探测器能反复使用。

在非晶态硒平板探测器中,TFT像素的尺寸直接决定图像的空间分辨力。如每个像素为139μm×139μm,在36cm×43cm(14″×17″)的范围内有2 560×3 072个像素。

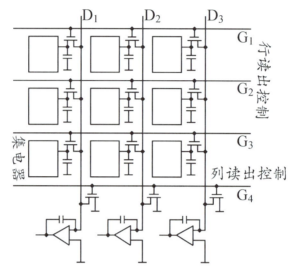

图6-10 像素矩阵读出方式

2. 特点 非晶态硒平板探测器将X线信息直接转换成电信号,没有中间转换环节,因而减少了原始信号的损失,保证原始信息量最大化。非晶态硒平板探测器以像素为基本成像单元,TFT尺寸直接决定输出图像的空间分辨力。半导体材料非晶态硒对温度很敏感,在温度工作点不正确时,极易被晶化而失去对X线的敏感性,故在使用过程要保持温度恒定。

(二)非晶态硅平板探测器

非晶态硅平板探测器是1种半导体探测器,它主要由基板层、非晶硅阵列、闪烁晶体层等构成,其结构原理见图6-11。

1. 工作原理 把掺铊的碘化铯闪烁发光晶体层覆盖在光电二极管(由薄膜非晶态氢化硅制成)矩阵上,每个光电二极管就是1个像素。当X线入射到闪烁晶体层时被转换为可见光,由光电二极管矩阵转换成电信号,在光电二极管自身的电容上形成存储电荷,每个像素的存储电荷量与入射X线强度成正比。像素信息的读出方式与非晶态硒平板探测器相同,探测器内像素矩阵在行和列方向都与外电路相连并编址,在控制电路作用下,扫描读出各个像素的存储电荷,经A/D转换后输出数字信号,传送给计算机进行图像处理。

在非晶态硅平板探测器中,光电二极管的尺寸决定图像的空间分辨力。如像素尺寸为143μm×143μm,在43cm×43cm(17″×17″)的范围内可达3 120×3 120个像素。

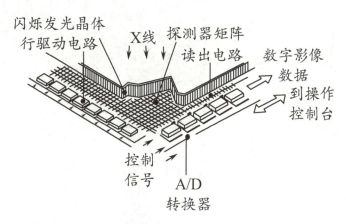

图 6-11　非晶态硅平板探测器原理图

2. 特点　非晶硅平板探测器是目前最具有代表性的 X 线探测器,与非晶态硒平板探测器不同之处在于成像过程中有光-电转换环节;非晶态硅平板探测器工作性能稳定,受温度变化的影响小,适合大批量检查。

（三）平板探测器型 DR 实例

双平板探测器 DR 见图 6-12。它采用非晶态硅平板探测器,包括摄影床 FPD 和立位摄像 FPD,其他主要结构包括高频 X 线机、计算机图像处理系统、系统控制台和网络组成。平板探测器安装在立式胸片架上或摄影床下,采用跟踪式 X 线管头支架,X 线管头移动时,平板探测器跟随之移动,自动跟踪照射野中心位置的变化。平板探测器接受 X 线照射后,计算机控制扫描电路自动读取矩阵像素信息经 A/D 转换后,把 14bit 的像素数据送到图像处理器。

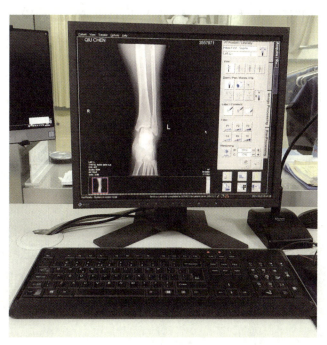

主控计算机

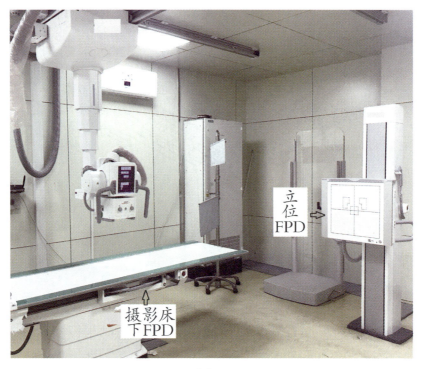

双平板 DR

图 6-12　双平板探测器 DR

像素数据由图像处理器进行存储和常规处理,曝光后 5s 内显示器显示图像并能快速浏览。系统控制台可输入患者资料,提供打印、网络管理等功能,使输出的数字图像符合 DICOM3.0 标准,能直接进入 PACS。

（四）平板探测器型 DR 的高级临床应用

一种新技术的发展,其价值应体现在临床应用上,这是评价一项新技术的理念。平板探测器型 DR 系统,特别是非晶态硅平板探测器型 DR,为高级临床应用的扩展提供了一个重要平台。目前临床应用项目:计算机辅助诊断（CAD）、远程放射学、体层合成、双能量减影、数字减影血管造影（DSA）、低剂量透视摆位、立体 / 计算机辅助定位、多模式立体成像、时间减影、图像无缝拼接、骨密度测量等。

三、DR 系统与 CR 系统的比较

（一）成像环节

DR 与 CR 都是将 X 线直接或间接地转换为数字图像的成像设备,两者的区别主要在于 X 线采集和图像转换方式的不同。CR 在成像过程中,信息转换环节多,造成干扰的因素也很多。而 DR 采用集成式的探测器直接转换,减少了噪声来源,具有很高的信噪比。

（二）图像质量

1. 分辨力　CR 由于自身的结构,在受到 X 线照射时,IP 的中心存在散射,引起

模糊,而在潜影读取过程中,读取装置的激光束光点与激发荧光在 IP 内的散布,均使影像的锐利度下降,致使分辨力下降。目前,CR 的像素尺寸可达 140μm,密度分辨力达 10~12bit。DR 在 X 线光子转换为电信号的过程中,信号转换环节少,产生的伪影也少,空间分辨力直接由探测器的像素大小来决定,像素尺寸可达 127μm,密度分辨力可达 12~16bit,因此 DR 图像质量优于 CR。

2. 动态范围　平板探测器能线性地将 X 线信号转换为电信号,电信号的最高值与最低值之比即为平板探测器的动态范围。DR 的动态范围可达 $1:10^4$,相对于传统的屏/胶系统,CR、DR 均具有很高的曝光宽容度。

3. 噪声源　CR 的噪声源很多,如 IP 的结构噪声、X 线光量子噪声、激光束位置的漂移、激光束激发 IP 发光概率的波动,以及电路的固有噪声等。DR 的噪声源主要来源于探测器的结构噪声、电路的固有噪声等,与 CR 相比,成像环节减少,信噪比高。

（三）曝光剂量

DR 的 X 线量子检出率（DQE）高,曝光剂量仅为 CR 的 2/3 左右。

（四）工作效率

DR 成像速度大大优于 CR,DR 在曝光后 5s 内显示图像。而 CR 先在 IP 上储存潜影,再在阅读器上读取 IP,方能显示图像,因此工作效率明显低于 DR。

（五）使用寿命

平板探测器寿命比 CR 长,可用 10 年以上。而 IP 使用次数一般在 10 000 次左右就要更换,根据工作量不同 2~3 年更换。

（六）兼容性

暗盒型 CR 很好地解决了与原有 X 线机的兼容问题,其暗盒规格与传统屏/胶系统的暗盒相同,临床应用比较灵活。而 DR 相对于传统 X 线摄影系统来说,属于一种全新的成像技术,很难与原有 X 线机兼容。

四、DR 的操作步骤

（一）开启并登录系统

1. 开启控制台主机之前,先开启高压发生器,探测器和 X 线系统的其他组件。
2. 检查 X 线系统各组成硬件都在工作状态且运行正常。
3. 开启控制台主机,登录计算机操作系统。
4. 启动控制台软件并登录。

（二）图像信息采集

1. 确认患者和检查信息。
2. 体位摆放。
3. 曝光。

（三）图像处理

曝光后,采集的图像自动加载于处理界面中,在该界面中可以执行以下操作:

1. 利用窗口技术对图像进行灰度调节。

2. 根据需要对图像进行放大、缩小、标记等图像处理。

3. 选择激光相机、胶片尺寸、打印格式及打印方向对图像进行打印。

（四）关闭系统

1. 关闭采集工作站 在开始菜单中,选择关闭计算机,系统关闭窗口显示,计算机保存数据并关闭。

注意:请按以上步骤关闭计算机,不正确的操作可能导致数据丢失!

2. 关闭 X 线机电源。

3. 关闭总电源。

五、DR 设备的维护及保养

为了确保 DR 处于良好的工作状态、保障系统的安全性,在使用过程中,应经常对设备进行检查、维护和保养,这对减少设备故障,延长使用寿命,防止事故发生是十分重要的。DR 在各级医疗单位均属于大型医疗设备,按照大型医疗设备三级保养制度规定,日常维护保养均由操作者完成。

（一）工作环境

在使用中应严格按照 DR 的要求控制好机房的工作环境。一般要求机房内温度保持在 20~26℃（变化范围不超过 5℃ /h),相对湿度控制在 30%~70%。

（二）平板校准与数据库备份

探测器的成像质量会受到暗场偏移、响应不一致性、坏点等影响,因此应严格按照生产商提供的维护手册进行定期校准。同时为了确保在意外情况下,不会造成数据丢失,应定期做好图像数据库的备份,保证数据库的完整性、正确性。平板的校准和数据库的备份应由专业维护人员完成。

（三）日常维护任务

DR 设备在使用的过程中要保持检查室的清洁、干燥和通风透气,设备应避免日光照射。如果设备表面沾染污迹,应及时对设备进行清洁消毒。

1. 设备清洁

（1）清洁之前,机器应按照正常程序关机并断开总电源。

（2）避免水、消毒剂等液体进入 DR 设备,否则可能引起短路或元件锈蚀。

（3）清洁设备时,用涂有无机清洁剂的抹布清除机箱外壳污垢,不能使用有任何腐蚀性、溶解性或腐蚀性的有机溶剂或去污剂。

2. 设备消毒 所用的消毒方法必须符合医院消毒的有关规定。

（1）对 X 线设备进行消毒之前，关闭主机电源。

（2）只可以用擦拭的方法对设备的所有部件进行消毒，包括附件和连接电缆。

（3）再次开机之前，请务必等待足够时间，确保其挥发殆尽，因为消毒剂在使用过程中可能会产生爆炸性混合气体。

注意：禁止使用具腐蚀性、溶解性的消毒剂或气体消毒剂，不推荐使用喷雾剂消毒，这可能造成消毒剂进入设备内部，形成隐患。

（四）日常操作及检查

1. X 线管属于玻璃制品，且价格昂贵，在操作过程中严防撞击 X 线管组件。

2. X 线管组件工作时产生的热量很大，会因长期受热而老化，因此在使用过程中如果 X 线管组件过热则需要冷却后再使用。

3. 经常检查电气部件及其接线（高压发生器组件及 X 线管组件的内部除外）的紧固情况，及时紧固松动部位。

4. 需要定期对急停开关进行检查，确认急停开关正常运行。

第四节　数字减影血管造影系统

数字减影血管造影，简称 DSA，是 20 世纪 80 年代兴起的一种医学影像新技术，是计算机、心血管造影和 X 线机相结合的一种新的成像系统。DSA 的出现使血管造影能够快速方便地进行，促进了血管造影和介入技术的普及和推广。

一、DSA 的基本原理

DSA 的基本原理是基于 X 线影像的减影技术，减影操作通过计算机来完成，更加方便、快捷和准确。

（一）减影技术

减影技术的基本内容就是把人体同一部位的两帧影像相减，从而得出它们的差值部分。不含对比剂的影像称为掩模像或蒙片，注入对比剂的影像称为造影像或充盈像。掩模像和造影像相减后得到的是减影像，减影像中骨骼和软组织等背景影像被消除，只留下含有对比剂的血管影像，见图 6-13。

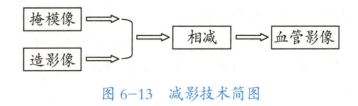

图 6-13　减影技术简图

（二）DSA 基本原理

DSA 是利用影像增强器首先将透过人体后不含对比剂影像（掩模像）增强，再用高分辨率的摄像机对增强后的影像摄像，所得到的信息经 A/D 转换获得数字图像并存储在储存器。再把造影后含有对比剂的同一部位影像，经过上述同样的处理过程，获得的数字图像存储在储存器。在计算机的控制下，两组数字图像进行相减，对比剂以外的组织图像信息在造影前后无任何变化，相减时被消除，只剩下含有对比剂的血管图像信息，最终经 D/A 转换后在显示器上显示。DSA 处理流程见图 6-14。

（三）数字图像的硬件结构

DSA 中数字图像的硬件结构框图见图 6-15。图中查找表是一种实时的数字变换功能模块，输入查找表可用于输入图像的对数变换等，输出查找表进行实时的影像增强变换、图像的显示变换等。帧存储器用于存放掩

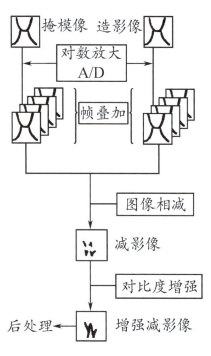

图 6-14　DSA 处理流程图

模像、系统造影和减影像，它和计算机之间的数据交换决定图像后处理的速度。ALU 是实时算术逻辑运算器，它是实时减影的关键部件，运算速度快，减少与计算机的互访，使处理速度与视频信号刷新速度同步。

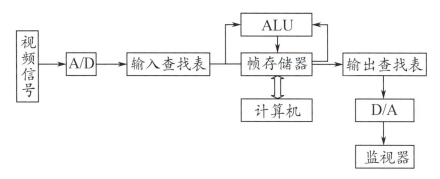

图 6-15　DSA 数字图像硬件框图

（四）影响图像质量的因素

1. 成像方式　DSA 常用的成像方式有脉冲成像方式、超脉冲成像方式、连续成像方式等。

（1）脉冲成像方式：它采用间歇 X 线脉冲来形成掩模像和造影像，每秒摄取数帧图像，脉冲持续时间一般大于视频信号一帧的时间。在对比剂未流入感兴趣血管时摄取掩模像，在对比剂逐渐扩散的过程中对 X 线图像进行采集和减影，得到一系列连续而有间隔的减影像系列，每帧减影像之间的间隔较大（例如 0.15s）。由于曝光 X 线脉冲的脉宽较大（例如 100ms 左右），剂量较高，所得图像的信噪比较高。它主要用于脑血管、颈动

脉、肝动脉、四肢动脉等活动较缓慢的部位。

（2）超脉冲成像方式：这种方式以每秒 6~30 帧的速率进行 X 线脉冲摄像，然后逐帧高速反复减影。超脉冲成像方式具有频率高、脉宽窄的特点，能以实时视频的速度连续观察 X 线数字图像或减影像，有较高的动态清晰度。这种方式能适应肺动脉、冠状动脉、心脏等快速活动的脏器，图像的运动模糊小。

（3）连续成像方式：这种方式所用 X 线可以是连续的，也可以是脉冲的，得到与摄像机同步的、频率为每秒 25 帧（或 30 帧）的连续图像。因采集图像频率高，能显示快速运动的部位，如心脏、大血管，时间分辨力高。

2. X 线的稳定性　DSA 由于普遍采用脉冲成像方式，在技术上必须保证前后各帧图像所接受的 X 线剂量恒定，这就要求 X 线机的高压稳定、脉冲时序稳定以及采样时间的合理和准确。

3. 曝光与图像采集的匹配同步　X 线曝光脉冲应与摄像机场同步保持一致，曝光信号的有效时间要在场消隐期内。但隔行扫描制式造成奇偶场有时间差，需保证两场图像采集时光强度的一致性。由于摄像器件的迟滞特性，需要等待信号幅值稳定时才能采样，不能在曝光脉冲一开始就采样，因此造成剂量的浪费。

4. 噪声　噪声会使图像不清晰，对比度增加时噪声更明显。噪声包括 X 线噪声、视频系统噪声（主要来自摄像机）、量子化噪声（主要来自 A/D 转换过程）、散射线引起的噪声、存储器或磁盘存取时出现的存储噪声、医用相机和荧光屏的固有噪声等。增大曝光剂量可以减少噪声，积分技术可在剂量不明显增大的情况下减少噪声。

5. 设备性伪影　主要有条纹伪影、旋涡伪影和软件伪影。

（1）条纹伪影和旋涡伪影：由投影系统不稳定引起的。

（2）软件伪影：①丢失的高频信息以低频形式重现，形成条纹伪影；②当空间频率过高时容易产生过冲伪影；③X 线束的密度不均匀、探测器几何尺寸的偏差等产生 X 线束的几何伪影；④X 线束硬化产生的伪影。

二、DSA 系统的组成

（一）系统组成

DSA 是在数字透视（DF）的基础上发展而来的，主要由 X 线发生装置、显像系统、机械系统、图像数据采集和存储系统、计算机系统等组成，见图 6-16。

（二）对 X 线发生装置的要求

血管造影时，将导管经穿刺针或皮肤切开处插入血管，快速注入对比剂，摄取心腔或血管的造影像。因对比剂注入血管随血液流动，会很快被冲淡稀释，所以对比剂必须在短时间内集中注入，并在稀释之前采集到尽可能多的图像。为此，X 线发生装置必须满足下列基本要求：

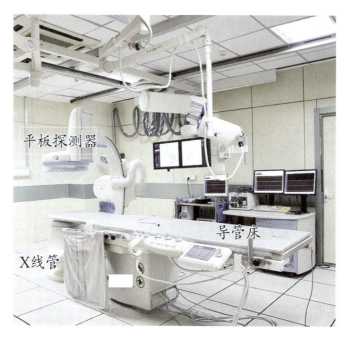

图 6-16　DSA 设备外观图

1. 输出功率大　因 DSA 图像采集频率高,要求 X 线发生装置能够在有限的时间内输出足够的 X 线剂量,它要求高压发生装置输出功率大,一般要求≥80kW。

2. 管电压波形平稳　为了保证图像采集质量,DSA 要求 X 线管两极的管电压波形平稳,最好接近于纯直流,并且具有良好的重复性。采用大功率逆变技术和微处理器控制的高频高压发生装置,可以满足上述要求。

3. 脉冲控制曝光　DSA 对曝光控制时序要求很高,单次曝光时间需缩短到毫秒级,短时间如 1s 内需完成数十次曝光。这就要求 X 线发生装置能够实现脉冲控制曝光,需要使用高频高压发生装置和数字化控制方式。

4. X 线管热容量高　DSA 要求 X 线管功率(容量)大、热容量高,能承受脉冲曝光所对应的瞬时负荷和连续负荷量。对于中、大型 DSA,X 线管热容量应在 200kHU 以上,管电压范围为 40~150kV,管电流通常为 800~1 250mA。

5. X 线管散热好　为确保 X 线管散热好,提高 X 线管连续负荷能力,有些 DSA 采用油循环、风冷却散热方式的 X 线管装置,有的还采用金属陶瓷 X 线管。

6. 三焦点　采用三焦点,以适应不同的采集方式、放大倍数和检查部位。

（三）机械系统

主要包括 X 线管专用支架、导管床。要求机械系统移动速度快,方向多。

1. X 线管专用支架

（1）支架结构:现代 DSA 多采用双 C 形臂、单 C 形臂三轴(3 个马达驱动旋转轴,保证 C 形臂围绕患者作同心运动、操作灵活、定位准确)或 L+C 形臂三轴系统。

（2）支架功能

1）体位记忆技术:专门为手术医生设计的投照体位记忆装置,能储存多达 100 个体位,各种体位可以事先预设,也可在造影中随时存储,使造影程序化,加快造影速度。

2）自动跟踪回放技术:当C形臂转到需要的角度进行透视观察时,系统能自动搜索并重放该角度已有的造影像,供医生诊断或介入治疗时参考;也可根据影像自动将C形臂转到该位置重新进行透视造影,这种技术特别有利于心、脑血管造影,尤其是冠状动脉介入治疗手术。

2. 导管床　导管床具有手术床和诊视床双重功能,由高强度低衰减系数的碳素纤维材料制成,可减少对X线的吸收。床旁配备手臂支架、输液支架、床垫,并配有液晶触摸控制屏等。

（四）计算机系统

在DSA中,计算机主要用于控制和图像后处理,主要功能有:

1. 系统控制　以计算机为主体控制整个设备。

2. 图像后处理　主要有对数变换处理、移动性伪影校正、改善图像信噪比以及时间滤过处理和自动参数分析功能。

（五）辐射剂量控制

DSA设备在造影检查和介入治疗技术不断完善的同时,辐射剂量控制措施也在不断改进和更新。目前所使用的辐射剂量控制措施主要有以下几个方面:

1. 数字脉冲透视技术　是在透视图像数字化的基础上实现的,设备的脉冲透视频率有25帧/s、12.5帧/s、6帧/s等种类可供选择。频率越低,脉冲越窄,辐射剂量就越小,但脉冲太窄会影响图像质量。在保证图像质量的前提下,采用此技术可以比常规透视辐射剂量减少约40%。

2. 全自动滤波选择　采用不同规格的铜滤过片,可以根据需要自动切换,使滤过效果更好,从而减少射线剂量。

3. 透视回放功能、自动曝光控制。

4. 自动剂量检测系统。

5. 防护屏和床旁折叠式防护铅帘。

三、DSA的特殊功能

（一）旋转DSA

这种DSA利用C形臂的两次旋转动作,第一次旋转采集一系列掩模像,第二次旋转时注射对比剂、采集造影像,在相同角度采集的图像进行减影,以获取序列减影图像。旋转DSA的优点是可获得不同角度的多维空间血管造影像,增加了影像的观察角度,能从最佳的位置观察血管的正常解剖和异常改变。该技术实际上是对正侧位DSA检查的重要补充,在了解血管病变和周围组织之间的关系及准确定位方面有重要的意义。

（二）岁差运动 DSA

岁差运动 DSA 是相对于旋转 DSA 的另一种运动形式。利用 C 形臂支架两个方向的旋转,精确控制其转动方向和速度,形成了管头在同一平面内的圆周运动,探测器则在支架的另一端做相反方向圆周运动,从而形成岁差运动,它对于观察血管结构的立体关系十分有利。在临床应用中,岁差运动主要用于腹盆部血管重叠的器官,以显示血管立体解剖图像。

（三）3D-DSA

三维数字减影血管造影（3D-DSA）,是在旋转 DSA 上发展起来的新技术,是旋转血管造影技术、DSA 技术及计算机三维图像处理技术相结合的产物。其作用原理是通过旋转 DSA 采集图像,传至工作站进行容积重建（VR）、多曲面重建（MCPR）和最大密度投影（MIP）;后处理方法主要是针对要显示的部位对病变进行任意角度观察,特点是能比常规 DSA 提供更丰富的影像学信息,在一定程度上克服了血管结构重叠的问题,可任意角度观察血管及病变的三维关系,在临床应用中发挥了重要作用。

（四）RSM-DSA

实时模糊蒙片（RSM）-DSA 是另一种特殊功能。它是利用间隔很短的两次曝光,第一次曝光时使图像适当散焦,获得一幅适当模糊的掩模像,间隔 33ms 再采集一幅清晰的造影像,两者进行减影可以获得具有适当骨骼背景的血管图像,它可以在运动中获得减影像,免除了旋转 DSA 需要两次运动采集的麻烦和两次采集间患者移动造成失败的可能。由于掩模像随时更新,且间隔仅为 33ms,因此不会产生运动伪影。

（五）步进 DSA

步进 DSA 主要用于下肢血管造影跟踪采集,其主要技术环节:控制床面移动速度分段采集掩模像,以同样程序分段采集血管造影像,计算机减影后拼接成下肢图像,并实时显示。该项功能用于双下肢血管病变的诊疗,特点是对比剂用量少,追踪显影、显示双下肢血管并可行双侧对比,利于病变血管的显示及正常变异的识别,尤其适用于不宜多用对比剂的受检者。目前应用于临床的步进 DSA 有单向的,即从头侧向足侧者,亦有双向的,既能从头侧向足侧跟踪动脉血流,也可以从足侧向头侧跟踪静脉血流。

（六）自动最佳角度定位系统

从两个投影角度大于 45° 的血管图像计算出两条平行走向的血管在 360° 球体范围内的最佳展示。在临床应用中,可以用正侧位 DSA 图像,测算出某一段迂曲走行血管的最佳投射角度,可控制 C 形臂一次调整到最佳角度来显示此血管图像。

（七）C 形臂 CT 成像

C 形臂体层成像是使用 FPD 的 DSA 与体层技术结合的产物,利用 C 形臂快速旋转采集数据重建出该处的体层图像。一次旋转可获得区域信息,重建出多个层面的图像。

由于 FPD 每个像素的面积很小,采集数据的信噪比差。目前的水平是空间分辨率优于 CT,而对比度分辨率不及 CT、图像可与 3D 血管像相融合,更加直观。这一技术解决了介入治疗过程中需进行 CT 检查的需求。

(八)3D 路径图

3D 路径图是对被检部位形成三维血管图像后,随着三维血管图像的旋转,C 形臂自动跟踪、自动调整为该投照方向的角度,使透视图像与三维图像重合而最大限度显示血管的立体分布,它有利于引导导管或导丝顺利地进入到欲进入的血管内。

第五节 医用相机

随着数字成像设备的快速发展,数字图像的打印技术也有了很大的提高,医用相机的应用始于 1980 年,以 CRT 多幅相机(已淘汰)、激光相机为代表。激光相机又分为湿式(已淘汰)和干式两种,本节主要讲述干式激光相机。

一、激光相机

激光相机是接收并处理多种医学影像设备输出的数字图像,利用激光直接把数字信号记录在激光专用胶片上,然后通过一定的处理方式最后得到高质量的医学图像。

(一)激光相机的优点

1. 图像打印质量好　由于激光束有良好的聚焦性和方向性,扫描时间非常短,仅有几微秒,避免光的散射和失真,图像矩阵可达 4 136×5 160,所以图像质量高是激光相机的最大优势。

2. 多接口性　一台激光相机可以同时连接数台数字成像设备,每台设备的图像信息可同时输入激光相机,互不干扰。

3. 高效性　可实现高度自动化,激光相机能够打印多种医学影像设备的图像,工作效率提高。

4. 具有质量控制系统　激光相机内部配置了标准测试灰阶图与密度读取仪,可自动监测图像密度,自动校正打印机参数,保证打印质量。

5. 连续打印　激光相机具有独立的计算机系统,管理输入图像的缓冲、存储及打印排队,使图像的输入和打印同步进行。

(二)激光相机的基本结构

激光相机主要由供片和传送系统、激光扫描系统、热鼓显像系统、控制系统、显示系统等部分组成。干式激光相机内部结构见图 6-17,图像打印流程见图 6-18。

1. 供片和传送系统　包括送片盒、收片盒、吸盘、驱动电机及传动装置等,主要功能是将胶片从片盒中取出,经传动装置输送到激光扫描系统和热鼓显像系统。

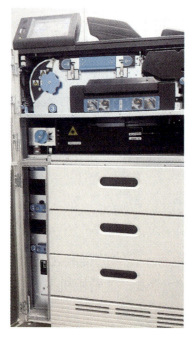

图 6-17 干式激光相机内部结构

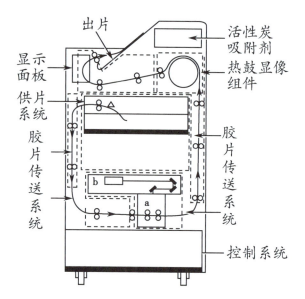

图 6-18 干式激光相机图像打印流程示意图

2. 激光扫描系统　由激光发生器、调节器、透镜、驱动电机及传输滚轮等组成,主要作用是完成激光对胶片的扫描,形成潜影。

3. 热鼓显像系统　开机后,热鼓工作始终均衡旋转,无温度梯度差,从而确保显像质量。将经过激光扫描形成潜影的胶片通过热鼓显像系统,经过高温直接使特制的银盐在高温下完成还原反应,析出银颗粒,完成潜影的显像过程。

4. 控制系统　包括键盘、控制板及各种控制键,主要功能是控制激光打印程序、格式选择、打印张数以及图像质量控制调节等。

5. 显示系统　显示设备所处的状态,可以进行调节处理操作。

（三）激光相机的分类

激光相机按照激光源不同,分为红外激光相机和氦氖激光相机;按胶片处理方式不同分为湿式激光相机和干式激光相机。

激光源不同,产生的激光束波长也不一样,所以必须选用相对应的激光胶片。红外激光的波长是820nm,应选择感光波长为820nm的红外激光胶片;氦氖激光的波长为630nm,需选择感光波长为630nm的氦氖激光胶片。

湿式激光相机由于成像胶片需经显影、定影、烘干等系列洗片处理,洗片装置结构复杂,故障率高,且需经常清洗,在一定程度上造成使用不便,废弃的显影、定影药液易造成环境污染,因此湿式激光打印机逐渐被干式激光相机代替。

干式激光相机具有下列特点:①不需要洗片机,无须显、定影药液和供水与排水设施,有利于环保;②机身小巧,安装简捷;③胶片的装取全部在明室进行,可省去暗室设备;④需选用相应的干式激光胶片。

（四）激光相机的工作原理

激光相机的激光系统及扫描原理见图6-19～图6-21。激光相机巧妙地采用了多面转镜和广角发射透镜构成激光束偏转扫描器。高速旋转的多面转镜能将方向固定的入射激光束转变成快速的、反复从左至右移动的扫描激光束,广角发射透镜可在较短的空间距离内获得较大的偏转角度。

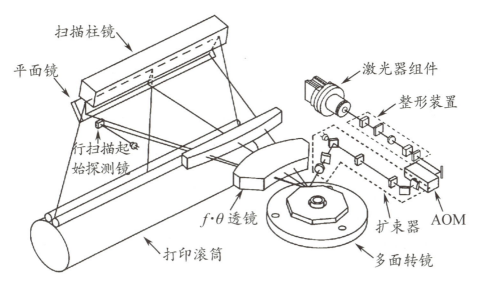

图 6-19　激光相机的核心组件分解图

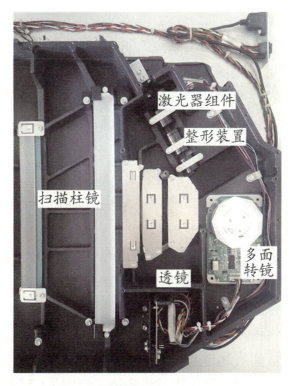

图 6-20　激光相机的光学系统

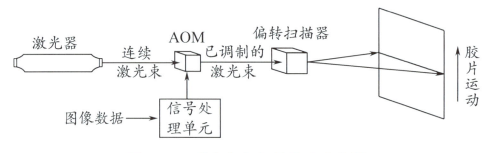

图 6-21 激光相机扫描原理示意图

激光相机图像形成的基本过程：①医学影像设备输出的图像数据传输到激光相机后在中央微处理器的控制下送至信号处理单元；②信号处理单元将图像数据进行存储、排序、校正及格式管理,然后输入高速缓存器；③在打印时先将图像数据进行 D/A 变换,再经放大后驱动视听调制器(AOM)；④激光发生器发出的连续激光束,经过整形装置调整,再经 AOM 调制,随着图像数据变强或变弱；⑤通过 AOM 的激光束经扩束器调整成适合扫描的激光束；⑥用广角发射透镜使不同角度的扫描变成水平强度均匀的扫描；⑦经过广角发射透镜的激光束,再经平面镜和扫描柱镜投射到扫描滚筒上的胶片,滚筒在高精度电机驱动下匀速转动,带动胶片精确移动,使胶片逐点逐行曝光,最终在激光胶片上形成数字图像的潜影。

二、自助打印机

随着信息化时代的高速发展、PACS 系统的普及,多种自助式服务系统应用于医学领域,逐渐被患者接受和认可,其中自助胶片打印机在医学影像科的应用,极大节约了资源,方便了患者诊断报告和胶片的领取。

自助打印机实际上是激光相机和纸制打印机融合、实现一体化管理的设备,是服务于患者的客户端,实现胶片和报告网络打印。

(一)实施自助式胶片打印/取片服务的技术基础

1. PACS 应用价值的拓展　PACS 中相关模块的开发,为胶片按需打印提供实现的可能性。

2. 相关硬件设备的成功应用(包括打印装置的小型化)。

3. 关键医学图像标准纳入国际公认的信息化 IHE 技术框架。

(二)自助打印服务的作业流程

自助打印服务的作业流程见图 6-22。

自助打印基本的流程:患者通过 PACS 登记工作站登记,获得所需的条码,然后进行检查,所获得的图像经过相应处理经医学影像设备输送到自主打印机并存储,同时获得的图像进入 PACS 服务器。诊断医师书写的诊断报告经审核后输送自主打印机,连同图像归属到同一患者等待打印。经过一定的时间,患者通过扫描条码,将胶片及诊断报告打印出来。

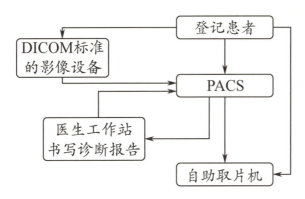

图 6-22 自助打印服务的作业流程图

（三）设备的外观及模块组成

一体化自助式打印机整机外观见图 6-23。

PACS/RIS 网络中增加一台 PC 服务器及操作系统，结合相关软件，构成 DICOM 打印服务系统。主要用于接收、存储数字图像，并进行有效归档、传送及备份；与 PACS/RIS 进行整合，使之接受打印指令，实现按需完成胶片打印。

三、医用相机的维护保养

医用相机是完成各种数字图像硬拷贝的设备，其结构精密而复杂，价格也相对昂贵。为保证其正常的运行，在使用时应严格按照说明书的要求仔细操作，并注意做好日常维护保养工作。

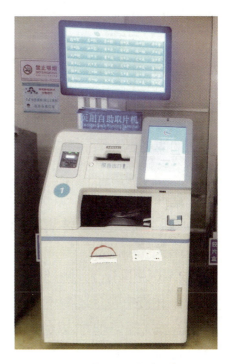

图 6-23 自助打印机外观图

（一）日常维护保养

1. 工作环境　环境温度在 18~26℃，湿度以 30%~70% 为宜，机房空气清洁度高，通风情况良好，防止胶片粘连。

2. 开、关机　严格按照正确的开、关机流程进行操作。医用相机一般应先预热 20~30min，开始打印操作。

3. 胶片使用　不同类型的胶片，其结构、性能以及成像参数有一定差异，不同类型的激光胶片不能混用或互相替代。

4. 激光发生器　是激光相机最敏感的器件，应避免频繁开关激光相机以保护激光发生器。

5. 热鼓清洗　对于有加热鼓的打印机，胶片输出区的加热鼓表面温度高达 120℃以上，片基药膜容易黏附到上面，造成胶片污染或卡片。所以，应定期清洗加热鼓，一般打印 1 万张胶片左右就需清洗一次。

6. 传输滚轴　传输滚轴长时间运行也会造成污染或位置移动,一般应半年清洗和校正一次。

7. 胶片存储　胶片的保存时间与环境温度关系很大,一般存储在 5~25℃环境温度内可保存 30 年以上。

（二）注意事项

1. 电气或机器故障只能由专业的维修人员进行维修。

2. 切勿替换或拆卸集成的安全装置。

3. 切勿遮盖通风口。

4. 不要随便给活动部件或滚轴加润滑油。

5. 进行任何维护工作前,务必关闭相机电源并从插座中拔下电源插头。

（三）表面清洁的操作流程

1. 关闭设备。

2. 从插座上拔下电源插头。

3. 用干净、柔软的湿布擦拭表面。如果需要,可使用适量的肥皂水或洗洁剂清洗,但切勿使用氨基清洁剂。清洁时要小心谨慎,切勿使任何液体进入电源线端或流入相机内部。

4. 接通并开启电源,待机器自检、加热和显示正常后使用。

（四）激光器组件清洁的操作流程

1. 关闭电源。

2. 按说明书打开激光相机。

3. 用浸有少量乙醇不起毛的软布,沿同一方向轻轻地擦拭,并不要将布抬起,切勿对激光器施加任何压力,以免造成损坏。

4. 安装好设备,开启电源。

（五）卡片处理

卡片是医用相机的易发故障。卡片时,在操作屏上一般有相应的故障提示。造成卡片的原因很多,主要有:

1. 吸盘不良或吸力不均造成卡片。

2. 传输滚轴间压力不均或位置移动,使进片后偏斜造成卡片,滚轴长时间使用发生胶片药膜或异物污染,使轴间摩擦力增大也会造成卡片。

3. 加热鼓温度过高或胶片保存环境温度过高,导致片基药膜黏附到传输滚轴上造成卡片。

4. 传感器失效或突然断电,导致传片中断造成卡片。

处理卡片时应按照操作屏的提示来进行,关闭供片盒,切断电源,打开顶盖或门板,沿胶片传输路径找到卡片位,清除已卡胶片。注意在清除加热鼓周围卡片的时候,不要触碰温度很高的加热鼓表面以免烫伤。

动态 DR

动态 DR 是一款多功能数字成像设备,在功能上同时具有数字摄影、数字透视、数字点片、图像实时回放、全身图像拼接以及自动曝光控制等,集数字化摄影、透视及血管造影于一体,实现一机多用,在临床上得到广泛的应用。传统 DR 的主要功能是摄影,得到的图像是静止的,为静态图像。而动态 DR 采用特殊技术进行图像采集,获得动态图像。采集过程:高频 X 线机连续产生 X 线,探测器连续采集穿过人体的 X 线信息,在单位时间内获得连续的多幅图像,通过计算机图像处理,形成动态图像。随着平板探测器在 DR 上的广泛使用,动态平板探测器(DFPD)技术随之成熟,并广泛应用到数字透视、DSA 设备中,也促使动态 DR 得到快速的发展。DFPD 能快速完成 X 线的接收、光电转换和图像的数字化,在较低的辐射剂量下连续曝光,得到动态的"影像链",通过计算机图像处理,得到一系列的动态图像。

本章小结

1. CR 的基本组成　包括读取装置、控制台、图像处理工作站、存储装置和影像板(IP)。IP 的基本结构由表面保护层、PSL 荧光物质层、基板和背面保护层组成,其主要作用是将 X 线信息转换为潜影。读取装置的主要作用是利用激光扫描 IP 的潜影,将模拟影像转换成数字图像。

2. DR 的基本组成　包括高频 X 线机、平板探测器、计算机图像处理器、存储器、显示器以及系统控制器。平板探测器是 DR 的核心部件,它能够将 X 线影像直接转换成数字影像,有非晶态硒和非晶态硅平板探测器。由于平板探测器的 DQE 高,成像环节少,图像质量高。

3. DSA 基本的原理　是利用减影技术,用造影像减去掩模像,得到充盈对比剂的血管像。DSA 的基本组成:X 线发生和显像系统、机械系统、影像数据采集和存储系统、计算机系统等。

4. 医用相机是各种数字图像硬拷贝的必需装备,主要有激光相机和自助打印机等设备。

思考与练习

一、名词解释

1. 密度分辨力
2. 空间分辨力

3. 量子检出效率（DQE）

4. 光激励发光

5. 减影技术

二、简答题

1. 简述 IP 的结构和成像原理。

2. 简述 CR 的基本结构。

3. 简述 DR 基本结构和工作原理。

4. 简述 DSA 的基本原理。

5. 简述激光相机的优点及基本结构。

（樊　冰　李　军）

第七章 | X线计算机体层成像设备

07章 数字资源

第一节 概 述

X线计算机体层成像设备,简称CT,它是利用X线对人体横断面扫描,通过计算机图像处理技术,显示被扫描横断面组织结构的设备。它成功地应用了计算机技术,解决了组织结构重叠的问题,并实现了图像数字化,使图像更加清晰,解剖结构关系更加明确,视觉效果更好,在很大程度上提高了病变的检出率和诊断的准确率。

一、CT 的发展简史

1917 年奥地利数学家雷当（Radon）提出了 CT 成像的数学理论，即雷当投影定理。

1963 年美国数学家柯马克（Cormack）从人体模型扫描试验中，研究出了图像重建的数学理论。

1967 年英国工程师亨斯菲尔德（Hounsfield）在研究模型识别技术时，发现 X 线从各个方向透过一个物体，并对所有这些衰减的 X 线进行测量，就可获得该物体的内部信息，并且能用图像的形式显示。经过大量试验与研究，终于在 1971 年 9 月研制出第一台 CT，并安装在英国的阿特金逊－莫利（Atkinson-Morley）医院进行临床试验，在神经放射医生阿姆布劳斯（Ambrose）的指导下，利用这台 CT 首次为一名妇女诊断出脑部囊肿，并获得了世界上第一幅头部的 CT 图像。通过试验获得了大量的 CT 临床应用数据，并为疾病的诊断提供了很大的帮助，CT 的临床试验获得成功。

1972 年 4 月亨斯菲尔德和阿姆布劳斯一起在英国放射学研究院年会上，宣读了关于 CT 的第一篇论文，并宣告 CT 正式诞生。CT 的诞生，被认为是继 1895 年伦琴发现 X 线后生物医学工程发展史上的又一里程碑，为此亨斯菲尔德和柯马克共同获得了 1979 年度的诺贝尔生理学或医学奖。

1974 年美国乔治城大学（Georgetown University）医学中心工程师兰德利（Ledley）设计出全身 CT 扫描机。1975 年全身 CT 问世，CT 的应用扩展到全身各个部位的影像学检查。

1987 年在滑环技术的基础上，由二维采样模式发展为三维采样模式，螺旋 CT 问世。

1992 年研制成功双层螺旋 CT。

1998 年多层螺旋（MSCT）CT 的诞生，使得 X 线管围绕人体旋转一圈能同时获得多层断面图像。

2004 年推出 64 排螺旋 CT（容积 CT），实现了容积数据成像。

2005 年双源 CT（DSCT）研制成功，通过两套 X 线管和两套探测器系统来采集数据，实现了单扇区的数据采集。

2008 年能谱 CT 研制成功，与常规 CT 相比，能谱 CT 最显著的特征就是提供了多种定量分析的方法与多参数成像为基础的综合诊断模式。

2014 年 10 月光谱 CT 投入使用，通过独有立体双层探测器的独特设计对 X 线进行分离，形成直接反映物质组成的图像，实现能量成像。

二、CT 的临床应用及展望

（一）CT 的临床应用

CT 主要应用于医学影像学对疾病的诊断。在影像学检查方面，CT 的检查几乎包括人体的任何一个部位或器官。CT 的临床应用主要有：

1. 常规扫描　图像密度分辨力高,细微结构可辨别,使诊断范围得到扩大。

2. 增强扫描　清晰地分辨血管的解剖结构,观察血管与病灶之间的关系以及病灶部位的血供和血流动力学的变化。

3. 穿刺活检　准确性优于透视和超声定位穿刺。

4. 定量测量　组织的 CT 值测量、心脏冠状动脉钙化积分及骨密度的测量。

5. 定性诊断　能谱 CT 能发现常规 CT 不能发现的病灶,并能够对病灶进行定性。

（二）展望

早期的 CT 发展主要是围绕着加快扫描速度、提高图像质量、简化操作、提高工作效率、缩小体积等方面。自多层螺旋 CT 发明后,人们提出了“CT 绿色革命”的概念,即使用较低的辐射剂量获得高质量的图像。随着 CT 设备不断发展,期待未来 CT 扫描速度更快、覆盖范围更大、辐射剂量更低、优化图像算法以及拓展使用功能,在保证图像质量的前提下,进入微辐射时代。目前,CT 的发展主要体现在以下几个方面:

1. 超快速度　主要包括扫描速度和提高图像重建及处理速度。扫描速度越快越能清晰地显示人体运动器官,对于心脏、外伤、急诊以及小儿的检查尤为重要。

（1）提高扫描速度:包括提高轴向扫描速度和容积扫描速度。轴向扫描速度的提高主要是利用新型电磁驱动技术（也称直接驱动技术）、超高速气动轴承和高压气流驱动来实现;而双源 CT 技术以及未来发展的三源或多源 CT 设备理论上可提高时间分辨力到 10ms 以内。容积扫描速度的提高必须依靠宽体探测器开发应用,目前 256 排、320 排 CT 就是典型宽体探测器应用的代表。

（2）提高重建和处理速度:重建速度和处理速度的提高得益于计算机技术的飞速发展。如采用并行技术、多处理器工作站,采用 SCSI 硬盘阵列存储数据,采用光缆传输、千兆网络传输等。

2. 超宽覆盖范围　增加探测器宽度,可增加机架旋转的 Z 轴探测器的覆盖率。从 1998 年双排 CT 设备开始的多排探测器技术,在短短二十几年内发展到 320 排探测器,一次扫描可覆盖 160mm,产生 640 层图像。

3. 超低辐射剂量　辐射剂量一直是制约 CT 发展的主要因素之一。宽体探测器的应用在一定程度上提高了射线利用率,降低了辐射剂量。探测器材料的更新,如宝石探测器、光子探测器的应用,基本实现了零噪声纯净成像,同时大幅降低了辐射剂量。采用大螺距提高扫描速度,迭代算法的优化有效提高图像质量,降低辐射剂量。

4. 功能　基于功能的开发,未来 CT 的发展可实现图像融合、功能成像、双能量成像以及图像后处理技术的进一步开发。

（1）图像融合:图像融合技术是利用计算机将多种影像学检查的图像信息进行数字综合处理,将多源数据进行空间配准产生全新的信息图像。目前将 CT 图像与 PET 图像相互融合后获取一种新型图像,即 PET-CT 图像。这种图像包含更多的诊断信息,病灶的定位更准确,可同时反映病灶形态结构、病理和生理的变化。

（2）功能成像:功能成像是指图像中同时反映组织器官结构以及细胞分子水平的生理功能和代谢信息,如 CT 灌注成像在显示形态学变化的同时反映生理功能的改变。

（3）能量 CT:双源 CT 的出现开拓了 CT 双能量成像的新领域。能量成像的优势在于实现物质的分离,目前临床上应用的双能量成像方法主要有 3 种。第一种是双源 CT;第二种是单源,高、低能量由高压发生器瞬间的切换;第三种是单源,改变探测器成像方式,如光谱探测器,采用"三明治"结构,不同层次分别接受高、低能量。

5. 与放射治疗设备的整合　将 CT 和直线加速器有机地连成一体,并配备特有的定位装置,使患者的体位在治疗前、后完全一致,这样可以使肿瘤的划分、治疗计划的拟定、患者的定位以及治疗情况的验证追踪等一系列措施得到更好地协调,这些工作流程在相对连续和理想的环境中得以实现。

三、各代 CT 扫描机的特点

CT 的诞生是继伦琴发现 X 线以来工程界对医学影像诊断又一划时代的贡献,此后 CT 设备与技术的发展非常迅速。CT 的发展经历了从头颅专用 CT 到高速扫描的电子束 CT 等五代,以及现在应用最多、普及最广的螺旋 CT。

（一）第一代 CT

第一代 CT 多属于头部专用机,扫描装置由 1 个 X 线管和 2~3 个闪烁探测器组成,X 线束被准直成像铅笔芯粗细的 X 线束形式,又称笔形束(pencil beam)扫描装置,X 线管和探测器围绕受检体作同步平移(translation)- 旋转(rotation)扫描运动,见图 7-1A。

具体扫描过程:①X 线管和探测器先做同步直线平移扫描,在获得 240 个投影数据后,停止平移扫描;②X 线管和探测器围绕受检体旋转一个角度(一般为 1°),然后再对同一层面进行同步直线扫描,再获得 240 个投影数据后,停止平移扫描。重复上述过程,直到 X 线管和探测器与初始位置成 180° 为止。这就是平移 - 旋转扫描方式(T-R 扫描方式)。

T-R 扫描方式的缺点是 X 线利用率低,扫描时间长,做一个层面扫描需要 4~5min,重建一幅图像的时间约 5min,易产生运动伪影。由于扫描速度慢,采集数据少,第一代 CT 只适合相对无运动的器官扫描,如头部等。

（二）第二代 CT

扫描装置由 1 个 X 线管和 3~30 个探测器组成,X 线管发出角度为 3°~30° 的扇形 X 线束,又称窄扇形束扫描装置。由于 3~30 个探测器同时接收数据,一次扫描可获得多个数据,使扫描速度加快,因此可以减少每个方向的平移次数,增大旋转角度(由 1° 增加到 3°~30°),做一个层面扫描时间可减少到 20~120s。扫描方式仍然采用平移 - 旋转扫描方式(T-R 扫描方式),见图 7-1B。与第一代 CT 最大的区别是 X 线束的形状由笔形束改为了窄扇形束。

（三）第三代 CT

1975 年问世的第三代 CT,扫描装置由 1 个 X 线管和 250~700 个探测器组成,X 线管发出角度为 30°~45° 并且能够覆盖整个受检体的宽扇形 X 线束,又称宽扇形束扫描装置。在宽扇形束扫描中,一次能覆盖整个受检体,可采集到一个方向的全部数据,不需做直线运动,只需 X 线管和探测器做同步旋转运动即可,扫描方式为宽扇形束旋转 – 旋转方式 (R–R 扫描方式),见图 7-1C。这种旋转可进行 360° 的扫描,可靠性比平移 – 旋转扫描方式高,做一个层面扫描时间可缩短到 3~5s,有效减少了运动伪影,可将检查扩大到全身,所以第三代 CT 也称全身 CT。在螺旋 CT 出现之前,是临床上使用较为广泛的一种机型。

（四）第四代 CT

扫描装置由 1 个 X 线管和 600~2 000 个探测器组成,这些探测器在扫描架内排列成静止的探测器环,X 线管发出角度为 30°~50° 的宽扇形 X 线束。扫描时探测器静止,只有 X 线管进行 360° 旋转扫描,这种扫描方式称为宽扇形束静止 (stationarity) – 旋转扫描 (S–R 扫描方式),见图 7-1D。

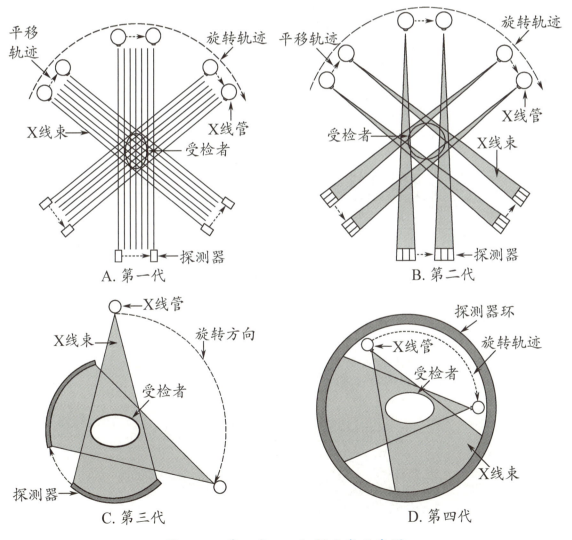

图 7-1　前四代 CT 扫描方式示意图

（五）第五代 CT

传统的第三、四代 CT 基本上能够满足全身除动态器官（如心脏、肺）以外的检查。为实现动态器官的检查，进一步提高扫描速度，出现了电子束扫描方式，称为电子束 CT（electronic beam tomography，EBT），又称为超高速 CT（ultra-fast CT，UFCT）。与常规 CT 的区别在于 X 线管和探测器之间的同步扫描运动，取而代之的是利用电子控制的非机械运动扫描，第五代 CT 采用静止－静止扫描方式（S-S 扫描方式），大大提高了扫描速度。

电子束扫描装置是由 1 个特殊制造的大型钟形 X 线管和静止排列的探测器环组成，见图 7-2。在扫描装置的一端安装电子枪，其产生的电子束经过加速、聚焦和偏转射向环状钨靶，在环状钨靶的圆周上各点产生不同方位的扇形 X 线束，经准直后投射在受检体上。在环形靶的对面有两排探测器阵列分别固定在两个分开的圆环上，圆环的半径为 67.5cm，围成 210° 的圆周，见图 7-3。第一个探测器环上有 864 个探测器，第二个探测器环上有 432 个探测器。

扫描时，电子枪发射的电子束在高压强电场中，沿 X 线管长轴方向加速运动，经聚焦成特定的焦点，利用偏转线圈使电子束按规定的角度瞬时偏转，分别轰击 4 个固定的环形

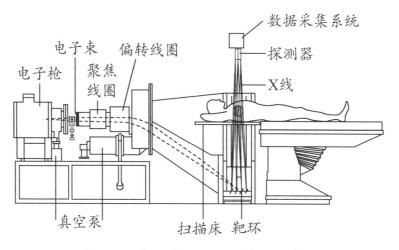

图 7-2　电子束 CT 扫描装置示意图

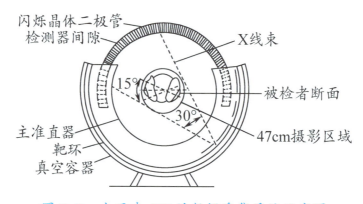

图 7-3　电子束 CT 的数据采集系统示意图

钨靶,从而获得高速旋转的X线束。由于探测器是排成两排210°的环形阵列,X线管有4个靶环,一次可进行4层扫描,扫描一次可获得8幅层面图像。

电子束CT扫描方式有3种选择。①单靶单层面扫描,这种扫描方式类似常规CT。②单靶多层面扫描,这种扫描方式类似螺旋扫描。③多靶多层面扫描方式,这是高速CT的精华,在不移动床的情况下,一次扫描出8个层面的图像仅需0.46s。这种高速扫描方式对心脏、冠状动脉以及血管的诊断研究有特殊的作用。由于时间分辨力高,减少了运动伪影、提高了对比剂的利用率和进行动态等方面的研究。

(六)螺旋CT

螺旋CT是在第三代CT的基础上发展起来的,将三代CT的往复扫描方式利用滑环技术变成单方向连续扫描方式,配合扫描床的同步位移,获得螺旋状的扫描轨迹,采用特殊的图像重建方法建立断面图像及三维图像。

螺旋CT是滑环技术和高频高压发生器应用的结果,是对三代CT的发展。目前螺旋CT从单层发展到多层,宽体探测器发展到256排、320排甚至平板探测器,在纵向扩展为二维探测器阵列,使数据采集的速度和分辨力得到大幅度的提高,同时螺旋CT在扫描速度已经实现单周小于1s,最快的单周扫描可达到0.25s,使螺旋CT的时间分辨力得到进一步提高。

第二节　CT成像原理

一、CT成像的基本原理

CT是运用扫描并采集投影值的物理技术,以X线线性衰减系数为基础,利用计算机重建技术,获得人体横断面线性衰减系数值的二维分布矩阵,从而实现建立断层解剖影像的现代医学成像技术。因此,CT图像的本质是线性衰减系数像。

X线线性衰减系数(μ)

根据物理学可知,X线与物体相互作用时,物体对入射的X线有衰减作用,即物体对X线的吸收和散射。物体对X线衰减的多少与物体的密度、原子序数及X线能量等密切相关。在CT成像中,物体对X线的吸收起主要作用,因此用图7-4分别代表X线穿过均匀介质、非均匀介质及非均介质整体的3种情况下对X线的吸收作用进行讨论,物体对X线的散射作用可以忽略。

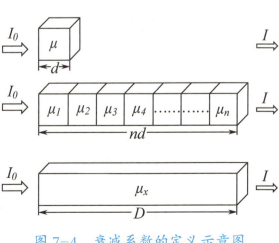

图7-4　衰减系数的定义示意图

物理实验证明,理想的单能窄束 X 线,穿过均匀介质时,X 线的衰减服从指数规律,即 X 线的衰减符合朗伯-比尔(Lambert-Beer)吸收定律。

$$I=I_0e^{-\mu d} \tag{7-1}$$

式中,I_0 是入射 X 线的强度,I 是透射 X 线的强度,μ 是均匀介质对该波长 X 线的线性衰减系数或线性吸收系数,d 是均匀介质的厚度,e 是自然对数。

从公式 7-1 中可以看出,介质的厚度 d 和线性衰减系数 μ 值越大,X 线在物质中的衰减越快,该物质对 X 线的吸收越强,反之亦然。μ 值的大小与物质的密度有关。通过数学变换可以求得物质的线性衰减系数 μ 值,见公式 7-2。

$$\mu=\frac{1}{d}\ln\frac{I_0}{I} \tag{7-2}$$

一方面,CT 扫描产生的 X 线束并非是理想的单能 X 线束,而是多能的射线谱,通过物体后的衰减并非呈指数衰减,而是既有质的改变也有量的改变,即软射线被吸收使通过物体后的硬射线所占的比例增加,从而产生射线束的硬化。在实际应用中,公式 7-1 不能简单地直接应用于 CT 多能谱的射线衰减,而只能用大致相等的方法来满足这一等式。

另一方面,人体包含各种组织,是由多种成分和不同密度的物质构成,如骨骼、软组织、肌肉等,每一种组织的线性衰减系数是不同的,公式 7-2 不能直接使用。假如 X 线束穿过的非均质物体是由若干个厚度为 d 且足够小的单元组成,则每一个单元可近似的看作是一个均质物体,见图 7-4 中间图示。假定第一段均匀介质具有线性衰减系数 μ_1,长度为 d_1,入射 X 线强度为 I_0,第一段出射线强度为 I_1,则:

$$I_1=I_0e^{-\mu_1d_1} \tag{7-3}$$

第二段出射线强度为 I_2,则:

$$I_2=I_1e^{-\mu_2d_2} \tag{7-4}$$

式中,I_1 是第二段入射 X 线的强度,I_2 是第二段透射 X 线的强度,μ_2 是第二段 X 线的线性衰减系数,d_2 是第二段均匀介质的厚度,e 是自然对数。

以此类推,对于第 n 段有:

$$I_n=I_{n-1}e^{-\mu_nd_n} \tag{7-5}$$

对于整段 nd,X 线入射强度为 I_0,出射强度为 I,可以得到:

$$I=I_0e^{-(\mu_1+\mu_2+\cdots+\mu_n)nd} \tag{7-6}$$

对上式进行变换可得到:

$$\mu_1+\mu_2+\cdots+\mu_n=\frac{1}{nd}\ln\frac{I_0}{I_n} \tag{7-7}$$

将公式 7-7 转换为:

$$\mu_x=\frac{1}{D}\ln\frac{I_0}{I} \tag{7-8}$$

由公式 7-8 和图 7-4 可以看出,如果 X 线的入射 X 线强度 I_0、透射 X 线强度 I 和物体体素的厚度 D 均为已知,那么沿着 X 线通过路径上的线性衰减系数之和

$\mu_x (\mu_1+\mu_2+\cdots\cdots+\mu_n)$就可以计算出来。但是要求解每个小单元的线性衰减系数,必须建立 n 个或 n 个以上的独立方程,这一过程可以对这些小单元从不同方向进行 X 线照射(即 CT 扫描),来获取足够的数据建立求解线性衰减系数 μ 的方程。

在 CT 成像时,如果仅测量一个方向的 X 线强度,根据公式 7-8 仅能获得被检体断面一个方向的投影。要想重建出图像质量可接受的 CT 图像,需要获得足够量的投影值,因此在断面的多个方向上进行数据采集,测量范围至少 180° 角,才能获得断面最小单元线性衰减系数值的二维分布矩阵,最终经计算机重建出断面图像。

二、CT 成像的基本过程

CT 成像的基本过程:在计算机的控制下,X 线经过准直器形成窄束 X 线穿过人体,经过人体衰减后照射到探测器,探测器将含有图像信息的 X 线信号转化为相应的电信号,经过测量电路放大,再经模/数转换器(A/D)转换为数字信号,送给计算机进行图像重建,再由数/模转换器(D/A)转化为模拟信号,最后以不同的灰阶形式在显示器上显示,见图 7-5。

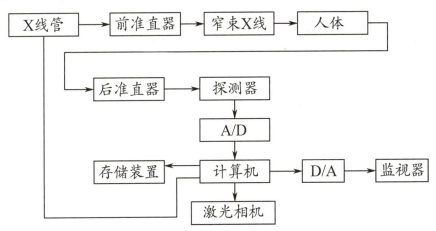

图 7-5　CT 成像基本过程流程图

第三节　CT 的基本概念与常用术语

CT 图像的本质是线性衰减系数像,其成像的方式和常规 X 线有很大的差别,有其独特的成像理论。正确理解 CT 的基本概念和常用术语对规范使用 CT 有很大的帮助。本节就 CT 的基本概念与常用术语做简要的叙述。

一、CT 的基本概念

(一)断层与解剖平面

1. 断层　是指在人体内接受检查并欲建立图像的薄层,又称体层。

2. 解剖平面　是指断层标本的表面。

（二）体素与像素

1. 体素　是指根据断层设置的厚度和矩阵的大小,能被 CT 扫描的最小体积单位。

2. 像素　又称像元,是构成图像的基本单元。它与体素相对应,体素对应的是 CT 图像的像素。

体素是一个三维概念,像素是一个二维概念,这是两者的根本区别。而体素和像素又是统一的,这是因为重建 CT 图像的核心思想就是由像素来表现体素的线性衰减系数的所有信息。

（三）扫描与投影

1. 扫描　扫描是使用 X 线束以不同的方式、按一定的顺序、沿不同的方向对已划分好体素编号的人体断层进行投照,并用高灵敏度探测器接收穿过体素阵列后的 X 线强度。

2. 投影　穿透人体断层面经过衰减后的 X 线强度称为投影,投影的数值称为投影值,投影值的分布称为投影函数。

（四）原始数据

CT 扫描后由探测器接收到的信号,经模 / 数转换、预处理后传送给计算机未经过任何处理的数据称为原始数据。

（五）矩阵

矩阵是一个数学的概念,它表示横成行、纵成列的二维阵列,分为采集矩阵和显示矩阵。矩阵的大小直接影响图像的质量,扫描野相同,矩阵越大,像素越多,图像质量越好。采集数据使用的矩阵,称为采集矩阵,一般为 512×512、$1\,024 \times 1\,024$。CT 图像重建后用于显示的矩阵称为显示矩阵,一般显示矩阵不能小于重建矩阵,矩阵的大小决定了 CT 图像的空间分辨力。

（六）重建函数核

重建函数核又称为重建滤波器、滤波函数,它决定图像的分辨力、噪声等,重建函数核可以理解为根据不同检查部位的需要而选择的图像重建模式。在 CT 临床检查中,可供 CT 图像处理选择的滤波函数一般可分为高分辨力、标准和软组织 3 种模式,除这 3 种模式外还有超高分辨力和精细模式等。

二、CT 的常用术语

（一）扫描时间和周期时间

1. 扫描时间　是指完成某一断层数据采集,X 线束扫描所需要的时间。普及型全身 CT 的扫描时间一般在 3~5s,目前螺旋 CT 最快的扫描时间约为 0.25s。减少扫描时间可缩短患者的检查时间,提高检查效率和有效减少运动伪影。

2. 周期时间　是指从开始扫描、图像重建到图像显示所需要的时间。

（二）扫描范围和层厚

1. 扫描范围　是指 CT 扫描人体的最大范围。

2. 层厚　是指断层的厚度。层厚的大小直接影响 CT 图像的空间分辨力和密度分辨力。层厚越薄,空间分辨力越高但密度分辨力越低,反之,层厚越厚,密度分辨力越高而空间分辨力越低。

（三）图像重建和重建时间

1. 图像重建　原始数据经计算机采用特定的算法处理,得到用于诊断的横断面图像,该处理方法或过程称为重建或图像重建。

2. 重建时间　计算机的阵列处理器将扫描的原始数据重建成图像所需的时间。缩短重建时间可减少检查时间,提高效率,但与运动伪影无关。重建时间的长短与被重建的图像矩阵大小有关,矩阵越大所需重建时间长;重建时间还与阵列处理器的运算速度和计算机内存容量大小有关。

（四）图像噪声和伪影

1. 图像噪声　图像噪声是单位体积(体素)之间光子量不均衡,导致采样过程中受到某些干扰正常信号的信息,图像上表现为均匀性差,呈颗粒性,密度分辨力明显下降。

2. 伪影　也称伪像,它是指在重建图像过程中,所有不同类型的随机干扰和其他非随机干扰在图像上的表现,它对应的是人体中根本不存在的组织或病灶的图像。伪影主要有运动伪影和高密度伪影,在图像上表现为粗细不等、黑白相间的条状伪影和叉状伪影。图像噪声不是伪影。

（五）时间分辨力

时间分辨力是指成像设备对运动器官成像的能力,又称动态分辨力。时间分辨力越高对运动器官的成像越清晰。X 线球管的旋转速度直接决定时间分辨力,X 线管旋转一周时间越短,时间分辨力越高。

（六）部分容积效应和周围间隙现象

1. 部分容积效应　图像上各个像素的 CT 值代表的是相应体素的平均 CT 值,因此当同一扫描层内有两种或两种以上不同密度的组织相互重叠时,所测得的 CT 值不能如实的反映该层面内任何一种组织的真实 CT 值,而是这些组织的平均 CT 值,这种现象称为部分容积效应。部分容积效应在图像上产生部分容积伪影,伪影的形状可因物体的不同而有所不同,一般在图像重建后图像上可见条形、环形或大片干扰的伪影。最常见和典型的现象是在头颅横断面扫描时颞部出现条纹状伪影,又称为 Houndsfield 伪影。

2. 周围间隙现象　在一个断层内有密度不同且与断层面垂直的两个相邻物体,不能准确地测得两物体相邻边缘的 CT 值,在图像上表现为两个相邻物体的分界分辨不清。由于 X 线的线性衰减系数吸收差引起的 CT 值改变而导致图像失真的现象,称为周围间隙现象,其本质就是部分容积效应。

第四节　CT 的基本组成

CT 扫描机依据图像形成过程,主要由三大系统组成:①扫描系统(又称为成像系统);②计算机与图像重建系统;③图像显示与存储系统。CT 的基本构成见图 7-6,CT 实物外观见图 7-7。

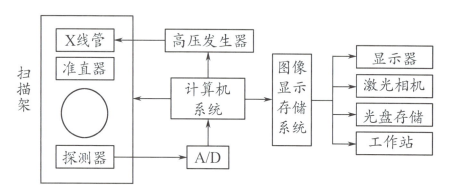

图 7-6　CT 的基本构成方框图

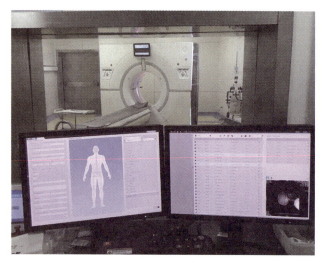

操作台

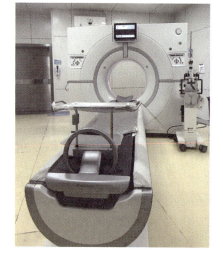

扫描装置

图 7-7　CT 扫描机

一、扫 描 系 统

扫描系统的作用是产生 X 线和采集重建图像所需的原始数据。由 X 线发生装置、准直器(collimator)、滤过器(filter)、探测器(detector)、数据采集系统(data acquisition system, DAS)、扫描机架和扫描床等组成,见图 7-8。

(一)X 线发生装置

X 线发生装置主要包括 X 线管装置和高压发生装置。它是扫描系统的重要组成部

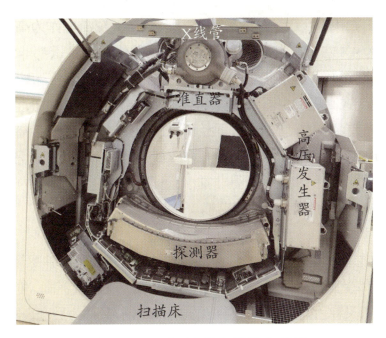

图 7-8　CT 扫描系统结构实物图

分,与 X 线机的 X 线发生装置基本相同,但对其结构性能、X 线辐射强度以及稳定性要求更高,以减少数据采集误差。

1. X 线管装置　CT 用 X 线管基本结构与诊断用 X 线机使用的 X 线管基本相同,也分为固定阳极 X 线管、旋转阳极 X 线管和其他特殊 X 线管。第一、二代 CT 对 X 线管瞬时功率要求不高,故选用固定阳极 X 线管就可基本满足要求;第三、四代 CT 则不同,尤其是螺旋 CT,X 线管在大功率情况下长时间连续扫描,因此必须选用大功率的旋转阳极 X 线管。为了保证 X 线管具有的足够的热容量和更快的散热率,多层螺旋 CT 使用一些特殊的 X 线管,如金属陶瓷旋转阳极 X 线管、电子束控 X 线管等,同时采用了旋转阳极液态轴承、飞焦点等先进技术来提高 X 线管的使用寿命。

为了提高 X 线管的阳极散热率,现代 CT 扫描机常将 X 线管管套与油循环、风冷却的热交换器组合成一体,放入扫描机架内,阳极散热率可达 1~1.5MHU/min,见图 7-9。

2. 高压发生装置　CT 用高压发生装置的结构与 X 线机的基本相同,主要由高压变压器、灯丝变压器和高压整流装置等组成。

CT 对高压(管电压)的稳定度要求非

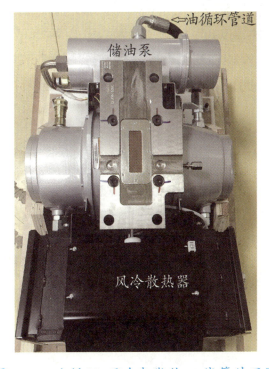

图 7-9　油循环、风冷却散热 X 线管外观图

常高。早期 CT 多采用三相工频高压发生器,用三相工频交流电作为高压电源,产生直流高压的脉动范围为 4% 左右。由于工频高压发生器的体积和重量都非常大,只能放置在扫描机架的外面,高压及灯丝加热电压通过高压电缆输送,因此三相工频高压发生器多见于三代 CT。逆变式高压发生器于 20 世纪 80 年代起开始用于 CT,它是将工频电源经过整流滤波后变为数百伏的直流电源,再经直流逆变,转换为高频交流电,然后输送给高压变压器初级。逆变式高压变压器产生的直流高压波形十分平稳,电压波动范围可低于 1%,同时高压发生器的体积和重量变得非常小,可以安装在扫描机架内部,为滑环技术在 CT 中的应用、螺旋扫描的诞生奠定了基础。

(二)准直器

CT 准直器的主要作用是限制 X 线束只能进入感兴趣区域,并尽量减少散射线进入探测器,以降低人体受照剂量和提高图像质量。按照所在位置不同,准直器可分为两种。①X 线管端准直器,又称为前准直器;②探测器端准直器,又称为后准直器。前准直器用于控制 X 线束在人体长轴方向上的宽度,从而控制横断面成像的扫描层面厚度,即层厚。后准直器有很多狭缝,每个狭缝对准一个探测器,使探测器只接收垂直射入探测器的 X 线,以减少散射线的干扰。为了有效地利用 X 线,探测器孔径宽度要略大于后准直器狭缝宽度。前后准直器必须精确对准,否则会产生条形伪影。准直器一般用铅或含少量锑、铋的铅合金等材料制成,见图 7-10。

(三)滤过器

CT 中使用滤过器的目的:①吸收波长较长的(低能)X 线,优化射线的能谱,减少患者的照射剂量,使 X 线束的平均能量增大,X 线质变"硬";②减少人体射线的辐射剂量;③使用合理形状的滤过器,使穿过滤过器和人体的 X 线束能量分布达到均匀硬化。由于人体横断面类似于椭圆形,中心 X 线穿透厚度大,边缘 X 线穿透厚度小,信号强度反差大,X 线强度也不均匀,这些变化是探测器无法检测到的,因此,在 X 线管和探测器之间,增设了 CT 专用的滤过器,形状一般设计成楔形或蝶形,见图 7-11。

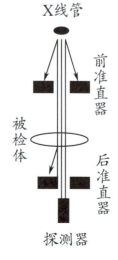

图 7-10　准直器的位置示意图

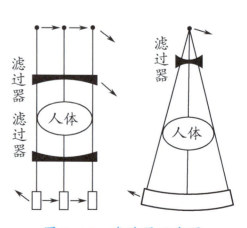

图 7-11　滤过器示意图

（四）探测器

探测器是将 X 线能量转换为电信号的装置,是由许多性能相同的小探测器单元排列而成的阵列,又称为探测器阵列。每一个探测器单元对应一束 X 线,并将该束 X 线的辐射强度转换成一定大小的电信号。如果有 N 个探测器单元,那么一次就可同时获得 N 个电信号(投影值),目前 $N \geqslant 512$。

1. 探测器的特性　为了保证图像质量,探测器必须具有很高的探测效率、较短的响应时间、较高的稳定性,其次准确性和一致性也是其重要特性之一。

（1）效率:是指探测器对 X 线光子的俘获能力、吸收能力和转变为电信号的能力,通常用照射到探测器上并形成电信号的光子的百分率来表示。影响探测器效率的因素有俘获效率和吸收效率。

俘获效率是指探测器能获得穿过人体的 X 线光子的能力。因为对落在两探测器之间的 X 线光子,探测器是无法计数的,所以,俘获效率 = 探测器的窗口宽度 /(探测器的窗口宽度 + 相邻两探测器之间的间隔)。

吸收效率是指辐射进入探测器并被吸收的 X 线光子的百分率。它与探测器组成物质的原子序数、密度、探测器表面层的厚度及其自身的厚度有关,也与入射 X 线光子的能量有关。

探测器的效率是俘获效率和吸收效率的乘积。在理想情况下,探测器效率应该为100%,也就是说它可以俘获全部 X 线束能量,这可使曝光量减小,降低人体的受照剂量,实际的探测器效率为 50%~90%。探测器效率越高,在一定图像质量水平的前提下人体接受的辐射剂量越小。

（2）响应时间:指探测器探测到一个信号恢复到能探测下一个信号所需的时间。探测器的响应时间应当非常短,以避免余辉或信号堆积等问题的出现。

（3）稳定性:指从某一瞬时到另一瞬时探测器的一致性和还原性。在 CT 中,探测器需经常进行校准以保证其稳定性。

（4）准确性:由于人体软组织及病理变化所致线性衰减系数的变化是很小的,因此,穿过人体的 X 线强度也只引起很小的变化。如果探测器对线性衰减系数的测量不够准确,测量中的小误差可能被误认为信号的变化。另一方面,对于探测器还要求其线性地转换信号,即入射 X 线强度与探测器的输出信号成正比关系,这样才能够较好、较快地获得成像数据。

（5）一致性:除第一代 CT 外,其余各代 CT 均采用由多个探测器单元组成的探测器阵列。为了得到可以对比的检测数据,要求各探测器单元具有一致性,即对于相同的 X 线输入,各探测器单元的输出应相同。各探测器单元的不一致所获得的检测数据不能正确地表示 X 线与成像物体之间的对应关系,将使影像上出现伪影。

除上述 5 项特性外,通常还要求探测器具有较大的动态范围。动态范围是指探测器能够测量到的最大信号与能够识别的最小信号之比,通常可达 $10^6:1$。

2. 探测器的类型　探测器将 X 线能量转换为电信号有两种基本方式。一种是将 X 线能量转变为可见的荧光信号,再将光信号转变为电信号,这类探测器称为固体探测器,见图7-12A。另一种是直接将 X 线能量转换为电能,这类探测器称为气体电离探测器,见图7-12B。

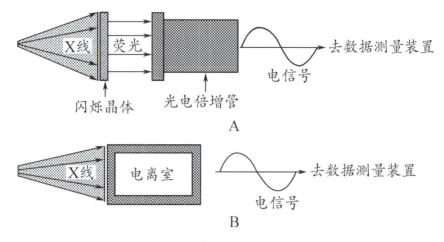

图 7-12　两类探测器的换能方式

（1）固体探测器:固体探测器是由闪烁晶体和与其耦合的光电倍增管组成,因此也称闪烁探测器。闪烁晶体接受 X 线照射后发出强度正比于入射 X 线强度的荧光,该荧光经过光电转换单元转换为电信号。

光电倍增管式闪烁探测器应用较早。光电倍增管是一种电真空器件,直径为25~30mm,截面为圆形或六角形,见图7-13。光电倍增管广泛用于检测紫外光、可见光和近红外光能量,它具有灵敏度高、噪声小、线性好、工作频率范围宽、放大倍数高、光谱响应范围宽、稳定性好和工作电压范围宽等优点。光电倍增管内部有一个光电阴极 K、一个聚焦极 D、多个倍增极 D_1、D_2……和一个阳极 A。光电阴极是光电转换的关键部件,它具有产生光电效应的性能,接受光子而释放出光电子;倍增极由能够发射二次电子的固体材料组成,它对光电阴极发射来的光电子数目大约可增加 100 万倍;阳极是最后收集电子并输出电信号的电极。光电倍增管使用时阳极通过高电阻接地,光电阴极接 $-2\,000 \sim -700\text{V}$ 的负高压,各倍增极由高压直流电源通过分压电阻给出一级比一级高的电压。

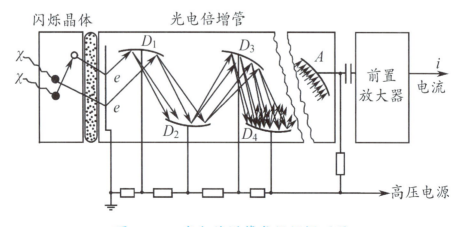

图 7-13　光电倍增管式闪烁探测器

固体探测器闪烁晶体的材料：早期的固体探测器闪烁晶体使用铊激活的碘化钠（NaI）晶体耦合光电倍增管。由于余辉问题和 NaI 晶体的动态范围有限，而且对温度要求非常高，且极易受潮分解的缺点，逐渐被锗酸铋（$Bi_4Ge_3O_{12}$，BGO）代替。BGO 具有残光少，转换效率高，易加工不易潮解，不易老化，性能稳定等优点，因而被广泛采用。目前带有光电倍增管的闪烁探测器被带有固态光电二极管放大器的闪烁晶体探测器所替代。

用掺有稀土材料的透明光学陶瓷来代替传统的闪烁晶体，与光电二极管配合构成的探测器称为稀土陶瓷探测器，其特点：①X 线利用率达 99%；②光电转换率高；③与光电二极管的响应范围匹配好；④余辉小；⑤稳定性高；⑥容易进行较小分割制作成密集探测器阵列。目前稀土陶瓷探测器在多层螺旋 CT 中应用比较广泛。

在高档多层螺旋 CT 中，探测器的材料还采用人造宝石分子材料，使用该类探测器的 CT 通常称为"宝石 CT"。宝石探测器主要应用在能谱扫描技术中，在物质分离、微小病灶的检出、低辐射剂量、高清图像及消除金属伪影等方面有很大的优势。

（2）气体电离探测器：这类探测器的工作原理是基于电离作用，主要应用在第三代 CT。气体电离探测器由一系列单独的气体电离室组成，电离室由钨板分隔开，每个电离室内部都充有惰性气体（通常用氙气），且有正、负极板。当 X 线进入电离室时，气体被电离，产生正、负离子。正离子向带有负电荷的极板移动，而负离子受到正极板的吸引也进行移动，这种离子移动形成了一个很弱的信号电流，电流的大小直接与吸收的 X 线光子数有关。

气体电离式探测器最大的优点是具有很好的稳定性和较短的响应时间，而且消除了余辉的影响，但需要恒温来保持气压的稳定，需要高 mAs 来获得足够强的信号。目前在多层螺旋 CT 中基本不再使用此类探测器。

（五）数据采集系统

数据采集系统位于探测器阵列和计算机之间，主要由前置放大器、对数放大器、积分放大器、多路转换器、A/D 转换器、接口电路等构成。它的主要任务是将探测器阵列输出的微弱信号，经前置放大器放大后，再经 A/D 转换器转换成计算机可以识别的数字信号，由接口电路输送到计算机进行重建图像。数据处理装置的构成见图 7-14。

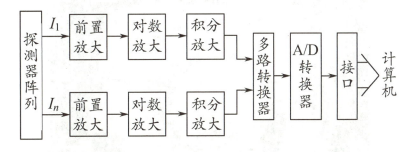

图 7-14 数据处理装置构成框图

1. 前置放大器 将探测器输出的信号进行预先放大。

2. 对数放大器 对入射 X 线强度和透射 X 线强度进行对数换算。

3. 模拟 / 数字转换器（A/D 转换器） 将模拟信号转换成二进制的数字信号。

4. 数字数据传输　采用光导纤维进行数据传输。

（六）扫描机架

扫描机架也称机架,外形尺寸因生产厂家不同而有所差异,但内部结构大同小异,在设计时都希望尽量缩小体积。扫描机架由两部分组成,一是旋转部分,上面装有 X 线管装置、滤过器、准直器、探测器阵列、数据采集系统及其控制系统。在螺旋 CT 中,旋转架上还装有滑环,采用低压滑环技术时,机架上还装有高压发生器。二是机架的固定部分,主要由扫描架底座、旋转控制电机及其伺服系统、机架主控电路板等组成。扫描机架结构示意图见图 7-15,扫描机架内部结构实物见图 7-16。扫描时,旋转电机旋转方向为顺时针(螺旋 CT),其中包括启动过程、采样过程和减速刹车过程。

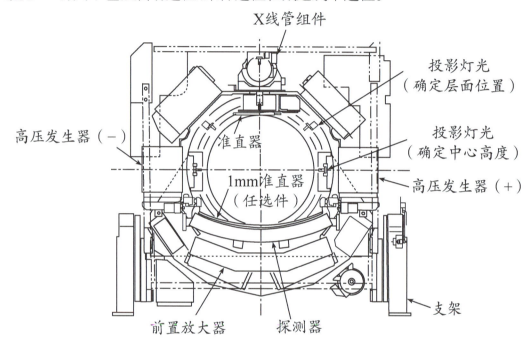

图 7-15　扫描机架结构示意图

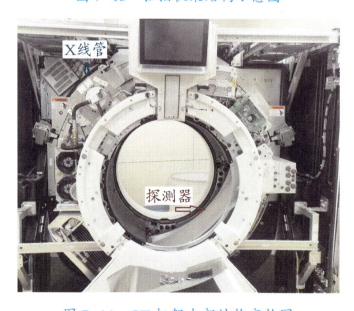

图 7-16　CT 机架内部结构实物图

在机架中央有一贯穿机架前后的孔,称为扫描孔,借助于安装在扫描孔中的激光定位装置对患者进行扫描定位。CT扫描孔的孔径多数在70cm,大孔径CT的扫描孔可达80cm,这样可以使CT操作者能从机架的前面和后面接近患者,方便进行扫描定位,并可以在危急情况下为患者提供帮助。

多数CT机架能够做偏离垂直平面的前后倾斜,以满足不同患者进行不同部位检查的需要,可倾斜的角度,随着CT机型号的不同而不同,通常在 ±20° 与 ±30° 之间。

(七)扫描床

扫描床是用于扫描时按计划将患者输送到一定扫描位置,并使预定层面定位于扫描平面的装置。扫描床由床面和底座构成,在任何CT检查中,床面垂直方向和水平方向的运动是必不可少的,垂直方向的运动提供患者方便的上床和下床,这对老年患者、受伤患者和儿科患者尤其显得必要;水平方向的运动可以使患者从头部一直扫描到下肢。扫描床的外观见图7-17。

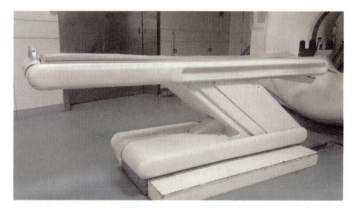

图 7-17 CT 扫描床外观图

1. 床面材料 通常由碳纤维增强塑料制成,因为它们对X线吸收少,有很好的振动阻尼和满足超重患者需要的强度。

2. 床面承重 要求达200kg。

3. 床面行程 要求有较大的活动范围,一般200cm。

4. 扫描范围 一般要求在132~162cm(包括头部支架)。

5. 定位精度 要求床面的定位精度达 ±0.25mm,以保证扫描层定位准确、重复性好。

6. 垂直高度 为便于患者上下床,要求扫描床具有升降功能,活动范围在35~105cm。

7. 底座 起支撑固定作用,内置有机械和电器部件,用以推动床面移动。

二、计算机与图像重建系统

CT扫描机的整个系统是由计算机来管理的,通常选用通用计算机(又称主控计算机)结合相应的功能软件来执行系统管理、任务分配和外设控制等任务。同时,采用专用计算机（又称阵列处理机）来执行图像重建和处理的任务。阵列处理机与主控计算机相连，本身不能独立工作，而是在主控计算机的控制下，进行图像重建和处理。

（一）主要功能

计算机系统在 CT 扫描机中的功能有：

1. 控制和监视整个系统的运行　当操作者选用适当的扫描参数及启动扫描之后，CT 就在计算机的控制下运行。计算机协调并安排扫描期间各种事件的发生顺序和时间，其中包括 X 线管和探测器在适当时间开和关、传递数据以及系统操作的监控等，接受初始参数、执行扫描床及扫描架的操作并监视这些操作以保证所有的数据相符合。

2. 图像重建　一幅图像的重建需要数百万次的数学运算，这些数学运算由计算机完成。完成图像重建功能的单元称为快速重建单元。

3. 图像处理　一幅 CT 图像由十几万个像素组成，每一个像素具有一个数值，这些数值转换成灰度编码，计算机必须能控制、分析、修改这些数值以提供更有用的可见信息，包括放大倍数、测量面积距离等，从 CT 图像中建立直方图、剖面图等。

4. 故障诊断和分析　目前许多 CT 已经实现简单故障的自我诊断，并给出诊断结果。有许多厂家还实现了与维修中心的远程诊断，维修中心可通过互联网直接对设备进行诊断和故障排除等。

（二）基本结构与特点

计算机系统和图像重建技术随着计算机技术的发展而快速发展，从早期的小型计算机如 PDP-11/44、Micro VAX-Ⅱ 等计算机系统，发展到了现在的快速微型计算机系统，其发展的根本原因是计算机的数据处理能力和运行速度的大幅度提高，见图 7-18。

1. 控制部分　完成扫描控制和数据采集控制。

2. 图像重建单元　完成图像的重建运算。

3. 图像显示　完成图像数据的缓存与图像的显示。

4. 数据存储　完成原始数据和图像数据的存储。

CT 计算机系统的特点：①具有足够大的内存空间，能够满足大量原始数据的处理、操作与管理程序运行的存储空间需求；②具有大容量运算能力，能够完成图像数据的卷积运算、反投影运算及图像的后处理运算；③运算精度高，对采集到的投影数据处理有较高的精度，保证重建图像的质量；④运算速度快，能够快速重建图像，满足图像的实时性要求；⑤控制效率高，能够高效地完成对成像过程的各个环节的控制；⑥具有一定的通用性，能够较好地与外围设备进行通讯，如激光相机、RIS 系统、PACS 系统等；⑦具有较高的性价比。

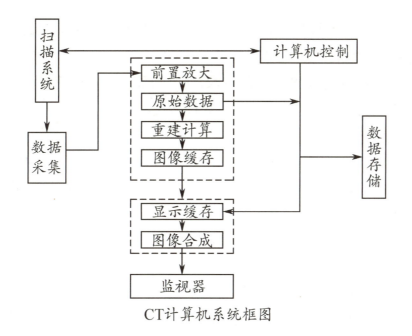

CT计算机系统框图

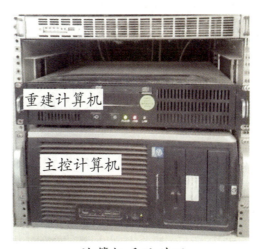

计算机系统外观

图 7-18　CT 计算机系统

（三）图像重建单元

图像重建单元又称快速重建单元（FRU），采用专用计算机（阵列处理机）来执行图像重建和处理任务。阵列处理机与主计算机相连，其本身不能独立工作，在主计算机的控制下，它接收探测器或磁盘传来的原始数据，进行预处理和图像重建，然后将图像数据输送主控计算机存储。

1. 重建矩阵　重建图像时使用的矩阵，它和重建范围共同决定像素大小，影响图像的空间分辨力。常见重建矩阵有 512×512、1 024×1 024 等。

2. 重建时间　是指阵列处理机使用采集数据重建出一幅 CT 图像需要的时间。重建时间与重建矩阵大小、处理器的主频及内存配置有关。标准轴扫描和螺旋扫描的重建时间不同。重建时间短，可以及时看到扫描图像，便于随时进行相关处理。

（四）计算机控制单元

计算机控制单元主要是对扫描进行控制,由它分别对高压发生器和数据采集系统、图像重建、扫描机架、扫描床等部件的控制。

CT 的计算机结构采用多通道处理技术,其目的是提高处理速度和运算能力。具体的有串行处理方式、并行处理方式和分布式处理方式。

（五）软件系统

随着 CT 扫描技术的不断发展,用于 CT 的软件越来越多,使自动化程度越来越高,操作越来越方便。目前用于 CT 的软件可以分为两类:系统软件(基本功能软件)和应用软件(专用功能软件)。

1. 系统软件　是指各类 CT 都具有的扫描功能、诊断功能、显示和记录功能、图像处理功能及故障诊断功能等软件,它形成了一个以管理程序为核心,能调度几个互相独立软件的系统。管理程序和各独立软件的联系方式有 3 种。

（1）人机对话方式:由操作者通过控制台或终端输入信息或命令,管理程序接到这些指令,便调用相应的功能软件。值得指出的是在现代 CT 扫描机中,操作者可以用键盘鼠标对话,也可以用触摸显示器屏幕来对话。

（2）条件联系方式:某个程序在运行过程中,发出一个命令信息,可以要求管理程序调度相应的软件进行工作。

（3）返回处理方式:某个程序在执行过程中发生错误后,把错误信息反馈给管理程序,由其统一处理。

2. 应用软件　应用软件多种多样,并在不断开发,其不断地改进和更新在一定程度上取代了扫描方式的发展。应用软件主要有:

（1）动态扫描软件:其工作方式是在选定了扫描的起始位置、终止位置、层厚、层间距和其他一切必要的扫描技术参数后,整个扫描过程自动逐步进行。这一功能对患者注射对比剂后,需在限定时间内完成整个检查是非常必要的。

（2）快速连续扫描软件:其功能是对某一感兴趣区域自动做多次快速扫描,它可以与心电图配合,用来研究心脏扫描部位随时间变化的情况。

（3）定位扫描软件:其功能是在所希望的角度上固定 X 线管和探测器,然后在患者检查床自动送入的同时进行曝光,得到所需的定位扫描像。

（4）目标扫描软件:其功能是仅对感兴趣区的层面进行薄层扫描,其他区域采取较大厚度、层间距或层间隔扫描。

（5）平滑过滤软件:其功能是使所有相邻的不同组织界面得到平滑过滤,产生平均 CT 值,有效地提高相邻区域间的对比。

（6）三维图像重建软件:其功能是在薄层连续重叠扫描或螺旋扫描的基础上重建出三维立体图像。

（7）高分辨力 CT 软件:用于对肺部弥漫性间质病变和结节病变检查。

（8）定量骨密度测定软件：用于对骨矿物质的定量测定。

（9）氙气增强 CT 扫描软件：用氙气作增强剂来测量脑血流量。

（10）心电门控扫描软件：用于心脏 CT 增强扫描。

三、图像显示与存储系统

由计算机和图像重建系统提供的数字图像，可以通过 D/A 转换，显示在显示器上供医生诊断，也可以直接存储在磁性载体上供以后需要时调用。为了完成上述任务，CT 配置了图像显示与存储系统。

（一）图像显示系统

CT 图像的显示是由显示器来完成的，显示器分为黑白显示器、彩色显示器和液晶显示器等。通常图像以不同的灰度等级显示，常用的有 15" 普通显示器，它以 512×512 显示矩阵和 256 级灰度标尺来显示，每个像素用 16 位显示图像，用 8 位显示游标、字符和覆盖层。目前常用高分辨力大屏幕液晶显示器，它以 1 280×1 024 显示矩阵来显示。

（二）图像存储系统

CT 图像是以数字数据的形式来存储，数字图像以二维像素矩阵的方式存储，每个像素点表示为决定其灰阶大小的二进制数。

CT 中使用的存储装置有磁带、磁盘、数字录像带、光盘和光带等。目前常用的存储设备是光盘（DVD 或 CD），采用这种存储方式有许多优点，如可以方便地进行图像处理和图像转换，减少图像丢失的可能性，缩小图像归档所占的空间。目前 PACS 图像服务器具有海量存储，是最佳的图像存储方式。

第五节　螺旋 CT

一、概　　述

螺旋 CT 是在滑环技术基础上开发的一种新的扫描技术，分为单层螺旋 CT 和多层螺旋 CT（MSCT）。多层螺旋 CT 是在单层螺旋 CT 的基础上发展起来的，所以在多层螺旋 CT 系列中，单层螺旋 CT 是基础。

（一）螺旋 CT 扫描的基本原理及优点

1. 基本原理　螺旋 CT 扫描与常规 CT 扫描最大的区别在于数据的采集方式不同。

（1）常规 CT 扫描的原理：扫描床静止不动，X 线管围绕人体旋转一周对一个层面进行扫描，产生一组数据并得到一幅图像。为得到下一个层面的数据，扫描床需沿 Z 轴方向或人体长轴移动一段距离后停止运动，在扫描床移动的过程中，X 线管回到起始位置,然后X线管再次围绕人体旋转再次扫描一个层面。X线束在扫描层面的照射轨迹是闭合的圆,这种扫描方式称为逐层扫描或者序列扫描。

（2）螺旋CT扫描的原理:X线管围绕人体朝一个方向连续旋转,与此同时,承托人体的扫描床匀速地向机架扫描孔内推进(或匀速地离开扫描孔),这样X线束在人体扫描部位的照射轨迹是螺旋状的,称为螺旋扫描,见图7-19。螺旋扫描是采集人体组织连续的容积数据而不是一层的数据,也称容积扫描。

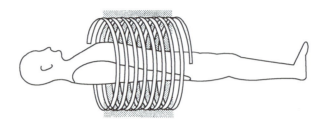

图 7-19　螺旋扫描示意图

2. 螺旋扫描的优点　螺旋CT扫描与常规CT扫描相比,主要优点:①提高了扫描速度,整个器官或一个部位一次屏气下完成,不会产生病灶的遗漏,并减少了运动伪影;②快速无间隔扫描可以充分发挥对比剂的对比增强作用,几乎可使全部扫描都在增强高峰期完成,不但能获得最佳增强效果,还可减少对比剂用量,提高了造影剂的利用率;③可任意、回顾性重建、无层间隔大小的约束和重建次数的约束;④连续扫描和连续采集获得容积数据,减少了采集数据上的遗漏,对薄层数据进行图像后处理,可以获得二维和三维重建图像;⑤为医学影像人工智能系统提供丰富的图像数据,实现了计算机辅助诊断。

（二）螺旋扫描的常用参数

1. 一般参数　螺旋扫描的有关参数见图7-20。①数据采集:单次螺旋扫描中被扫描的整个体积数据。②周数:一次数据采集中X线管的旋转次数。③层厚:断层的厚度,

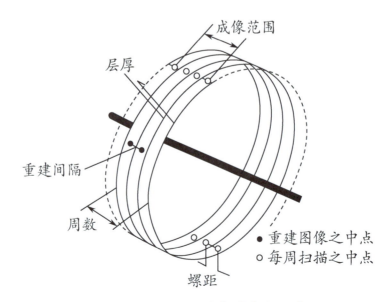

图 7-20　螺旋扫描的有关参数示意图

由前准直器设定的 X 线束的宽度决定。④成像范围：也称重建范围，指一次数据采集中成像的第一层面中心点与成像的最后一层中心点之间的距离。⑤重建间隔：也称成像间隔，指在重建的相邻两层断面中心点间的距离。

2. 螺距（pitch） 是指扫描机架旋转一周（360°）进床距离与照射探测器的 X 线束厚度之比，单层螺旋 CT 的 X 线束厚度等于探测器准直宽度，即等于采集层厚宽度。

螺距的计算公式： $P=S\ (mm)\ /D\ (mm)$ （7-9）

其中，P：螺距；S：扫描架旋转一周 360° 进床距离；D：X 线束厚度。

螺距决定容积覆盖速度，影响图像质量。扫描范围确定后，其他扫描参数不变，增加螺距时，完成容积扫描的时间缩短，但获得的容积体积不发生变化，图像质量将会受到影响。在实际应用中应从扫描范围、扫描时间及图像质量 3 个方面考虑，合理地应用螺距。如，$P=0$ 时，也相当于常规 CT 的扫描；$P=0.5$ 时，扫描一圈床移动距离等于扫描线束宽度的一半，相邻螺线圈有重叠，且用于重建的断层也有重叠；$P=1$ 时，扫描一圈床移动的距离等于扫描线束宽度；$P=2$ 时，扫描一圈床移动的距离等于扫描线束宽度的 2 倍。

3. 螺旋插值 螺旋 CT 采集数据的过程中因人体随扫描床的不断移动，采集到的数据不是同一断层上的数据，而是螺旋数据。为了得到同一断层的数据重建一幅断层图像，就必须根据前后断层的螺旋数据，通过某种加权计算，即螺旋内插的办法来获得重建所需要的采样数据，这种在欲重建图像所对应的同一断层内进行内插数据的方法称为螺旋内插法。

螺旋插值是在靠近欲重建断层图像的邻近螺旋线之间进行的，根据邻近螺旋线上采样点与断层面相应点的分布，并用特定的函数进行一定的运算，运算的结果来补充欲重建断层图像上缺少的采样值。这样的采样值并非实测的投影数据，而是建立投影数据的方法，最终重建出一幅完整的断面图像，完成螺旋插值运算功能的部件称为螺旋内插器。

通常采用 3 种不同的螺旋内插器：标准型、清晰型和超清晰型。螺旋内插的实质是给螺旋数据分段的加权，作为一种建立数据的方法，这些数据就像在感兴趣区的位置上进行轴向扫描得到的，对选定位置，投影数据加权后产生横断数据，每个横断数据被限定在 360° 的数据组，由此重建图像。

4. 纵向分辨力 又称为 Z 轴分辨力，常规 CT 图像质量参数主要由空间分辨力和密度分辨力表示，在螺旋 CT 扫描方式出现后，出现了一个应用上的新概念，即纵向分辨力。

纵向分辨力是指扫描床移动方向或人体长轴方向的图像分辨力，它表示螺旋 CT 二维、三维成像的能力。在螺旋扫描中，纵向分辨力与层厚有直接的关系，螺距及螺旋内插器合理的选择也是提高纵向分辨力有效途径。

5. 回顾性重建 螺旋 CT 一个重要的特征是回顾性重建。回顾性重建是指收集到的螺旋扫描原始数据，由于其容积数据的特征，可以脱离螺距的限制在任何位置上进行多种层厚图像的重建，此时对螺旋扫描数据的利用是有重叠的。回顾性重建时，不仅层厚可以重新选择，成像间隔等相应参数均可以重新选择，而且不受重建次数的约束。

二、螺旋扫描装置

（一）滑环技术

螺旋扫描得以实现,关键是采用了滑环技术。常规 CT 的 X 线管系统的供电和数据传递均由电缆完成。在扫描时,由于电缆易缠绕,并发生拉伸和绞合,因此 X 线管在机架内只能做往复运动,不能向一个方向连续旋转,明显影响了扫描速度的提高,获取数据的范围也受到限制。20 世纪 70 年代出现的滑环技术,运用封闭滑环和电刷代替供电电缆和数据传输电缆,解决了上述问题。

滑环是用一个圆形宽带状封闭的铜条制成的同心环和一个电刷代替电缆的一种导电结构。采用优质材料制成的滑环与扫描系统结合在一起,组成旋转部件,静止部分则利用优质电刷与旋转的滑环紧密连接,实现动、静两部分的电路连接,如此就完全取消了电缆连接。旋转部件可连续旋转,消除了常规 CT 扫描时的加速、减速和回位的过程,大大提高了扫描速度,并使扫描获取的信息更加广泛。滑环的基本结构见图 7-21。

依照滑环上的电压不同,滑环可分为高压滑环和低压滑环。

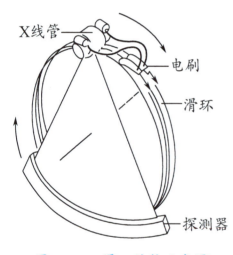

图 7-21　滑环结构示意图

1. 高压滑环技术　用滑环技术对机架以高压馈电的方式,称为高压滑环。机架外的高压发生器产生 X 线管所需要的高电压 120kV 或 140kV,通过电缆和电碳刷传输到滑环上,再经高压滑环输入 X 线管。旋转的高压滑环安装在充满绝缘或惰性气体的密室内。其优点：由于高压发生装置外置,不增加旋转机架的重量,也不必担心滑环因触点电流而引起的温度升高,扫描速度快,同时高压发生装置的功率可以做得很大。缺点：高压滑环容易引起机架内的旋转部件、静止部件、滑环和电刷之间的高压放电,产生噪声,影响数据的采集。

2. 低压滑环技术　用滑环技术对机架以低压馈电的方式,称为低压滑环。低压滑环是由外部数百伏的低电压经电缆和电刷传输到低压滑环上,由滑环传送给高频高压发生器,高频高压发生器产生的高压经过很短的一段高压电缆输送给 X 线管,见图 7-22。

低压滑环的优点是对绝缘要求不高,安全、稳定可靠。其缺点是高频高压发生器安装在机架内,增加了扫描机架旋转部件的重量,不利于扫描速度的提高。随着大功率高频技术的发展,高频高压发生器的体积大幅度减少,重量下降,为扫描速度的提高提供了有利条件。目前多层螺旋 CT 基本都采用低压滑环。

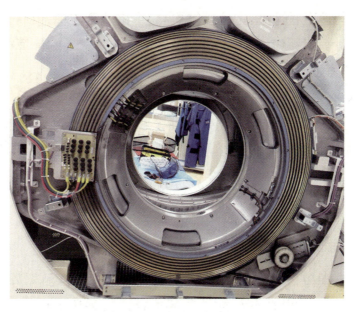

图 7-22　低压滑环实物图

（二）扫描机架

扫描机架本身就是一台无刷直流伺服电动机,其中固定部分是电机的定子组件,旋转部件是电机的转子部件。

直流电动机的优点是调速和启动性能好,旋转力矩大,被广泛应用于驱动装置和伺服系统,但一般直流电动机含有电刷和换向器,其形成的滑动机械接触严重影响精度、性能和可靠性,尤其是易产生火花引起干扰和噪声。扫描机架采用无刷直流伺服电动机结构使其既具有直流电动机的特性,又具有交流电动机的结构简单、运行可靠等优点。无刷直流伺服电动机利用位置传感器和电子控制电路代替电刷和换向器,扫描机架旋转方向、速度有伺服控制装置来控制。专用隔离变压器来为电动机和伺服系统提供电源。

三、单层螺旋 CT

单层螺旋 CT 是指在 Z 轴方向(扫描床的运动方向)仅使用一排探测器阵列,采用扇形 X 线束,扫描轨迹是一根螺旋线的单层面螺旋扫描装置。

1. 硬件的要求

（1）X 线管:利用滑环技术使 X 线管能连续地沿着一个方向连续旋转。扫描速度加快,相应的必须提高 X 线管的最大输出电流;除管电流外,为满足连续扫描,X 线管的热容量和管壳的散热性必须提高,因此,要使用大功率、高热容量和高散热率的 X 线管。

（2）探测器:临床上常用的探测器主要是气体探测器和固体探测器。目前螺旋 CT 多采用稀土陶瓷探测器。

（3）扫描机架和扫描床:扫描机架采用人机工程技术,摆位方便,扫描范围加大;扫描床在扫描时同步匀速直线运动,定位精度更高,平移速度更稳定,有效减少了运动伪影。

（4）控制台与计算机系统:选用计算速度快、存储容量大的计算机系统,实现实时图像处理和图像显示。

2. 软件的要求　在控制软件方面,智能扫描可根据人体的解剖形态来规划扫描条件进行扫描,在不降低图像质量的前提下,有效提高X线使用率和降低受检者接受的辐射剂量。在成像软件方面,由于螺旋扫描是一种容积扫描技术,在此基础上发展了丰富的成像软件,如MPR、MIP、Min IP、SSD、VR、VE等软件已经应用于临床,新的软件技术还在快速发展之中。

四、多层螺旋 CT

多层螺旋 CT 是指在 Z 轴方向上使用多排探测器阵列,探测器阵列的排数可以从几排到几十排。目前宽体探测器阵列的排数高达 320 排,采用锥形 X 线束,扫描轨迹是多根螺旋线,见图 7-23。多层螺旋 CT（MSCT）,又称多排螺旋 CT（MDCT）,是在单层螺旋的 CT 基础上发展起来的,但其性能却与单层螺旋 CT 大不相同。多层螺旋 CT 除了在 Z 轴方向的探测器设置以及数据采集系统不同外,图像重建算法、计算机系统等多个方面都有较大改进。与单层螺旋 CT 的数据采集系统比较见图 7-24。

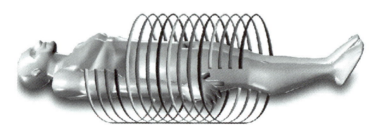

图 7-23　多层螺旋 CT 扫描示意图

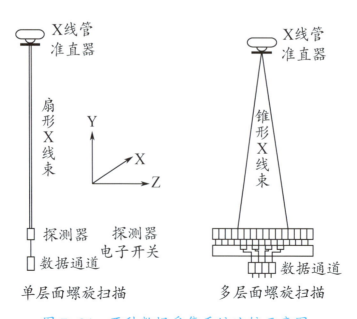

图 7-24　两种数据采集系统比较示意图

（一）探测器的结构和 X 线束

1. 探测器的结构 多层螺旋 CT 使用稀土陶瓷探测器,在 Z 轴方向上有多排的探测器阵列。探测器排列的方式目前有两种类型:一种是各排探测器宽度均等的等宽型对称排列,也称固定排列;另一种是各排探测器宽度不均等的非等宽型排列,也称自适应排列,见图 7-25。目前已有的探测器排列因生产厂家不同而有很大区别,可分别进行 4 层、8 层、16 层、32 层、64 层、128 层成像,使用宽体探测器的多层螺旋 CT 可高达 512 层或 640 层成像。多层成像的组合是由探测器后面的电子开关来实现的,通过电子开关将信号传递给数据采集系统,重建出不同层厚的图像,见图 7-26。CT 探测器实物见图 7-27。

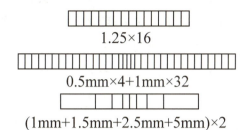

1.25×16

0.5mm×4+1mm×32

(1mm+1.5mm+2.5mm+5mm)×2

图 7-25　等宽型与非等宽型探测器排列示意图

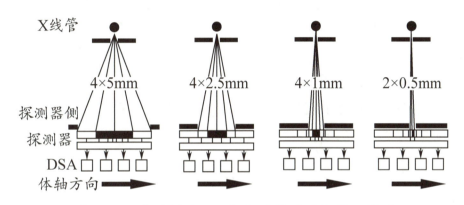

图 7-26　多层螺旋 CT 数据采集系统组合示意图

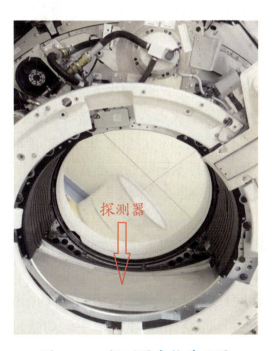

图 7-27　探测器实物外观图

等宽型和非等宽型探测器排列各有利弊。等宽型探测器阵列在组合成各种层厚时较为灵活,但是各排探测器的间隙较多,而投照在探测器间隙上的X线不能被利用,所以线束的利用率低,会丢失有用信息。非等宽型探测器阵列各排探测器的间隙数目少,线束的利用率高,丢失的有用信息少,但在组合成各种层厚上不如等宽型方便。

2. X线束　在常规和单层螺旋CT的扫描中,因为只有一排探测器采集数据,所以通过准直后X线束的形状为薄扇形X线束,X线束的宽度近似等于层厚。在多层螺旋CT数据采集中,Z轴方向有多排探测器阵列采集数据,X线束沿Z轴方向的总宽度大于等于探测器排列沿Z轴方向宽度的总和才可以,故X线束的形状是以X线管焦点为顶点的四棱锥形,这样才能覆盖多排探测器(实际使用时不一定全覆盖),这样的X线束称为厚扇形X线束或锥形X线束,见图7-28。

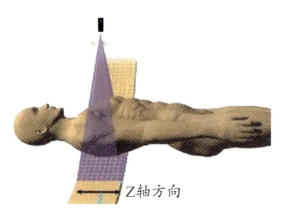

图 7-28　Z 轴方向上的锥形 X 线束

(二)螺距和层厚的选择

1. 螺距　多层CT的螺距定义为X线管旋转一周(360°)时床移动的距离(床速)与整个准直宽度的比值。用公式表示:

$$P=\frac{d}{M \cdot S} \qquad (7-10)$$

式中,d表示X线管旋转一周时床移动的距离(床速),M表示扫描一周获得的图像层数,S表示层厚,$M \cdot S$表示整个准直宽度。例如4层螺旋CT,若层厚为5mm,床速为20mm,则螺距等于1。

2. 层厚的选择　由于单层螺旋Z轴方向只有一排探测器,因此其层厚是通过X线管端的准直器来改变X线束的宽度完成的,使线束的宽度等于层厚。多层螺旋CT的层厚不仅取决于X线束的宽度,而且取决于不同探测器阵列的组合,因此,其层厚是由X线管端和探测器端的两个准直器共同完成的。由X线管端的前准直调节X线束的宽度,将X线调节成可利用的锥形束,再由探测器端的后准直通过调节覆盖的范围与数据采集通道一起完成多层螺旋CT要求的层厚。

(三)重建算法

多层螺旋CT图像重建算法的主要特点表现在优化采样扫描和滤过内插法两个方面。

1. 优化采样扫描　螺旋CT因扫描时床在运动,每周扫描的起点和终点并不在一个平面,如将扫描数据直接用于重建图像,就会产生运动性伪影和层面错位,故单层螺旋CT对原始数据的相邻点用内插法进行逐点修正,然后进行图像重建。但如果多层螺旋CT采用单层螺旋CT重建方法就会产生严重的伪影,因此对单一层面成像,多层螺旋CT通过调整数据采集轨迹来获得信息补偿,调整螺距来缩短采样间隔,在Z轴方向上增加采样密度,达到改善图像质量的目的。

2. 滤过内插法　指在Z轴方向上设置一个确定的滤过厚度,优化采样扫描的数据,通过改变滤过波形和厚度来调整层厚灵敏度曲线外形、有效层厚及图像噪声,取代单层螺旋CT的线性内插法来实现Z轴方向的多层图像重建。

(四)智能扫描及剂量管理

1. 智能扫描　多层螺旋CT可进行大范围的容积扫描,要跨越人体体厚和密度差异较大的组织,如果使用统一扫描条件,会造成扫描的差异和过度的辐射。智能扫描是在扫描过程中,对不同密度、体厚的部位使用不同的扫描条件,使图像清晰且辐射剂量降低。

2. 剂量管理　辐射剂量是指X线扫描过程中,扫描人体所使用的X线剂量。辐射剂量作为CT扫描的一项重要指标,反映X线的强度和硬度。增大X线的剂量可减少图像的噪声,但X线是一种电离辐射,人体在接受X线时,存在一定风险,不能盲目增加剂量。辐射剂量一般用CT剂量指数、剂量长度乘积、有效剂量等来表述,受X线的kV、mAs、准直、螺距、被检部位大小等因素影响,为控制或降低辐射剂量,常采用自动毫安调节技术、心电门控自动毫安技术、智能射线轨迹跟踪技术等控制受检体的辐射剂量。

(五)应用特点

多层螺旋CT将常规CT的3个制约条件,即扫描速度、纵向分辨力和覆盖范围,可根据临床应用需要,通过探测器的不同排列组合,形成不同层厚的扫描,达到高速、高分辨力和大覆盖范围的不同要求。其应用特点主要表现在以下几个方面:

1. 检查范围大　适用于要求一次屏气,完成较大范围的检查。例如胸部和腹部的联合扫描,以往扫描约需30s,而多层螺旋CT仅需数秒即可完成。

2. 病变检出率高　多层螺旋CT扫描层厚更薄,提高了病变的检出能力。以2.5mm、5.0mm、7.5mm及10mm层厚对10mm以下病变的检出能力进行比较,2.5mm层厚比10mm层厚的检出能力高50%。

3. 图像质量好　纵向分辨力和时间分辨力大大提高。扫描层厚的减薄和回顾性的重建,使部分容积效应大大减轻,对于颅脑扫描可很好地消除后颅窝伪影。

4. 多时相动态增强检查和功能研究　多层螺旋CT可真正实现某些脏器(肝脏)的多时相动态增强检查和功能研究。

5. 图像重建和三维成像　多层螺旋CT一次扫描,完成原始数据采集后,可进行任意位置和层厚的回顾性重建及三维成像。原始扫描层厚越薄,重建图像和三维成像的质量越好。

6. CT血管造影(CTA)效果好　无间断地大量采集数据,可精确地追踪对比剂的流动过程。多层螺旋CT利用特殊的扫描技术能在对比剂达到病变部位后,自动精确地进行扫描,可减少对比剂的用量,降低X线剂量的同时获得CTA的最佳效果。

7. 特殊检查的开发　多层螺旋CT有利于一些特殊检查的开发,如心脏和冠状动脉成像、冠状动脉的钙化积分评定、脑及肝脏的灌注成像及智能血管分析等。

五、CT发展新技术

(一)双能量成像技术

双能量成像技术的概念几乎与CT应用于临床同时开始。1973年亨斯菲尔德提及在100kV和140kV扫描相同物质的两幅图片,如果调整一张图片的比例,使两者图片上的正常组织值相等,则含有高原子序数材料的图片在100kV图像上相应位置具有更高的值。试验表明,碘($Z=53$)很容易与钙($Z=20$)区分。早期双能量CT的探索就是从这两次不同千伏的扫描开始的,由于当时受条件所限没能广泛应用于临床。随着现代螺旋CT的发展,双能量成像技术得以实现。2005年首次将双源的方法引入CT检查中,由此开拓了CT双能成像的新领域。

能量CT的关键是实现能量的分离。目前应用在临床的CT双能成像方法主要有3种。一种是利用双源CT,采用两个X线辐射源产生两种不同能量的X线对人体进行扫描,称为双源CT;另一种是使用单个X线辐射源,利用专门设计的高压发生器实现瞬间的高、低管电压的切换,达到双能量CT检查的目的,称为能谱CT;第三种方式则是采用单个X线辐射源,改进探测器的结构方式,分层接受高、低能量X线,实现能量分离,称为光谱CT。

1. 双源CT　又称为DSCT,是2005年在北美放射学会上推出的,它改变了常规使用的一套数据采集系统,通过两套数据采集系统,全面拓展了CT的临床应用。

(1)基本结构:双源CT结构实物及示意图见图7-29。双源CT(DSCT)于2006年应用于临床,它配备了两个X线球管和两套探测器系统,两个测量系统同时运行,并在患者的同一解剖层面采集CT数据,见图7-29A。图7-29B为第一代DSCT,安装在旋转机架上有两个X线球和两套探测器系统,角度偏移正好为90°,探测器(A)覆盖50cm直径的扫描视野(SFOV),而探测器(B)覆盖更小的26cm SFOV,这是由于机架空间限制的结果。两套探测器系统通过Z-飞焦点技术同时采集64个重叠的0.6mm断层,机架旋转时间为0.33s。图7-29C为第二代DSCT,自2009年推出。两个测量系统的角度偏移增加到95°,为探测器(B)提供更大的33cm SFOV。两个探测器同时采集128个重叠的0.6mm断层,扫描架旋转时间快至0.28s。图7-29D为第三代DSCT,自2014年推出。它为探测器(B)提供进一步增加的35.4cm SFOV,并在0.25s的最小机架旋转时间内同时采集每个探测器192个重叠的0.6mm断层。

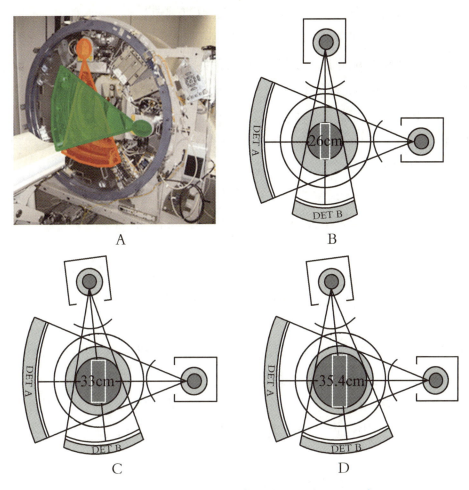

A   B

C   D

图 7-29 双源 CT 结构实物与扫描视野示意图

（2）优势：①大螺距扫描可实现极高的扫描速度，DSCT 具备 78cm 的大扫描孔径和 200cm 的扫描范围，床面移动速度高达 87mm/s，可获得小于 0.4mm 的各向同性分辨力，可重建逼真的图像；第二代 DSCT 高达 458mm/s（38.4mm 探测器覆盖范围，0.28s 机架旋转时间），第三代 DSCT 高达 737mm/s（57.6mm 探测器覆盖范围，0.25s 机架旋转时间）。上述数据表明，DSCT 可在非常短的扫描时间内检查更大的解剖范围，例如高时间分辨率的胸部 CTA、肺栓塞的评估、大多数心脏结构和近端冠状动脉的可视化，以及在低辐射和低对比剂量下主动脉的快速 CTA 扫描，高扫描速度和短扫描时间也有助于对合作能力有限的患者进行检查，如儿科放射学。②DSCT 最大的优势在于改进了心电同步心脏扫描的时间分辨率，DSCT 提供了大约 1/4 机架旋转时间的时间分辨率，与患者的心率无关，且不需要多扇区重建技术，因此，双源 CT 在心脏扫描中的辐射剂量仅为常规 CT 的 50%。③双源 CT 采用双能量扫描技术，扫描时两个 X 线管的管电压分别为 80kV 和 140kV，图像进行能量减影，可大大改进组织特征区分，全自动减影算法，将血管与骨骼相分离，有利于诸如颅颈结构复杂、重叠严重部位 CT 血管成像，如椎动脉、基底动脉、Willis 动脉环等。

当然，双源 CT 并不总是使用两个 X 线球管，在常规检查或非心脏冠状动脉检查时只需要一个 X 线管,这时双源 CT 与原 64 层螺旋 CT 类似。

2. 能谱 CT　能谱 CT 是在多层螺旋 CT 基础上发展起来,在不改变 CT 成像系统的前提下,以高压发生器瞬时 kV$_p$ 切换技术和超快探测器为基础实现能谱成像,这种方法通过使用单一 X 线管高、低双能(80kV$_p$ 和 140kV$_p$)的瞬时切换(<0.5ms 的能量时间分辨力)产生时空上完全匹配的双能数据,实现数据空间能谱解析。

能谱 CT 引进了宝石能谱和容积螺旋实现动态 500 排技术,在保证图像高清晰度的同时,降低了辐射剂量,开创了能谱 CT 成像的全新领域。

(1)能谱 CT 实现能谱成像的条件:①稳定的高、低管电压的输出。②高、低能量数据同时采集。③很好的高、低能量信号的区分度。④高、低能量信号能够满足高质量图像重建的要求。

为实现上述条件,能谱 CT 在硬件上采用了宝石分子结构的探测器、动态变焦点 X 线管和高压发生器瞬时切换技术,图像重建采用基于系统噪声统计模型的自适应统计迭代重建技术。

(2)能谱 CT 的基本原理:①不同的物质都具有特征性的 X 线吸收曲线。②物质对 X 线的吸收曲线在一定范围内呈线性关系。③物质对某种能量 X 线的吸收系数可以用两种基物质(如水和碘)的吸收系数表达,即可以选择两种物质进行物质分离。

(3)能谱 CT 的应用:①物质分离。②单能量成像。③能谱曲线。④有效原子序数图。

3. 光谱 CT　光谱 CT 以"双层"立体探测器为核心技术,探测器分层接收高能、低能 X 线,实现"同源、同时、同向、同步"的"四同"精准能谱扫描,一次扫描获得解剖图像及光谱功能图像数据。

光谱 CT 获得的信息是常规 CT 的 5 倍之多,为肿瘤、血管斑块性质、心肌活性等分析提供了精准的定性、定量工具。利用光谱 CT 检查,不仅可以减少 CT 检查次数,甚至可以减少其他不必要的影像学检查,实现诊断效能提升的同时,可以减少医疗费用支出。

(1)双层探测器技术:光谱 CT 的基本结构和普通 CT 相似,但探测器结构和传统的 CT 不同,它采用上、下两层材质不同的双层探测器,上层采用以稀有金属钇为基质的纳米钇合金探测器,只吸收 X 线低能光子,并允许高能光子无损穿透,下层采用固态稀土陶瓷探测器,吸收 X 线高能光子,同时将光电转换器侧置以避免高、低能量串扰,见图 7-30。这种设计还有一个好处是在原始数据中进行反向相关噪声抑制,从而在 40~200keV 不同能级下都能获得一致性低噪声,提高信噪比,改进成像质量和降低辐射剂量。

(2)光谱 CT 数据处理:双层探测器采集的高、低能数据在投影数据域内时间和空间上完全匹配的前提下进行解析,其解析后采用全息光谱图像(spectral-based imaging, SBI)基数据包的形式存储于主机、工作站或图像存储与传输系统(PACS)中。SBI 基数据包

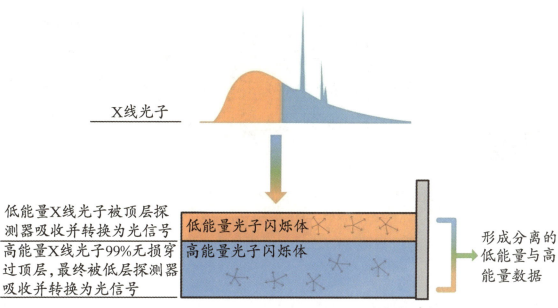

X线光子

低能量X线光子被顶层探测器吸收并转换为光信号

低能量光子闪烁体

高能量X线光子99%无损穿过顶层,最终被低层探测器吸收并转换为光信号

高能量光子闪烁体

层方位并行光电转换

形成分离的低能量与高能量数据

双层探测器成像原理示意图

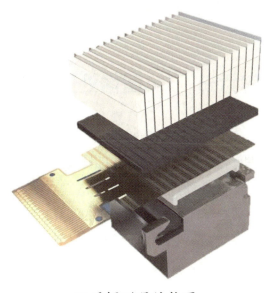

双层探测器结构图

图 7-30 双层探测器

同时含有常规 CT 图像信息及各种光谱信息,可实现前瞻性多参数图像重建,同时也支持回顾性重建分析,更有利于病变的直接定性,见图 7-31。

（3）双层探测器技术的优势:扫描前不用预判是否需要双能量扫描,没有器官和扫描视野的限制,而且高、低能两套数据在空间和时间上完全配准,有助于大幅度降低辐射剂量和提高图像质量及定量的准确性。

（4）光谱 CT 的应用:①常规 CT 图像;②虚拟单能量图像;③有效原子序数图;④物质分离与定量分析。

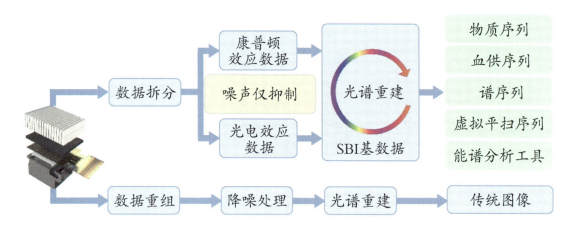

图 7-31　全息光谱图像基数据包

（二）宽体探测器技术

宽体探测器核心技术是将探测器的数量在人体 Z 轴方向上增加,进而增加 CT 单圈扫描的覆盖范围。目前有的厂家已将 Z 轴探测器的数量增加为 256 排、320 排,覆盖范围达到 160mm,通过单圈旋转即可完成对单器官的扫描成像,如心脏、颅脑等。能够在一个心动周期内完成一站式心脏成像、单器官的灌注、胸痛三联成像等。宽体探测器外观见图 7-27。

第六节　CT 图像处理技术

体素经扫描得到的像素 CT 值数字矩阵换成的图像,往往不能被临床利用,还需要对数字矩阵做各种各样的处理,才能转变成可利用的图像,即使这样,仍然要根据临床需要,对图像做某些处理及变换。图像处理技术就是根据这些实际需要产生的。

图像处理技术,就是根据一定的数学模型,应用计算机技术,对已经获取的像素 CT 值数字矩阵进行有针对性的再加工处理,使图像能被人眼识别并快速获取准确诊断信息的技术。

一、图像处理功能的种类

图像处理功能的种类一般随着成像系统所选用的应用软件的多少而不同,归纳起来基本上都有以下功能:

1. 窗口技术。
2. 图像缩小、放大、位置的移动以及局部放大镜的功能。
3. 图像的旋转、翻转,正、负像（黑白像）翻转。
4. 测定图像中任意像素的 CT 值。
5. 感兴趣区域（ROI）（圆形、椭圆形、矩形及多边形等）的评估、测量。

6. 测定图像中任意直线上的 CT 值分布曲线。

7. 测定距离、角度和面积。

8. 多幅图像画面显示。

9. 图像静态和动态显示。

10. 任意断面成像。

11. 图像的二维、三维成像。

12. 图像的相加、相减以及其他组合操作。

上述图像处理技术是由计算机系统对 CT 图像信息进行显示和处理,均为软件程序,用户在使用中只要学会各种处理软件的使用、参数调整等,就可操作各种图像处理技术。

二、CT 显示功能的处理

(一)CT 值与灰度显示

1. CT 值　是以 X 线线性衰减系数为依据来表达人体组织密度的量值。国际上 CT 值定义:CT 图像中每个像素所对应的物质对 X 线线性平均衰减量大小的表示。通常以水的线性衰减系数为基准,因此 CT 值表示为人体组织的线性衰减系数和水的线性衰减系数的相对值,见公式 7-11。

$$CT 值 = \frac{\mu_x - \mu_w}{\mu_w} \times K \qquad (7-11)$$

式中:K 为分度因数,常取为 1 000;规定 μ_w 为 70keV 的 X 线在水中的线性衰减系数,$\mu_w=1m^{-1}$;μ_x 为组织的线性衰减系数;CT 值的单位为亨氏单位(Hounsfield unit,Hu),则 CT 值的公式可以用公式 7-12 来表示:

$$CT 值 = \frac{\mu_x - \mu_w}{\mu_w} \times 1\ 000 \qquad (7-12)$$

CT 值可以通过测量不同组织的线性衰减系数来计算。如选用 73keV 能量的 X 线时,水的线性衰减系数为 $1m^{-1}$,按照 CT 值的定义,通过公式 7-12 可得到水的 CT 值为 0Hu;X 线在空气中可以认为不被衰减,因此空气的线性衰减系数约为 0,则空气的 CT 值接近于 -1 000Hu;致密骨的线性衰减系数约为水的两倍,则致密骨的 CT 值约为 +1 000Hu。因此,人体各组织(包括空气)CT 值范围为 -1 000~1 000Hu,即约有 2 000Hu CT 值。图 7-32 中列出某些人体组织 CT 值的大概范围,显然,组织原子序数越高,密度越大,CT 值越高;反之,CT 值越低。若某一组织发生病变导致密度改变,则会影响 CT 值的改变。在 CT 图像中若发现病变应首先通过测量病变组织的 CT 值,使病变组织有了一个量的概念,从而也便于确定病变的性质,这对于病变的诊断有很大价值。

2. 灰度显示　灰度是指黑白或明暗的程度,它在图像上表现为各像素黑白或明暗程度的量,从完全黑到完全白有无数个不同的灰度,CT 图像是以灰度分布的形式显示。

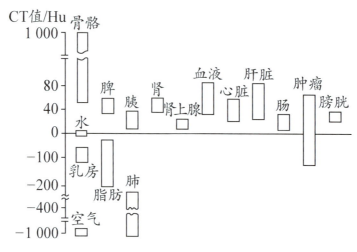

图 7-32　人体组织 CT 值的大概范围

CT 图像是体素线性衰减系数值（μ 值）的二维分布矩阵，经过计算机重建转换为像素 CT 值的二维分布矩阵，再把各像素的 CT 值转换成对应的灰度分布，即 CT 图像，由此可见，一个 CT 值对应一个灰度。人体组织 CT 值的分布（范围 $-1\,000 \sim 1\,000$Hu）$2\,000$Hu，那么对应的灰度从完全黑（CT 值是 $-1\,000$Hu）到完全白（CT 值是 $+1\,000$Hu）有 $2\,000$ 个不同的灰度分级，因此 CT 图像是不同灰度且变化不连续的灰度分布图像。

（二）窗口技术

CT 图像是灰度图像，有 $2\,000$ 个灰度分级，因此 CT 图像层次非常丰富，但人的眼睛只能分辨 16 个灰阶，每个灰阶对应的 CT 值为 125Hu，也就是说相邻两个灰阶之间的 CT 值相差 125Hu 时，人眼才能分辨。事实上人的眼睛和显示器不能分辨和显示这么多的灰度等级，这就意味着人的眼睛对黑白程度的低分辨能力，将不能识别图像已经表现出来的许多生物信息，会造成疾病的漏诊或误诊。为了弥补人眼的低灵敏度，并充分利用 CT 图像表现的生物信息，通常采用窗口技术解决这一问题。

窗口技术系指放大或增强 CT 值范围内的某一段，用对应的 16 个灰阶来显示的一种图像处理技术。改变该段范围的大小及位置，便能将整个 CT 值范围内的信息根据需要进行显示。把确定灰度范围的上限以上增强为全白（灰度为 0），把确定灰度范围的下限以下压缩为全黑（灰度为 16），这样灰阶间的 CT 值差变小，更容易区分 CT 值分布的细微差异。被确定为放大或增强的灰度范围称为窗口；放大的灰度范围上、下限之差称为窗宽（WW），即显示器显示的 CT 值的最大范围；灰度范围的中心灰度值称为窗位（WL），即显示器显示的中心 CT 值。如果用 CT 值表示灰度，则放大灰度范围的上限 CT_{max} 和下限 CT_{min} 之差为窗宽，由公式 7-13 表示：

$$WW = CT_{max} - CT_{min} \qquad (7-13)$$

上、下限的算数平均值（中心值）则为窗位，由公式 7-14 表示：

$$WL = \frac{CT_{max} + CT_{min}}{2} \qquad (7-14)$$

窗宽、窗位及灰阶显示见图 7-33,图中 CT 值"+"的方向是显示亮的方向;"-"的方向显示暗的方向,图中骨窗显示 WW=1 500、WL=450。

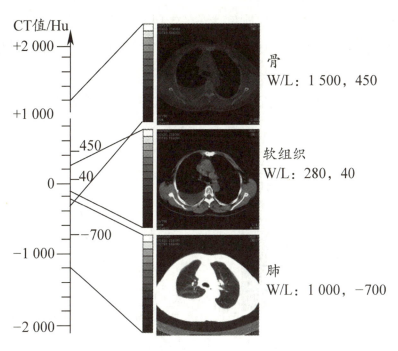

图 7-33　窗宽、窗位及灰阶显示

不同病变组织需要放大的窗口范围不同,为了加速窗宽、窗位的搜寻和确定,CT 设计和设置了许多方法,如双窗技术,可有两种窗宽、窗位以便于观察不同 CT 值范围的组织。肺与纵隔的双窗显示见图 7-34。

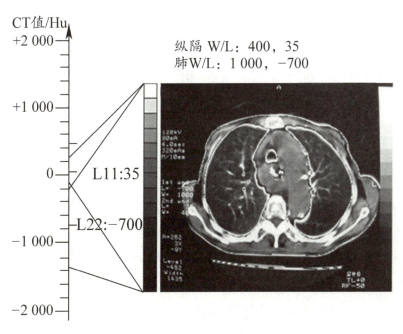

图 7-34　肺与纵隔双窗显示

CT 的显示器不能显示所有的灰度,只能显示有限的黑白分级,因此根据显示人体不同组织的 CT 值范围,在显示器上设置与之相对应的灰度分级,称为显示灰阶。

在窗口技术中,窄窗宽显示的 CT 值范围小,每级灰阶代表的 CT 值跨度小,对组织结构在密度差异之间显示的黑白对比度大,这有利于低密度组织结构(如脑组织)的显示。反之,宽窗宽的每级灰阶代表的 CT 值跨度大,对组织结构在密度差异之间显示的黑白度小,有利于密度差别大的组织结构(如肺、骨质等)显示。窗位的选择,应根据观察组织 CT 值的数值范围,并兼顾其他结构而选用适当的窗位。可见,临床实践中选择合适窗宽和窗位对 CT 图像的显示非常重要,见图 7-35。

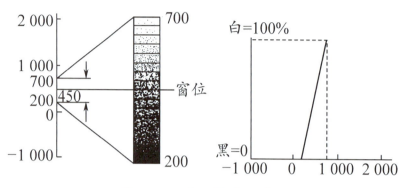

图 7-35　窗口技术示意图

(三)确定和测量感兴趣区域

1. 确定感兴趣区域　当一幅 CT 图像显示在屏幕上时,为了具体观察图像中的某一区域,可以人为地设定这一区域,然后进行区域内图像放大、CT 值分布计算、面积或体积计算等,这一区域称为感兴趣区域(ROI)。确定感兴趣区域的主要目的就是要对局部有关诊断信息更详尽地显示或计算出来,有利于诊断。

确定感兴趣区域可以选择矩形、圆形、椭圆形或者任意形状,只需要利用鼠标按照选择的形状在图像上划定相应的区域即可确定感兴趣区域,感兴趣区域的范围、位置都可以根据需要随时调整和移动,同时在一幅图像中可以同时标出两个或两个以上的兴趣区域,对不同位置感兴趣区域的数据进行比较,因此确定兴趣区域的主要目的,就是为图像的定量分析提供一种可靠的工具。

2. 测量和计算兴趣区域　对于传统的 X 线照片的诊断,一般是定性,特别是对低对比度的软组织部分,由于没有清晰的图像对比度以及各组织间的边缘线,无法进行定量分析。CT 图像可以清晰地显示不同组织密度的区域范围,利用计算机图像数据处理功能使图像定量评价和数值分析成为可能。例如在显示器的图像中能比较精确地了解到所确定感兴趣区域内 CT 值的分布情况,在屏幕上显示出 CT 值分布曲线,从 CT 值分布的数值大小上判断出病变组织的性质。

对于计算机处理感兴趣区域的工作来说,完全是进行数学计算或逻辑运算方面的工作,除了可以做 CT 值的分布处理外,还可以对感兴趣区域的面积或体积计算、CT 值统计学方面的计算,从图像处理角度,可进行局部放大或缩小、图像灰度增强或减弱等处理。

三、CT 图像后处理技术

CT 图像后处理技术主要是对多层螺旋 CT 容积扫描的图像数据,通过计算机软件进行处理和重组,形成人体的表面、任意切面,甚至曲面图像,以弥补断层图像的局限,进行多方位观察。图像经过处理后具有一定的解剖形状,对于比较复杂的部位,可表示出各个组织器官在三维空间上的位置关系,适用于神经外科、矫形外科手术、模拟手术效果等。图像后处理技术主要包括二维(2D)、三维(3D)后处理技术。二维图像后处理技术主要包括多平面重组(MPR)和曲面重组(CPR)。三维图像后处理技术主要包括最大密度投影(MIP)、最小密度投影(Min-IP)、表面遮盖显示(SSD)技术、容积再现(VR)技术和 CT 仿真内镜(VE)技术等。

1. 多平面重组(MPR) 多平面重组是在一系列横断面的基础上,通过用任意截面截取的三维体积数据获得任意剖面(冠状面、矢状面或任意角度的斜面)的重组图像,可从不同角度观察组织器官的形态和解剖结构。多平面重组获得的图像最显著的特征是 CT 值的属性保持不变。胸部矢状位多平面重组见图 7-36。

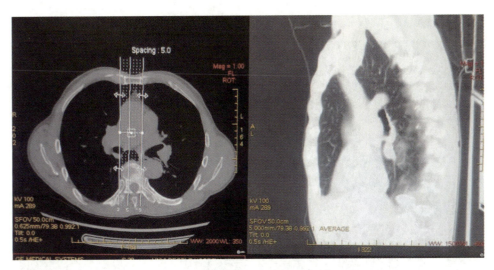

图 7-36　胸部矢状位多平面重组

2. 曲面重建(CPR) CPR 是多平面重组的一种特殊形式,它采用曲面来截取三维容积数据,可以把横截面或冠状面、矢状面中的一个指定为参考平面,在上面利用鼠标画线,得到这条曲线的轨迹就是一个曲面,然后展开到屏幕上显示,CPR 常用于血管成像、下颌骨及不规则骨的图像重建。血管和颅骨的曲面重组见图 7-37。

3. 最大密度投影(MIP) 最大密度投影是利用容积数据中在视线方向上密度最大的像素值(CT 值)成像的投影技术。其主要的优势是可以较真实地反映组织

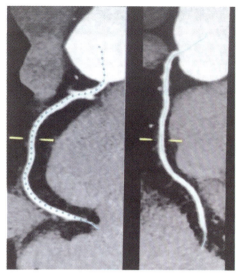

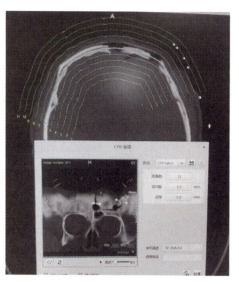

血管的曲面重组　　　　　　　　颅骨的曲面重组

图 7-37　曲面重组

的密度差异,清晰地显示经对比剂强化的血管形态、走行、异常改变、血管壁的钙化以及分布范围,对长骨、短骨、扁骨等的正常形态以及骨折、肿瘤、骨质疏松等病变造成的骨质密度改变也非常敏感。MIP 作为一种有效的常规三维图像后处理技术广泛用于血管、骨骼和软组织肿瘤等病变的显示。胸部、血管及膝关节的最大密度投影见图 7-38。

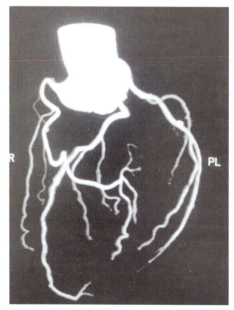

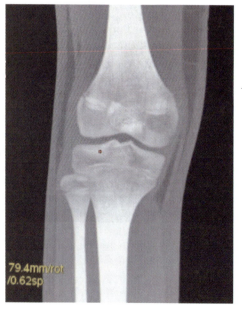

血管的最大密度投影　　　　　　　膝关节的最大密度投影

图 7-38　最大密度投影

4. 最小密度投影(Min-IP)　最小密度投影是利用容积数据中在视线方向上密度最小的像素值(CT 值)成像的投影技术。由于人体内组织器官中气道和经过特殊处理（清洁后充气）的胃肠道等的 CT 值最低（-1 000Hu），所以 Min-IP 主要用于显示含气组织，如大气道、支气管树和充气胃肠道等中空器官的病变。气管最小密度投影见图 7-39。

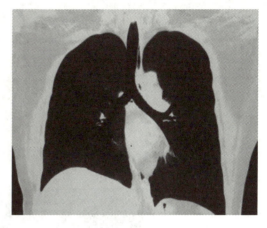

图 7-39　气管的最小密度投影

5. 表面遮盖显示技术（SSD）　表面遮盖显示技术是通过计算被观察物体表面所有相关像素的最高和最低 CT 值，保留所选 CT 阈值范围内像素，将超出和低于 CT 阈值的像素透明化处理后重组的三维图像。SSD 空间立体感强，表面解剖结构清晰，多用于骨骼系统显示。头颅的表面遮盖显示见图 7-40。

6. 容积再现技术（VR）　容积再现是利用成像部位全部的像素 CT 值，通过功能转换软件，利用表面遮盖技术与旋转相结合，加上伪色彩编码或不同程度的不透明技术，使表面以及深层结构全部显示的技术，通过调节阈值可显示不同组织，因此图像比较直观。腹主动脉容积再现见图 7-41。

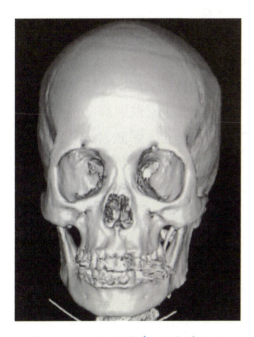

图 7-40　头颅的表面遮盖显示

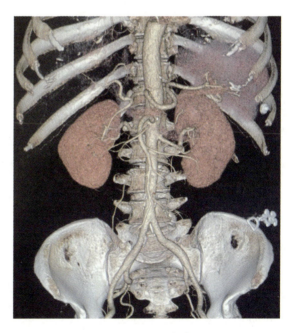

图 7-41　腹主动脉容积再现

7. 仿真内镜（VE）　仿真内镜技术是利用计算机技术与 CT 结合开发出的类似内镜功能的后处理技术。扫描获得的容积数据经计算机进行后处理，重建出空腔脏器内表面的立体图像，类似内镜所见影像，通过电子导航可以观察空腔器官内表面的结构。气管的仿真内镜显示见图 7-42。此技术用于空腔结构、腹腔脏器和肿瘤的显示，其空间立体感强、解剖关系清晰，有利于病灶的定位。有仿真血管镜、仿真支气管镜、仿真喉镜、仿真鼻窦镜、仿真胆管镜和仿真结肠镜等。

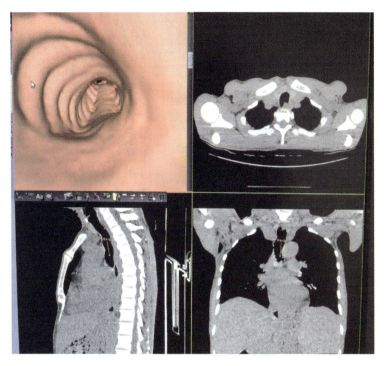

图 7-42　气管的仿真内镜

第七节　CT 图像质量

在获取一幅 CT 图像后,图像的可靠性和正确性如何衡量,这就是对 CT 图像质量的评价。CT 性能的优劣决定了图像质量,除此之外,诸如图像重建算法的选择、机器噪声、部分容积效应、伪影等因素均可直接影响 CT 图像质量。因此,我们要了解评价 CT 图像质量的参数及影响 CT 图像质量的因素,对 CT 成像系统的整体性能作出正确评价。

一、CT 图像质量的参数

(一)低对比度分辨力和高对比度分辨力

1. 对比度与对比度分辨力

(1)对比度:是 CT 图像表示不同物质密度差异或对 X 线透射度微小差异的量。在图像上表现为像素间的对比度,也是灰度间的黑白程度的对比,数值上用 CT 值差异表示。

(2)对比度分辨力:是指 CT 图像表现不同物质密度差异(主要针对组织器官及病变组织而言)或对 X 线透射度微小差异的能力,是判断 CT 性能和评价 CT 图像质量的重要指标。对比度分辨力通常用能分辨最小对比度数值的百分数来表示,典型 CT 图像的对比度分辨力为 0.1%~1.0%。

影响对比度分辨力的因素：①对比度；②X线的能量；③探测器的噪声；④窗宽和窗位。

对比度分辨力高是图像能清晰显示细微组织结构的一个重要参数。当被分辨的组织结构较小或病灶的线度过小时，即使在满足对比度分辨力的情况下，该结构或病灶也未必能够分辨出来。由此可见，CT图像存在对物体线度大小的分辨问题，此分辨能力与对比度有关。在高对比度下（高对比是指组织与周围环境的线性吸收系数差别较大，反之称为低对比），物体的线度不大时就能分辨出来；在低对比度下，组织的线度需要较大时才能分辨出来，由此产生了低对比度分辨力和高对比度分辨力。

2. 低对比度分辨力　低对比度分辨力的定义：物体与匀质环境的X线线性衰减系数差别的相对值小于1%时，CT图像能分辨该物体的能力。低对比度分辨力也称为密度分辨力。当对比度以线性吸收系数的百分比定义时，1%的对比度表示物体平均CT值与背景相差10Hu，如0.35%、2mm、35mGy时，表示直径2mm的物体，人体接受35mGy辐射剂量时，CT的密度分辨力为0.35%，即相邻两个组织的密度差异大于0.35%时，CT图像即可分辨。

密度分辨力是CT图像和常规X线图像之间的关键区别，也是CT在临床上快速应用的一个重要因素。影响密度分辨力的因素主要有层厚、X线剂量、背景对比度、被检物体的大小、图像噪声、重建算法、窗宽和窗位等。

3. 高对比度分辨力　高对比度分辨力的定义：物体与匀质环境的X线线性衰减系数差别的相对值大于10%时，CT图像能分辨该物体的能力。高对比度分辨力也称空间分辨力，常用能分辨两个点间的最小距离mm或LP/cm来表示。常规CT图像的空间分辨力为1~2mm。

通常所说的空间分辨力是指表现在断层面上的横向（X-Y平面）空间分辨力，与表现在沿断层轴向上的纵向（Z轴）空间分辨力不同。纵向空间分辨力主要由层厚决定，常规CT的纵向分辨力为3~15mm，多层螺旋CT的纵向和横向空间分辨力相近，如16层CT纵向为0.6mm，横向为0.5mm，目前生产的多层螺旋CT已达到了横向和纵向的分辨力相同，即各向同性。

影响空间分辨率的因素：①探测器有效受照宽度（常规CT与线束宽度相对应），对于相同扇形角的X线束，探测器排列的数目越多，有效受照宽度越小，则图像的空间分辨力越高；②图像重建算法对空间分辨力也有影响，选用不同的图像处理方法能够得出不同质量的图像，采用标准算法比高分辨力算法得到的CT图像质量要低；③图像数字矩阵越大，空间分辨力越高；④表现在影像上，对比度也影响空间分辨力。当对比度过低时，即使满足空间分辨力，也会造成两个邻近微小组织的不能分辨。

由以上分析可知，合理选择探测器数量、图像重建的算法及图像数字矩阵可提高图像的空间分辨力。

对上述两种分辨力的检测方法,是对适合于直接进行图像视觉评价的各种规格体模进行扫描,然后对所得图像进行视觉评价。验收检测、状态检测以及稳定性检测都有合格标准和具体的数值规定。按照国家标准每月都要进行检测一次,在检测中,要求单次扫描的X线剂量≤50mGy(脑组织扫描)。

检测CT图像密度分辨力的方法通常利用低密度体模进行扫描,然后对低密度体模的CT图像进行主观的视觉评价。低密度体模示意图见图7-43。

检测CT图像空间分辨力通常利用高密度体模进行扫描,然后对高密度体模的CT图像进行主观的视觉评价。高密度体模示意图见图7-44。

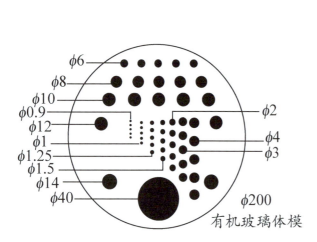

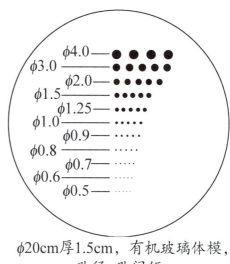

图 7-43 检测密度分辨力的低密度体模　　　图 7-44 检测空间分辨力的高密度体

(二)噪声与X线剂量

图像噪声是评价CT图像质量的参数之一。在CT成像过程中,有许多数值变换和处理过程都会产生图像的噪声,影响图像的质量。

CT图像噪声的定义是:在均匀物质的图像中,表示给定区域的各CT值对其平均值变化的量,其量值用给定区域的CT值的标准偏差来表示。图像噪声主要来源于光子密度在时间和空间的随机变化,一般称为X线量子噪声。此外,还有电子测量系统的随机变化产生的热噪声,重建算法等造成的噪声,这些噪声随机不均分布在图像上的反应和表现,统称为图像噪声。噪声会使匀质物体各点的CT值不同,表现在图像上则是CT值的统计涨落。增大X线剂量可以有效降低X线量子噪声的干扰,减少X线管及电子电路产生的固有噪声。

(三)均匀度

均匀度(或均匀性)是描述同一种组织在断面上的不同位置成像时,是否具有同一个平均CT值。国际对均匀度的定义:在扫描野中,匀质物体各局部在CT图像上显示CT值的一致性。

按国家标准规定,每月都要对 CT 图像的均匀度做检测。检测方法:配置匀质(水或线性衰减系数与水接近的其他均匀物质)圆形测试模(仲裁时用水模),使模体圆柱轴线与扫描层面垂直,并处于扫描野的中心;采用头部和体部扫描条件分别进行扫描,获取体模 CT 图像;在图像中心取一大于 100 个像素点并小于图像面积 10% 的区域,测出此区域内的 CT 值;然后在相当于钟表时针 3、6、9、12 时的方向、距模体边缘 1cm 处的 4 个位置上取面积等于上述规定的区域,分别测出 4 个区域的 CT 值,其中与中心区域 CT 值最大的差值表示图像的均匀度,见图 7-45,由此可见,最好的均匀度是 0Hu。在测出图像均匀度的同时,也获得 CT 值或噪声值。国际上对均匀度的验收检测要求为 ±2Hu,状态检测要求为 ±6Hu,稳定性检测要求与基础值偏差 ±2Hu。

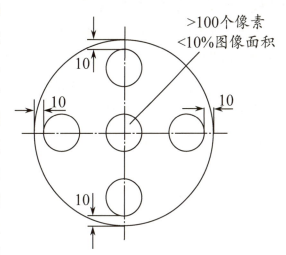

图 7-45　CT 图像均匀度检测示意图

均匀度除受噪声影响外,还受 X 线束硬化影响。硬化在图像上的分布越不均匀,则图像的均匀度越差,因此,校正硬化将有助于提高均匀度,但校正不充分或校正过度也会使均匀度变差。

此外,如果在断层范围内有部分物体超出了测量区,则会出现类似错误的硬化校正的现象,即在不同的投照方向上得出的测量值之间会出现矛盾。表现在影像上,是在物体越出测量区的图像区域出现渐晕现象,且越是靠向测量区边缘越严重,从而使密度的定量测量成为不可能,显然,这是均匀度误差造成的。

二、影响 CT 图像质量的因素

(一)成像系统的测量误差

成像系统的测量误差是指成像检测系统中,由于元器件的损坏或性能下降产生的噪声引起的,或由于测量过程中出现失误造成的误差。成像系统的测量误差大部分可以从 CT 图像中观察到:如在 20 万个测量值中丢失 1 个测量值,会产生图像某一部分的不连续;如丢失 1 个方向上的投影测量值,图像会产生明显的 1 道痕迹。

如果成像系统划分的体素包含有不同的组织成分,在 CT 值测量时会不等于病变组织的真实 CT 值,产生部分容积现象,表现在图像上是位于断层内不同组织结构的边缘轮廓显示不清。如果在一个断层内有密度不同且与断层垂直的两个相邻物体时,会产生周围间隙现象,表现在 CT 图像上两个相邻物体的交界分辨不清。

（二）成像参数的选择

CT成像参数影响图像的噪声、空间分辨力和低对比度分辨力。成像参数包括扫描参数和重建参数，扫描参数有管电压、mAs、扫描层厚、螺距等；重建参数有重建层厚、重建增量、重建算法、重建视野和重建矩阵等。

1. 管电压、mAs　是CT扫描曝光剂量的体现。X线剂量的大小是制约CT图像优劣的主要因素，剂量的高低影响噪声的大小和图像质量。若扫描剂量过小，图像的噪声加大，图像质量下降；扫描剂量增大可提高图像的空间分辨率和低对比度分辨率，但是受检者接受的辐射剂量也会增大。扫描剂量参数选择的原则：在满足诊断需求的前提下，尽量使用低剂量扫描，接受适度的噪声图像，降低辐射剂量，避免盲目使用大剂量扫描来追求图像质量。

2. 扫描层厚　层厚是影响图像分辨力的重要因素。层厚越大，图像的低对比度分辨力越高，但空间分辨力降低；层厚越薄，图像的空间分辨力、特别是Z轴分辨力越好，探测器接收的光子数减少，低对比度分辨力降低。扫描层厚需按被检结构和病变的大小设定。

3. 螺距　螺距大于1为不连续扫描，纵向空间分辨力降低；螺距小于1为重叠扫描，纵向空间分辨力提高，但辐射剂量增加。常规CT检查通常采用螺距等于1，保障图像的纵向空间分辨力，不容易漏检病灶。

4. 重建算法　软组织算法可提高图像的低对比度分辨力，骨算法可提高图像的空间分辨力。另外，重建层薄、重建增量小、FOV小和重建矩阵大等，可提高重组图像的空间分辨力，有利于小病灶的检出。

（三）伪影

伪影也称伪像，是在受检者中不存在，而出现在CT图像中所有图像干扰和其他非随机干扰的总称。它与图像噪声不同，图像噪声是一种随机的干扰，图像噪声不是伪影。伪影在一定程度上可以被识别，通过一定的方法可以克服。伪影在影像上一般表现为条纹或干扰痕迹，其产生的原因归纳如下：

1. X线的原因　主要由X线的线质引起的，如X线硬化效应。常规CT扫描机上均安装有X线硬化校正，限制X线能谱的宽度，但当组织器官之间的线性吸收系数差别较大，超出了硬化校正范围时，会产生图像质量的下降。临床中可以通过双能成像来克服这一现象。

2. 被检体的原因　被检体的移动、组织器官的蠕动等都会引起运动伪影。在图像上会产生运动条纹伪影。避免的方法：可用提高扫描速度以及做好受检者的心理工作，减少不必要的人为移动。人体内的金属异物可产生放射状伪影，严重时会影响疾病的诊断。

3. 成像系统的原因　成像系统扫描及数据处理参数选择不当和图像重建算法不完善、扫描系统不稳定、采集数据重复性不好、X线管电压的波动及电子测量电路的温度漂移等因素，都会产生不同程度的伪影，影响图像的质量。

常见的伪影有：

（1）条状伪影：由运动引起的伪影。在扫描过程中，由于扫描部位的移动，射线显示从一次检测到另一次检测的某种不一致而产生的粗细不等、黑白相间的条状伪影。

（2）环状伪影：主要是由探测器的灵敏度不一致造成的。环状伪影主要出现在图像的高对比度区域，并有可能向低对比度区域发散，影响图像的质量。

（3）放射状伪影：放射状伪影主要由前置放大的不稳定、体内金属异物等原因造成。

（4）雪花状伪影：主要是由 X 线不稳定或 X 线管放电造成的。

伪影识别具有重要的意义，除避免误诊外，还有助于对真实图像的更深刻理解，也有助于设备运行在最佳状态和调整人体的体位，从而有效控制 CT 图像的质量。

第八节　CT 的使用与维护

CT 属于大型精密医疗设备，正确的使用和日常维护，对延长其使用寿命和充分发挥其效能有着重要意义。因此，使用人员要仔细阅读机器说明书，熟悉机器的结构、性能、规格及特点，严格遵守操作规程，做到正确操作、经常维护。

一、CT 的使用操作

《大型医疗设备配置与使用管理办法》第二十一条规定："大型医用设备上岗人员（包括医生、操作人员、工程技术人员）要接受岗位培训，取得相应的上岗资质。"因此 CT 技师和医师需取得相应的 CT 上岗证方能进行操作和诊断。对于技师而言，正确的使用、规范的操作，就是对设备最好的维护。充分发挥设备效能，延长设备使用寿命，就是一种无形的效益，这是大型医疗设备使用人员应该牢记的两点。

（一）使用原则

CT 机的使用应遵循下列原则：

1. CT 机操作人员必须具备一定的专业理论知识和操作技能，熟悉 CT 的基本结构、工作原理、扫描参数的选择等，应按国家的相关规定，经过国家规定部门的 CT 岗位培训并获得上岗证书。

2. 根据 CT 的特点，严格遵守操作规程，正确、熟练地操作机器。

3. 开机后，按要求进行 X 线管预热和空气校准，避免冷 X 线管突然加高压后因快速升温而造成阳极靶面损伤，降低 X 线管的使用寿命。

4. 扫描过程中要注意操作台和显示器上各参数的变化，若发现异常，立即停止检查并查找原因。

5. 扫描过程中严禁改变扫描技术参数，并注意扫描的时间间隔，禁止超热容量使用。

（二）操作规程

不同厂家和不同型号的 CT 都有自身的使用特点和操作规程,但其操作规程归纳起来有以下几点:

1. 开机前　检查与 CT 设备有关的房间(扫描间、控制室和设备间等)的温度和湿度,检查机器的供电电源是否在合适范围,如果超出允许范围,严禁开机。温度应在 18~22℃,湿度应在 45%~60%,电源电压应在 380V±10%。

2. 开机　严格按照开机流程开机。开机自检,操作人员应密切观察整个开机状态,待自检完成,在显示器上出现人机对话框时,再按照提示操作。

3. X 线管预热　是指在扫描野内没有任何物体的情况下,用空气扫描方式曝光,使 X 线管逐步升温达到工作状态的过程。其目的是防止 X 线管在工作过程中,剧烈的冷热变化可能造成靶面龟裂,或产生游离气体而降低真空度,同时还有可能造成绝缘油炭化而引起管套内放电,提高 X 线管使用寿命。每隔 24h 或在系统提示下,操作人员至少要做一次 X 线管预热。

每日开机后或开机运行期间停止扫描 3h 以上时,按要求应进行 X 线管的预热,一般情况下机器都会有机器需要预热或校准的提示。其具体步骤(以某一机型为例):

（1）开机完成后,在显示器上点击"日常准备",弹出对话框后选择"X 线管预热"。

（2）点击"接受并执行 X 线管预热"或在系统提示 X 线管预热时,点击"接受并执行 X 线管预热"。

（3）点击键盘上"开始扫描",系统自动执行 X 线管预热扫描,大约需要几十秒。

（4）点击退出,系统退出"日常准备"屏幕,回到主屏幕或继续空气校准。

4. 空气校准　在按照要求进行 X 线管预热后,还需进行空气校准。空气校准是指对各成像组件,特别是探测器因环境的变化而引起的误差进行修正,亦称零点漂移校正。由于各成像组件的零点漂移,致使空气的 CT 值偏离正常值(-1 000Hu)造成失真,影响采样数据的准确性。部分 CT 扫描机,在 X 线管预热曝光数次,前几次曝光为 X 线管预热,最后一次曝光为空气校准;另一部分 CT 扫描机,X 线管预热和空气校准是分开进行的。为保证采集数据的准确性,空气校准按规定每日进行一次,一般选择在开机和 X 线管预热后进行。注意的是空气校准必须在 X 线管预热后方可进行,其具体步骤(以某一机型为例):

（1）X 线管预热后,在"日常准备"界面选择"空气校准"。

（2）系统将首先执行扫描架平衡,需要 1~2min。

（3）点击键盘上"开始扫描"按键,依次并自动进行聚酯薄膜窗污垢检测、X 线管加热扫描、准直器校准、探测器增益校准、空气校准等。在此过程中 X 线管会产生射线,严禁工作人员或患者进入扫描间。

（4）校准结束后,系统自动退到主界面。

注意：在进行空气较准时，扫描架中不允许有任何物体，在此过程不需要水模。

5. 磁盘容量的检查　根据每日工作量检查磁盘的剩余容量，如不足应及时备份并删除前期患者数据，避免当前扫描患者的数据无法存储，而停止扫描。

6. 扫描患者　是操作 CT 的重要步骤。按申请单要求录入患者信息、摆放体位、摄取定位像，并根据定位像设定扫描范围、层厚等参数，开始扫描，存储数据。

7. 关机　每日的患者检查完成后，严格按顺序关闭机器，再关总电源。

8. 交班　在交接班本上记录当日 CT 的使用情况。

（三）基本的操作步骤

CT 的基本操作通常分为扫描前的准备、扫描计划的制订、扫描、图像数据存储和图像分析等步骤。

1. 患者信息的录入　患者信息的录入一般是在操作台上通过键盘或触摸屏进行。对于有 PACS 系统的医院，在 worklist 工作站录入，在 CT 上刷新患者列表获取。患者信息至少包括姓名、性别、出生年月、检查号、扫描部位等。机器为患者开设一个专用的图像存储区域，在未输入新的患者信息之前进行的一切扫描，患者的信息资料都与图像同时显示。图像还同时显示医院的名称、时间、层面序号、床位和扫描角度、窗口参数、左右和前后标记等。

2. 患者定位　利用床旁和扫描架上相应的操作按键，把扫描床升高到扫描高度，并把患者送入扫描野内的预定位置。不同扫描的部位，患者体位的摆放要求不一样，其中包括扫描床的高度不同、定位灯标识部位等。具体步骤大致如下：

（1）根据不同的检查部位选择适当的辅助工具，并将其固定到相应的位置。

（2）根据扫描技术的要求指导患者躺于扫描床上（仰卧、俯卧、头先进、足先进等）并把床面升高到扫描所需高度。

（3）开启定位灯，并依据定位灯的光标线指示，载有患者的扫描床输送到扫描孔内，使床面达到扫描部位的定位位置。

（4）关闭定位灯，按下床位的复位键，使床位的数码指示器恢复到"0"值，以使扫描时床面移动指示数有一个固定的参考值。

（5）嘱托患者扫描时相关注意事项，如呼吸、屏气等。

患者定位的原则：姿势舒适，定位准确。

3. 扫描计划制订　在每一个部位扫描前都需要摄取该部位的定位像。该定位像相当于常规 X 线检查的一张平片，具有一定的诊断意义。机器为适应不同部位的检查，提供了多种摄影方向、条件和范围等选择，某一具体部位所用的方向、条件和范围由相应的程序确定，同时内部的各个参数可根据具体的扫描要求进行修正。

定位像摄取后，在定位像上确定扫描范围的上、下限（扫描起始线、终止线），机器会根据扫描范围确定扫描的层数、每一层的扫描位置及扫描机架倾斜的角度等。

对于各个具体部位扫描的 X 线条件（kV、mAs）、层厚、间隔、重建参数、范围等技术参数基本固定,当部位选定后机器提供通用条件,在制订扫描计划时需要进行确认或修改。

4. 正式扫描　扫描是整个检查的主要步骤。目前的机器大都有横断扫描(轴扫)、螺旋扫描(单层或多层螺旋扫描)和其他特殊扫描功能,具体的扫描方式,需要操作人员在扫描前选定。扫描计划确定后,只需发出曝光指令,CT 就会按照预先制订的方案顺序进行扫描和图像重建。

对于胸、腹部等检查的患者,扫描前需要训练患者按照指示信号或口令进行屏气。扫描过程中,医生一定要注意床面的动作和机架倾斜时不要碰到患者,保证安全。

5. 存储数据　是整个检查的最后一项工作。扫描获取的图像数据暂时存储在机器的硬盘上,如需永久存储,可选择磁带、光盘等永久性存储介质,也可以将图像数据推送到图像工作站或 PACS 长期存储。目前 CT 图像符合 DICOM3.0 标准,其储存的图像可在不同厂家、不同设备、不同型号的机器上阅读,并能转换成其他不同的格式(如 JPG、TIF 格式)。有时还需要将图像记录在胶片上,可以通过激光相机或自助打印机完成。

6. 图像分析　图像分析可分为在机分析和照片分析两种情况,在机分析的最大优势是使用不同的分析软件对图像进行处理和定量分析,如窗口技术、测量 CT 值、距离及面积的测量等。在保留原始数据的情况下,可选用不同的重建参数得到不同效果的图像,对图像进行冠状面、矢状面、任意斜面以及三维图像的重建,可以从不同的角度观察图像。照片影像是早期保存患者图像资料的一种方式,一旦打印,图像的各种参数无法调节,同时照片必须借助阅片灯才能进行观看,图像的分析受到一定程度的限制。

7. 关机　全天的工作完成后,应严格按顺序关闭机器。

二、CT 的日常维护

对于任何一种大型医疗设备,日常的维护和保养都是提高设备运行效率和减少故障率的重要保证。

(一)工作环境

要确保 CT 的正常工作,首先保证 CT 机房的温度和湿度应控制在说明书规定的范围内,并注意机房的卫生清洁和通风换气。一般来说,CT 机房的湿度控制在 45%~60% 为宜,温度应保持在 18~22℃。CT 机房应安装机房专用空调设备,有必要时安装除湿机,确保机房内的温度和湿度在正常范围之内。

(二)日常保养

CT 设备的日常保养应按天、周、季度和年度计划进行,并做好日常保养工作的记录。

1. 温度和湿度保持　保持机房恒定的温度和湿度,是对设备工作环境的基本要求。在清扫机房时,应尽量不用水或少用水,若发现机器有受潮现象,应首先做干燥处理后,方可开机。

2. 保持机房和机器内部清洁　由于静电感应可使灰尘附着在元器件表面,影响元器件的散热和电气性能。CT机房应该是封闭房间,通过换气扇与外界通风通气,其他的功能房间应设有纱窗,工作人员进出CT机房都换专用拖鞋,防止灰尘和沙土带入机房。

3. 定期性能测定 为了使CT能够提供优质的诊断图像,必须对影响CT图像质量的性能参数进行经常性监控。定期对CT图像质量进行检测,用水模进行CT值、CT值平均值、标准差及像素噪声等的检测,并利用分辨力测试模体进行空间分辨力和密度分辨力的测定。

4. 注意安全检查 CT在使用过程中,由于机械的磨损和电器元件的老化等原因,总会产生一些不安全的隐患,只有随时注意,才能避免一些故障或事故的发生。

以上维护的工作应按周、月、季度和年度计划进行,并做好维护工作记录。注意保存维护工作中的原始数据和显示数据,以便做好质量跟踪工作。

(三)定期保养

1. 旋转轴承 每使用6个月应给扫描架内旋转轴承添加一次润滑脂,每次添加的量应根据使用的频度确定,严禁使用含二硫化钼添加剂的润滑脂。

2. 螺丝紧固件 根据需要打开扫描架外罩,在保证断电的情况下,检查各螺丝是否松动,各接插件是否牢靠,如发现异常应加以紧固。

3. 扫描床 为减轻扫描床机械系统的磨损,延长其使用寿命,需定期进行保养,添加润滑脂。

4. 散热风扇 发热量较大的部件一般装有散热风扇,特别是X线管冷却系统内很容易吸附浮尘,故每3个月需用吸尘器吸除灰尘和杂物,并检查、清洁各风扇和防尘网。

 拓展阅读

延长CT球管使用寿命的措施

为了提高X线管的热容量,延长其使用寿命,各球管生产厂家采用了多种措施。

1. 金属陶瓷X线管 X线管采用金属外壳代替玻璃管,加大X线管外壳的机械强度;使用陶瓷材料作为X线管支座,可以提高其绝缘性;采用液态金属代替阳极的滚珠轴承,增加热传导面积,提高热冷却能力。

2. 阳极直冷式X线管 X线管阳极靶体朝向阴极一侧在真空中,背向阴极一侧浸泡在变压器油中,所有旋转轴承都位于真空中,使用时整个X线管高速旋转。由于阳极靶体一侧直接与变压器油接触,可通过传导方式将阳极热量散发到变压器油中,其最大散热率可达4.7MHU/min,显著提高了球管的连续负荷能力和使用寿命。

3. 阳极接地X线管 采用阳极端接地结构模式,可使阳极与金属外壳尽量靠近,以提高散热速率,同时阳极靶体采用双轴承支撑方式,直接支撑在金属外壳上,变压器油从轴承中心通过,阳极散热率也可达 1.37MHU/min。

4.“飞焦点”技术 飞焦点技术的 X 线管,其阴极采用两组灯丝,曝光时交替使用,其变换率约 1ms,利用锯齿波形使电子束在撞击阳极靶面时偏转,分别撞击靶面不同的位置,以提高阳极使用率和热容量;同时灯丝的交替使用,对延长灯丝使用寿命有很大帮助。

本章小结

1. CT 成像的基本原理是运用扫描技术,测定人体 X 线线性衰减系数的投影值,建立人体断层组织的图像,CT 图像的本质是线性衰减系数像。

2. CT 的基本概念与常用术语是正确理解 CT 的基本知识。

3. CT 基本结构 ①扫描系统;②计算机与图像重建系统;③图像显示与存储系统。

4. 螺旋 CT 利用滑环技术实现容积采集,螺距是螺旋 CT 的主要参数。

5. CT 图像处理技术,CT 值的概念及窗口技术的应用。

6. CT 图像后处理技术主要包括二维、三维后处理技术。

7. CT 发展新技术主要包括双能量成像技术及宽体探测器技术。

8. CT 的操作必须严格遵守操作规程,做好日常的维护和保养,特别是 X 线球管的预热及空气校准是操作者必须掌握的操作技术。

思考与练习

一、名词解释

1. CT 值

2. 窗口技术

3. 层厚

4. 螺距

5. 密度分辨力

6. 空间分辨力

7. 噪声

8. 伪影

二、简答题

1. 简述各代 CT 设备的特点。

2. 简述 CT 成像的基本原理及过程。

3. 简述 CT 的组成及各部分的作用。

4. 简述螺旋扫描的过程及优点。

5. 简述高压滑环与低压滑环的优缺点。

6. 简述窗宽、窗位在图像显示功能处理中的应用。

7. 简述 CT 图像常见的后处理技术。

8. 简述影响 CT 图像质量的参数及相互关系。

9. 简述 CT 图像常见伪影的表现形式及产生伪影的原因。

10. 简述 CT 球管预热及空气校准的目的。

（李　军　樊　冰）

第八章 | 磁共振成像设备

08章 数字资源

　　磁共振成像(MRI)是目前临床常用的检查技术之一。随着 3.0T 磁共振设备在中大型医院的广泛使用、1.5T 磁共振设备在县级医院普及,磁共振成像设备在各系统疾病的诊断中扮演着越来越重要的角色,对于疾病的诊断有不可替代的作用。

第一节 概 论

一、磁共振成像的发展简史及发展方向

（一）磁共振成像的发展简史

20 世纪 30 年代物理学家伊西多·艾萨克·拉比（Isidor Isaac Rabi）发现，在磁场中的原子核会沿磁场方向呈正向或反向有序排列，施加无线电波之后，原子核的自旋方向发生翻转，这是人类关于原子核、磁场以及射频场相互作用的最早认识。

1946 年物理学家费利克斯·布洛赫（Felix Bloch）和爱德华·米尔斯·珀塞耳（Edward Mills Purcell）发现了磁共振现象。

由于他们在磁共振成像理论基础方面做出了杰出的贡献，拉比荣获 1944 年诺贝尔物理学奖，布洛赫和珀塞耳共同获得了 1952 年诺贝尔物理学奖。

1950 年厄尔文·哈恩（Erwin Hahn）发现了双脉冲下磁共振自旋回波现象，因磁共振成像条件苛刻、成像时间长等缺陷，应用范围受到很大限制。

1968 年理查德·恩斯特（Richard R.Ernst）改进了激发脉冲序列和二维磁共振成像技术，特别是脉冲傅里叶变换的应用是磁共振成像革命性的变革，大大提高信号的灵敏度及成像速度，磁共振成像技术才逐步成熟，恩斯特也因此荣获 1991 年的诺贝尔化学奖。

1973 年化学家保罗·克里斯琴·劳特伯（Paul Christian Lauterbur）和物理学家彼得·曼斯菲尔德爵士（Sir Peter Mansfield）在荷兰的中心实验室完成了最初的磁共振成像系统，并对充满液体的物体进行了成像，得到了著名的磁共振图像"诺丁汉的橙子"。劳特伯与曼斯菲尔德因其在磁共振医学成像领域的杰出贡献，共同获得了 2003 年的诺贝尔生理学或医学奖。

在美国，纽约大学的雷蒙德·达马迪安（Raymond Damadian）教授团队在医学成像方面有了很大突破，他们研制的磁共振设备于 1977 年 7 月 3 日取得了第一幅人体磁共振图像即胸部轴位质子密度加权图像，标志着磁共振成像技术在医学领域应用的开始。

在英国，阿伯丁大学的马拉德（Mallard）于 1978 年 5 月 28 日取得了第一幅人体头部断层图像。当时磁共振图像质量可以和早期的 CT 相媲美，但由于尚未攻克成像速度慢的难题，磁共振成像在临床应用领域受到很大的限制。

50 多年以来，随着科学技术的发展，磁共振成像技术得到了迅速发展，已经成为影像学四大常规检查手段之一（四大常规手段：磁共振成像、X 线成像、超声成像与核医学成像）。相比而言，磁共振成像对软组织分辨能力高、无辐射损伤的优势使其在神经系统、韧带、软组织以及婴幼儿发育等方面获得了无可替代的应用。

（二）磁共振成像的发展方向

在发展方向上，磁共振成像设备不断追求极限工作条件与更有针对性的成像序列，实现

快速扫描和智能化操作。在高磁场强度方面,目前医院主流的磁共振成像设备场强已经普及 1.5T 及 3.0T,7T 磁共振系统也已商业化,并在神经系统疾病检查、脑功能与脑科学研究方面获得广泛的应用;在低场强方面,部分科研机构开展主磁场 μT 量级的超低场强磁共振设备的研究工作,以满足牙齿种植、装有心脏起搏器等特殊患者的检查需求;在体积方面,目前基于霍尔巴赫磁体的小型磁共振检测设备已经把体积缩小到桌面大小,重量控制在 40kg 以内,在食品检测与地质探测等领域获得广泛的应用;在成像序列方面,脑功能成像(fMRI)序列、弹性成像序列以及波谱成像序列的出现,满足了医学诊断及科研方面的特殊需求。

二、磁共振成像的特点

(一)磁共振成像的优点

1. 无电离辐射危害　MRI 的激励源为短波或超短波段的电磁波,波长从数米到数十米,其射频(RF)容积功耗低于推荐的非电离辐射的安全标准,因此不会引起电离辐射损伤。

2. 多参数、多序列成像　MRI 可以应用多种参数、多序列来重建图像,可以获取 T_1 加权像、T_2 加权像、质子密度(PD)加权像等,在图像上取得组织之间、组织与病变之间的信号对比,提高感兴趣区域组织结构的显示及病变显示的敏感性,从多方面为医生提供丰富的诊断信息。

3. 高对比成像　人体含有占体重 70% 以上的水,这些水中的氢质子是 MR 信号的主要来源,其余信号来自脂肪、蛋白质和其他化合物中的氢质子,由于氢质子在体内的分布极为广泛,故可在人体的任意部位成像。另一方面,因水中的氢质子与脂肪、蛋白质等组织中氢质子的 MR 信号强度不同,因此软组织呈高对比成像,其密度分辨力明显高于 CT。

4. 多方位成像　MRI 是利用 G_x、G_y 和 G_z 3 个梯度场或者三者的任意组合来确定层面,实现了选择性激励,可以获得横断面、冠状面、矢状面以及任意斜面等多个层面成像。

5. 选择性成像　通过参数及成像序列的选择,可以选择或抑制人体组织的磁共振信号,进行选择性成像,如血管成像、水、脂肪成像及脑功能成像等,无需使用任何对比剂就可以进行血管成像,以观察心脏和血管的结构。

6. 无骨伪影干扰　头颅 CT 扫描时,在岩骨、枕骨粗隆等处出现条状伪影,影响颅后窝图像的观察,MRI 无此类骨伪影,穹隆和颅底的骨质结构也不影响颅脑成像,从而使颅后窝的病变得以显示,解决了颅后窝诊断显示的盲区。

7. 提供机体生理、生化以及功能方面的信息　任何生物组织在发生结构变化之前,首先要经过复杂的化学变化,然后发生功能改变和组织学异常,MRI 功能成像可以提供生理、生化以及功能方面的信息,因此,MRI 除了能够进行形态学研究外,还可以进行功能方面、组织化学和生物化学等方面的研究。

(二)磁共振成像的局限性

1. 成像速度慢　MRI 比 CT 成像时间长,不利于躁动和危重患者的检查。

2. 禁忌证较多　具有铁磁性的心脏起搏器、动脉瘤夹、金属假肢等患者不宜进行MRI 检查,抢救设备不能进入机房。

3. 不能进行定量分析　MRI 不能对成像参数进行有效测定,不能像 CT 在图像上进行定量分析和诊断。

4. 对钙化灶和骨皮质病灶不够敏感　在 X 线和 CT 图像中,钙化灶对发现病变和定性诊断均有较大的临床意义,但在 MRI 图像中钙化灶通常表现为低信号。骨皮质中含氢质子密度低,骨组织的 MR 信号比较弱,因此骨皮质的病变图像不清晰,这就导致了MR 图像对钙化灶和骨皮质病灶敏感性比较差。

5. 图像易受多种伪影影响　多种形成伪影的因素,导致 MRI 图像的伪影较其他成像技术多,例如金属伪影、化学位移伪影等。

6. 噪声大　工作时产生较大的噪声,会引起部分患者的不适,尤其是儿童患者。

第二节　磁共振成像的物理学基础

MRI 是利用特定频率的射频脉冲(RF)对置于磁场中含有自旋磁矩不为零的原子核进行激励,发生核磁共振(NMR)现象,用接收线圈感应并采集共振信号,按一定数学方法进行计算机图像处理,建立数字图像的成像方法。

一、原子核的特性

(一)原子核的结构

物质是由分子或原子组成,原子则由原子核和核外电子组成。原子核位于原子的中心,由质子和中子组成。质子带正电荷,电子带负电荷,通常质子和电子的数目相等,以保持原子的电中性,原子核中的质子和中子数可有相同或有不同。原子核主要决定原子的物理特性,如果质子和中子不成对,那么质子在运动的过程中会产生磁矩,在 MRI 中就是利用质子的这一特性来进行成像的。

(二)原子核的自旋和磁矩

1. 原子核的自旋　原子核中的质子以一定的频率绕自身的轴高速旋转,这一特性称为原子核的自旋。由于质子带正电荷,因此原子核的自旋形成环形电流,产生具有一定大小和方向的磁化矢量(M),这种由于原子核的自旋产生的磁场,称为核磁。不是所有原子核的自旋都产生核磁,只有中子和质子数符合一定条件(质子与中子数的总和为奇数)的原子核,才产生核磁,这种核称为磁性原子核,反之,称为非磁性原子核。

磁性原子核的自旋类似于一个小磁体,产生与自旋同轴的磁场,具有大小和方向,磁场的方向与环形电流遵守右手定则,见图 8-1。

2. 原子核的磁矩　原子核自旋产生的磁矩,称为自旋磁矩。磁矩是一个矢量,具有大小和方向,自旋方向与磁矩方向遵守右手定则。原子核的磁矩是一个总和的概念,为原子核所有质子自旋所产生磁矩的总和,只有自旋磁矩不为零的原子核在磁场中才能发生磁共振现象。

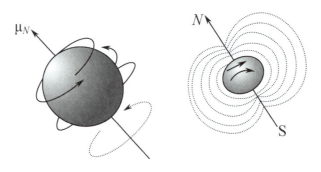

图 8-1　带电原子核自旋产生磁场

　　质子的自旋方向决定磁场方向,见图 8-2。质子不同的自旋方向使质子具有两个能态,这两个能态方向相反,一个能态方向朝上,另一个能态方向朝下。自然状态下,如果原子核内的质子数是偶数,每个质子都会配对排列,这些配对的质子产生的磁场因方向相反被抵消,总磁场为零;如果原子核内的质子数为奇数,总会剩下未配对的质子,产生净磁场,使原子核存在磁矩,即为自旋磁矩不为零的核。

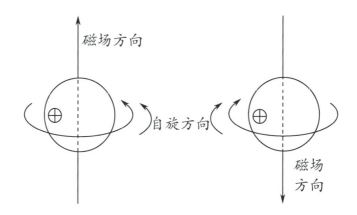

图 8-2　质子的自旋方向决定磁场方向

　　目前用于临床成像的仅为氢原子,氢原子是氢的一种同位素,仅有一个质子,是自旋磁矩不为零的核。磁共振成像采用氢原子的主要原因:①人体富含脂肪和70%以上的水,水(H_2O)和脂肪($-CH_2$)都有氢原子,因此人体含有丰富的氢原子;②氢原子没有中子只有质子(氢原子也称氢质子),为自旋磁矩不为零的核。因此磁共振成像又称为质子成像,有人也称为“水成像”。

（三）原子核的进动和拉莫尔频率

　　1. 净磁化矢量　自然状态下,自旋磁矩处于无序状态,磁矩的总和为零,物质对外不显磁性,见图 8-3。在静磁场的作用下,自旋不为零的原子核开始被磁化,由原来的杂乱无章的状态,沿磁场方向有序排列,低能态质子沿静磁场方向排列,高能态的质子沿静磁场相反方向排列,并且低能态质子总数略多于高能态质子总数。这些质子的磁化矢量叠加后就形成了一个净磁化矢量 M_0,见图8-4。

2. 原子核的进动和拉莫尔频率   原子核未进入静磁场时绕自身的轴旋转,进入静磁场后,自旋轴在磁矩的作用下向外倾斜,并绕外磁场方向旋进,这种运动在物理学中称为进动,它是一个复合运动,见图8-5。原子核在静磁场中进动的频率和静磁场强度之间的关系用著名的拉莫尔(Larmor)方程表示:$\omega = \gamma \cdot B_0$。其中,$\omega$ 是进动频率,也称拉莫尔频率,B_0 是静磁场强度,γ 是旋磁比。如果 γ 采用 MHz/T 为单位,氢质子的 γ 为 42.6MHz/T,B_0 采用特斯拉(T)为单位,ω 的单位就是 MHz,在1.5T 静磁场中氢质子的进动频率为 64MHz。

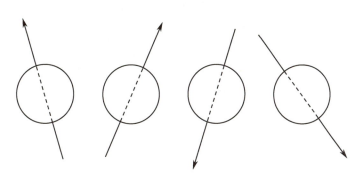

图 8-3   无净磁场状态下质子的随机排列

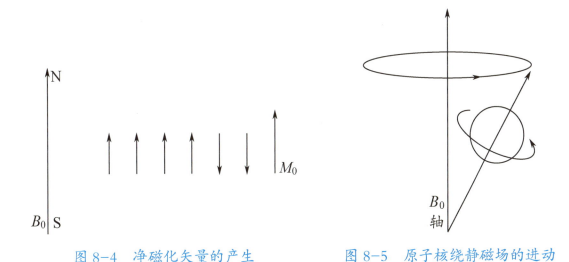

图 8-4   净磁化矢量的产生   图 8-5   原子核绕静磁场的进动

二、磁共振现象

共振是自然界普遍存在的一种物理现象。原子核置于静磁场(外磁场、主磁场,用 B_0 表示)中,在静磁场的作用下以拉莫尔频率进动。当进动的磁矩受到特定频率的射频脉冲(射频脉冲的频率与拉莫尔频率一致)作用时,原子核将吸收射频脉冲的能量,在它们的能级之间发生跃迁,这就是磁共振现象。当射频脉冲的作用消失后,发生跃迁的原子核会逐渐恢复到初始状态,并在这一过程中释放出电磁能量,这就是磁共振信号。磁共振信号的产生必须满足3个条件:①具有磁矩的自旋原子核;②稳定的静磁场;③特定频率的射频脉冲。

磁共振现象中,"磁"是指主磁场和射频场;"共振"是指当射频脉冲的频率与原子核进动的频率一致时,原子核吸收能量,发生能级间的共振跃迁。

三、静磁场的作用

静磁场是磁共振现象发生必备的条件之一。氢质子的自旋运动产生磁矩,像一个小磁体,进入静磁场前,小磁体自旋轴的排列无一定规律,磁化矢量相互抵消,无宏观磁化矢量(M_0)产生,见图8-6A。进入静磁场(B_0)后,小磁体的自旋轴将按照磁场磁感线的方向重新排列,低能态质子顺着(同向)静磁场排列,高能态质子逆着(反向)静磁场方向排列,同向者略多于反向者,最后产生一个与静磁场方向一致的宏观磁化矢量(M_0),见图8-6B。因此静磁场的作用就是使组织磁化,使氢质子按照一定的规律排列,产生与静磁场方向一致的宏观磁化矢量。

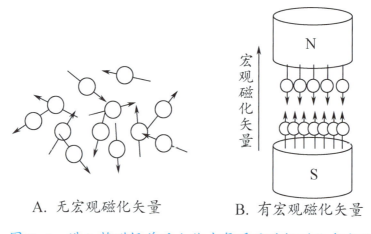

A. 无宏观磁化矢量　　　　B. 有宏观磁化矢量

图8-6　进入静磁场前后人体内氢质子的核磁状态变化

四、射频脉冲的作用

射频脉冲(RF)是一种电磁波,其频率在无线电波的频率范围内,在MRI中仅作短促的发射,使进动的质子吸收能量而产生共振。射频脉冲必须具备的条件:射频脉冲的频率与质子的进动频率相同。

在MR成像中最常用的射频脉冲有90°脉冲、180°脉冲和具有一定角度的脉冲。当纵向磁化矢量受到这些脉冲的激励而产生共振时,纵向磁化矢量按照射频脉冲的角度发生偏转,例如使用90°脉冲激励纵向磁化矢量发生共振时,纵向磁化矢量 M_z 逐渐减少,XY 平面的磁化矢量 M_{xy} 逐渐增大,经过一定时间 M_z 变成0,M_{xy} 变成最大,也就是说纵向磁化矢量完全偏转到 XY 平面,即 M_z 按照射频脉冲偏转了90°。

五、梯度磁场的作用

人体组织所有的氢质子在静磁场中具有相同的拉莫尔频率,受射频脉冲激发后接收到的信号包含整个受检部位的信息,如何确定某一个信号的空间位置信息,我们采用梯度场和静磁场叠加的办法对层面内的质子进行选层和编码(包括相位编码和频率编码)。随位置以线性方式变化的梯度磁场与静磁场(B_0)叠加后,使沿梯度方向的自旋质子具有不同的磁场强度,产生不同的共振频率,见图8-7。

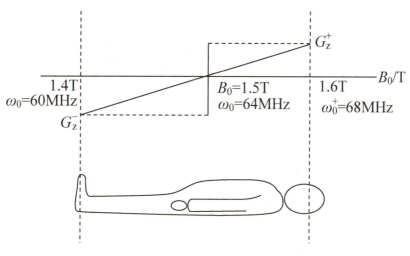

图 8-7　梯度磁场与静磁场叠加

为获得各个方向的空间位置信息,需要在 X、Y、Z 3个方向上分别施加一个梯度脉冲,根据它们的功能,这些梯度被称为层面选择梯度(G_z)、频率编码或读出梯度(G_x)和相位编码梯度(G_y)。按照一定顺序开启这3个梯度场,对成像层内的质子进行选层,相位和频率进行编码,使成像层内的质子在特定的方向上具有相同的频率或者相位,即每个质子具有特定的(x, y)信息,由此确定质子的空间位置。

第三节　磁共振的图像信号

自旋磁矩不为零的原子核在静磁场和射频脉冲的共同作用下,质子吸收射频脉冲的能量进入高能级,射频脉冲停止后释放出吸收的能量回到低能级,该能量为 MR 信号,通过接收线圈感应出该信号,经过相关处理在计算机重建 MR 图像。

一、相位的概念

1. 相位　磁化矢量与参照轴之间的夹角称为相位。多个矢量方向一致时称为同相位,多个矢量方向不一致时称为离相位。由离相位到同相位的过程称为相位重聚(聚相位),由同相位到离相位的过程称为失相位。

2. 磁场中自旋磁矩之间的相位　在静磁场 B_0 中,自旋质子的磁矩 M_0 与 B_0 的轴之间存在一定的进动角,因此 M_0 可分解为 Z 轴与 XY 平面的两个矢量。在任意时刻,在 Z 轴的矢量具有同相位,磁化矢量叠加形成纵向磁化矢量 M_z。XY 平面内的矢量由于围绕 Z 轴旋转处于离相位,磁化矢量在 XY 平面内相互抵消,不能形成横向磁化矢量。在 90° 射频脉冲的作用下,M_0 被翻转到 XY 平面,绕 Z 轴进动的自旋磁矩相位重聚,各磁化矢量叠加形成宏观横向磁化矢量 M_{xy},见图 8-8。

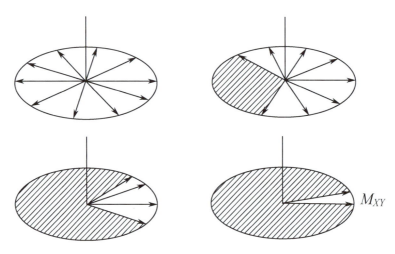

图 8-8　相位重聚产生横向磁化矢量

二、自 旋 弛 豫

处于平衡状态的自旋质子,如果受到外界的作用(如在 B_0 垂直方向施加射频脉冲 RF),M_0 就会偏离平衡位置一个角度,使得 $M_z \neq M_0$,$M_{xy} \neq 0$,即 M 的纵向分量 M_z 小于平衡值 M_0,并出现横向分量 M_{xy}。射频脉冲停止后,受激励的自旋质子逐渐向平衡状态恢复。从受激励的不平衡状态向平衡状态恢复的过程称为弛豫。自旋质子的弛豫过程称为自旋弛豫。自旋弛豫包括两个方面:一方面 M_z 的恢复;另一方面 M_{xy} 的消失。我们通常用纵向弛豫和横向弛豫来描述这两个方面,90° 激励脉冲作用后宏观磁化矢量 M 的弛豫,见图 8-9。

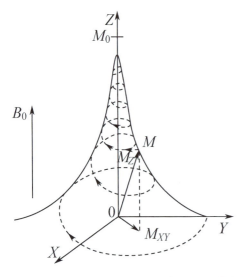

图 8-9　M 的弛豫过程(90°脉冲)

(一)纵向弛豫

1. 概念　射频脉冲停止后,纵向磁化矢量 M_z 由最小恢复到原来大小的过程称为纵向弛豫。在纵向弛豫过程中,自旋质子的能量变化是在原子核和由原子之间相互配对形成的晶格框架之中,即在恢复的过程中,能量是以热能的形式传递到晶格的分布之中,因此纵向弛豫又称为自旋－晶格弛豫或热弛豫。

2. 纵向弛豫时间　自旋质子因受到射频脉冲的激励而失去平衡,射频脉冲关闭后又借纵向弛豫恢复平衡。从激发共振到恢复平衡所需要的时间称为纵向弛豫时间,通常用 T_1 表示,呈指数增加曲线形式。在 MRI 中, T_1 并不代表纵向弛豫的全过程,而是规定纵向磁化矢量从最小恢复到平衡态磁化矢量63% 的时间为 T_1 时间,见图 8-10。

不同组织的 T_1 值是不同的,静磁场(B_0)强度不同,同一组织的 T_1 值也是不同的。B_0 场强越大,组织的 T_1 值越大。

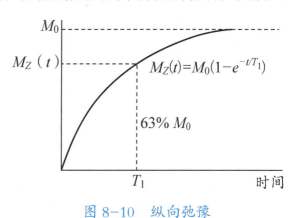

图 8-10　纵向弛豫

（二）横向弛豫

1. 概念　横向磁化矢量 M_{xy} 由最大逐渐消失的过程称为横向弛豫。在横向弛豫过程中,能量的变化是在高能和低能的原子核之间进行的,即高能态的原子核把能量传递给低能态的原子核而变成低能态,低能态原子核由于获得能量而变成高能态。横向弛豫的特点是原子核总数和能量不变,而且是由自旋核相互作用引起的,因此又称为自旋－自旋弛豫。

2. 横向弛豫时间　射频脉冲关闭后,横向磁化矢量 M_{xy} 由最大减小到平衡状态的时间称为横向弛豫时间,通常用 T_2 表示,呈指数衰减曲线形式。在 MRI 中 T_2 并不代表横向弛豫的全过程,而是规定横向磁化矢量衰减至最大值 37% 的时间,见图 8-11。

自旋－自旋弛豫的特点是能量交换在相同的自旋核之间进行,弛豫的效率非常高。由于固体分子中各原子的位置相对固定,自旋核可更有效地交换能量,因此时间常数 T_2 特别短。

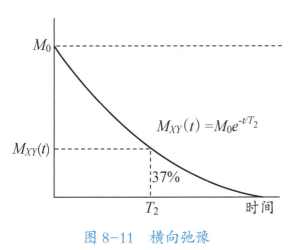

图 8-11　横向弛豫

三、自由感应衰减信号

单个的 90° RF 激励被静磁场 B_0 磁化而沿磁场方向取向的质子群,使质子群的磁化矢量 M_z 由最大逐渐达到横向平面 M_{xy} 最大。RF 停止后,质子群则在静磁场 B_0 的作用下开始弛豫,使质子群的 M_{xy} 由最大逐渐变为最小,而 M_z 由最小逐渐达到最大,在整个弛豫过程中质子始终以进动方式进行，将吸收的 RF 能量以电磁波的形式发射出来，这就是 MR 信号。该信号如同重锤摆一样，强度由最大值到最小值，最终停止，它的振幅呈指数衰减。接收线圈可以感应微弱信号电压，其变化同电磁波，因此称为自由感应衰减信号（FID）。在自由衰减过程中，质子始终以进动的方式围绕静磁场 Z 轴以螺旋运动形式在运动，见图 8–12。

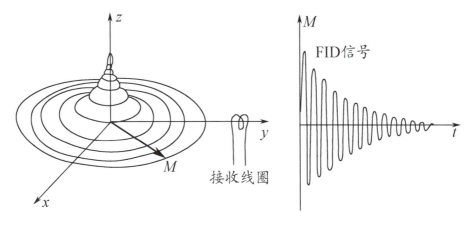

图 8–12　接收到的 FID 信号

第四节　磁共振成像常用的脉冲序列

MR 信号的强度直接反映组织的 MR 图像亮度，影响 MR 信号强度的主要因素包括组织内在因素及脉冲序列外在因素。组织内在因素主要由生物组织的种类和生理生化特性决定，包括组织的质子密度、T_1 和 T_2 弛豫时间、流体现象和化学位移等；脉冲序列外在因素主要包括序列的可调节因素，如脉冲序列的类型、时间参数、激励脉冲的偏转角等。在磁共振检查中，通过在同一序列中调节时间等参数（如 TR、TE 等）或采用不同扫描序列的方式以获得突出组织特性的图像（即加权图像）。因此在磁共振检查中有针对性地使用各种不同的扫描序列，显示不同组织结构的信号特征，对于提高磁共振检查的诊断准确率有很大的帮助。

一、自旋回波序列

（一）自旋回波序列

自旋回波（SE）序列是 MRI 中最常用、最基本的成像序列。由一连串 90° 脉冲后面紧跟 180° 聚相脉冲组合构成。90° 脉冲至产生回波信号的间隔时间称为回波时间 TE；90° 脉冲到下一个 90° 脉冲间的间隔时间称为重复时间 TR。

90° 脉冲使纵向磁化矢量翻转至 XY 平面，产生横向磁化矢量。脉冲终止后，质子在 XY 平面上逐渐丧失相位一致性，从而导致横向磁化矢量减少，并引起信号减弱直至消失。

在失去相位一致性的过程中,经过一段时间给予180°聚相脉冲,可使失去相位一致性的质子重新恢复相位一致(即相位重聚),产生较强的横向磁化矢量,再次出现强信号,此信号称为回波信号。

SE序列图像对比度与质子密度、组织T_1值和T_2值、TR和TE时间以及液体的流动状态有关,通过调节TR和TE,可分别获得反映组织T_1、T_2、质子密度特性的MR图像。

短TR短TE时,各组织间的信号差别主要受T_1影响,信号突出T_1值,为T_1加权像;长TR长TE使T_2在横向磁场的差异增加,信号突出T_2值,为T_2加权像;长TR短TE反映组织氢质子密度分布,为质子密度加权像,这里的"加权"具有突出或者侧重的含义。

(二)快速自旋回波序列

快速自旋回波(FSE)序列是一种具有真正SE对比特征的快速成像技术,是多回波成像技术的延伸。在每个重复周期内,90°脉冲后连续施加多个180°相位重聚脉冲。多个相位重聚脉冲产生的回波信号,全部用来填充一个K空间,重建成一幅图像。90°脉冲后180°脉冲的数目越多,扫描时间越短,但图像质量也会随之下降。FSE序列的重复时间TR为90°脉冲到下一个90°脉冲的时间;回波时间TE为90°脉冲至其后多个180°脉冲的中点,也叫有效回波时间;每个TR周期内的回波次数即180°脉冲次数,称回波链长度(ETL)。与SE序列相比,FSE序列成像时间较SE序列明显缩短,同时,一次扫描不同回波信号填充不同K空间也可获得双回波或多回波图像。

FSE序列的图像对比度与SE序列相似,主要依赖组织质子密度、组织T_1及T_2特性、ETL、回波间的间隔、TR及TE以及所选择的回波方式(即单回波或双回波方式)。通过调节TR、TE及ETL等参效,同样可得到与SE序列类似的T_1、T_2加权图像和质子加权图像。此外,在采用FSE序列进行扫描时,如果将TE延长,可得到重T_2加权像,使具有长T_2特性的组织如富含液体的组织更突出。临床上可采用FSE序列进行重T_2加权的MR水成像,以显示胆道、泌尿道、椎管等含水量丰富的组织结构。

二、反转恢复序列

反转恢复(IR)脉冲序列的每个TR周期由一个180°反转脉冲,一个90°脉冲及180°复相脉冲构成。该序列采集方式与自旋回波(或快速自旋回波)序列相同,目前IR与SE结合临床已很少应用,但IR与FSE的结合广泛应用,称为快速反转恢复(IR-FSE)序列。在IR-FSE序列中,第一个180°反转脉冲到90°脉冲之间经过的时间称为反转恢复时间(TI);90°脉冲至接收回波信号间的时间称为回波时间(TE);从最初的180°反转脉冲至下一个周期的180°反转脉冲之间的时间称为重复时间(TR)。

第一个180°脉冲将纵向磁化矢量偏移180°,至平行于主磁场并与主磁场方向相反的方向,然后在纵向磁化矢量恢复的不同时期,施加与 FSE 序列相同的 90°激励脉冲和 180°复相脉冲,并收集磁共振信号。

在 IR 序列中反转时间 TI 发生变化,被反转到 Z 轴方向的纵向磁化矢量也随之变化,施加 90°脉冲后转移至 XY 平面的横向磁化矢量也反向发生变化,测量的 MR 信号强弱亦产生改变。

T_1 值不同的组织,其纵向磁化矢量在一定 TI 时间内恢复程度不同,T_1 较短的组织其纵向磁化几乎完全恢复时,T_1 较长的组织可能弛豫尚不充分,因此前者 MR 信号较强,后者信号较弱。如选择适当的 TI 值,这两种组织可得到良好的对比度。用反转恢复序列成像的目的是增加 T_1 的对比,因此 TE 的选择应尽量短,以减小 T_2 的成分。临床上常用 IR-FSE 来进行脑组织的 T_1 加权成像,以达到增加脑灰质、脑白质对比度的目的。

当某种组织处于特殊的 TI 值时,其纵向磁化矢量正好从负 Z 轴减少至零,此时该组织无信号,该 TI 值为组织的转折点。组织的 T_1 值越长,转折点的 TI 值越大,将 TI 值预定于某种组织的 T_1 值的转折点,即可达到抑制这种组织信号的效果。在 IR 序列中,在临床应用中最为广泛的有短时反转恢复序列(SITR)和液体衰减反转恢复序列(FLAIR)两种。它们实际上是两种较为特殊的 IR 序列。

(一) STIR 序列

在 IR-FSE 序列中,如果缩短反转时间 TI,并使 TI 值正好等于脂肪组织的纵向磁化矢量弛豫至零的时间,此时施加 90°脉冲,则脂肪无信号,应用此时 TI 时间的 IR-FSE 序列称为短时反转恢复序列(STIR)。该序列能很好地显示被脂肪高信号掩盖的病变外,很多由于富脂肪组织运动引起的伪影也将消失,因此 STIR 常常被用于脂肪和运动伪影的抑制。

(二) FLAIR 序列

液体衰减反转恢复序列(FLAIR)是在反转脉冲后,等待液体(如脑脊液)的纵向磁化矢量按 T_1 曲线恢复到零时施加 90°脉冲,使液体信号被抑制,在 MR 图像上呈无信号区,而其他组织仍保持重 T_2 加权像时的组织对比。因此,FLAIR 序列对于显示脑室内病变及脑白质病变具有突出的优势,既抑制了脑脊液的信号,又保留了 T_2 加权像对病变检出敏感的优点,对颅内病变的诊断有较明显的改进作用。

三、梯度回波序列

梯度回波序列(GRE)是基于缩短 TR 而缩短成像时间的序列,与 SE 序列采用两个射频脉冲成像的方式不同,CRE 是用单个 RF 脉冲结合两个反向梯度脉冲来成像,因此扫描时间大大缩短,从而达到快速扫描的目的,而且保持一定的信噪比。

在 GRE 序列中,采用一个小角度(<90°)的射频脉冲施加在一个选定的层面上,将

部分磁化矢量翻转到XY平面内（即小角度激励），然后在读出梯度脉冲（即X轴）前先施加一个反向梯度场，使质子群快速去相位，导致各质子间频率不同，而后再施加一个相反的正向梯度脉冲，这样就使质子群相位重聚，产生梯度回波信号。小角度的射频脉冲至产生回波信号的时间间隔为回波时间（TE），两个小角度的射频脉冲之间的时间间隔为重复时间（TR）。

由于梯度回波序列TR较短，使得横向磁化矢量不能完全弛豫，在处理剩余横向磁化的技术方面衍生出许多新的扫描序列，包括重聚横向磁化矢量的稳态自由进动（SSFP、FIESTA）梯度回波序列、破坏横向磁化矢量的扰相梯度回波（SPGR、FSPGR）序列等。

四、平面回波序列

平面回波成像（EPI）是一种快速成像技术，需结合准备脉冲才成序列。它采集的信号是梯度回波，特点是在一次射频脉冲激励后极短的时间内（约 100ms），利用振荡的梯度场连续采集一系列梯度回波，将全部数字化空间信息编码到回波信号中，重建一个平面的 MR 图像。

EPI 技术与 SE 和 GRE 结合应用可产生T_2和T_2^*图像，与 IR 序列结合运用可产生T_1、STIR 及 FLAIR 图像。另外，EPI 用加权的弥散敏感梯度来突出表现由于水分子的布朗运动所致的体素内的微观相位弥散效应，从而形成 EPI 弥散加权成像。

EPI 序列由于扫描快速，因此主要用于腹部检查，以消除呼吸伪影，对神志不清、检查无法配合、无法制动的患者也可采用，以减少扫描时间。同时，可采用 EPI 序列进行某些功能检查，如血流灌注成像、脑功能成像等。

第五节　磁共振成像设备的分类与基本组成

一、磁共振成像设备的分类

（一）按成像的范围分类

1. 实验用 MRI 设备　用于动物、生化制品、药品等研究领域，检查孔径很小。

2. 局部 MRI 设备　检查孔径的大小和形状适应特殊部位（头、乳腺、四肢关节等）的需要，检查孔道短。

3. 全身 MRI 设备　检查孔径大，检查通道长，能容纳人体进入和穿越。

（二）按主磁场的产生方法分类

1. 永磁型　利用磁性材料（铝镍钴、铁氧体、稀土钴）堆积或拼接而成的磁体，制造和运行成本低廉。

2. 常导型　又称阻抗型,利用导电线圈构成的空芯或铁芯电磁体,制造成本低廉,电力消耗大,运行成本略高。

3. 混合型　常见的是永磁型和常导型两种磁体的组合,产生的磁场强度可达 0.6T。

4. 超导型　是由浸泡在密封液氦杜瓦中的超导螺线管线圈构成的电磁体,其产生的磁场强度可达 12T。

（三）按静磁场的磁场强度分类

1. 低场机　0.5T 以下的 MRI 设备。

2. 中场机　0.5~1.0T 的 MRI 设备。

3. 高场机　大于 1.0T 的 MRI 设备。

（四）按用途可分类

可以分为介入型和通用型两大类。

二、磁共振成像设备的基本组成

不同的 MRI 设备,技术虽有区别,但基本结构大致相同。MR 设备一般包括主磁体系统、梯度磁场系统、射频发射与接收系统、计算机系统。MRI 设备除了 MRI 所需的设备外,还要有许多附属设备与之相配套。常用的设备有射频蔽体(或磁屏蔽体)、冷水机组、不间断电源、机房专用空调以及超导磁体的低温保障设施等。MRI 设备的基本组成见图 8-13,磁共振成像设备体系结构图见图 8-14。

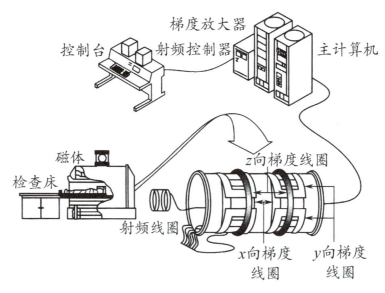

图 8-13　磁共振成像设备的基本组成

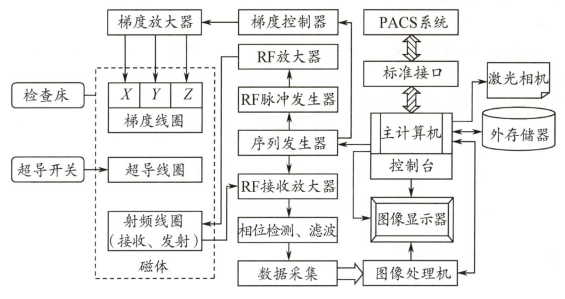

图 8-14   磁共振成像设备的体系结构图

第六节   磁共振成像设备的磁体系统

一、主磁体系统

MRI 设备的关键部分是主磁体系统,又称为静态磁场系统,是 MRI 设备的核心部件,也是制造和运行成本最高的部件。主磁体的作用是产生一个均匀、稳定的静态磁场,使处于静态磁场中氢质子被磁化而形成磁化矢量,并以拉莫尔频率沿磁场方向进动。

MRI 设备所选用的主磁体按材料可分为永磁型、常导型(阻抗型)、超导型和混合型;按磁体规模大小可分为小型磁体(内径 2~20cm)、中型磁体(内径 30~100cm)、大型磁体(内径大于 100cm);按照线圈的供电方式可分为直流磁体、脉冲磁体、交流磁体;按照磁体线圈绕线方式可分为直螺线管线圈磁体、横向型磁体和鸟笼型磁体。目前大多以场强来划分,将磁场强度小于 0.5T 的称为低场强,磁场强度在 0.5~1.0T 的称为中场强,磁场强度大于 1.0T 的称为高场强。

(一)主磁体的性能指标

1. 磁场强度   是指静磁场的强度。在一定的体素范围内,磁场强度越大,氢质子所产生的磁矩越大,磁共振信号越强。高场强度的特点:①使磁共振信号强度增强,能显示更多的解剖结构和病变;②缩短扫描的时间,提高成像的速度;③共振频率变高,自旋加快,运动伪影和化学伪影增加;④运行成本增加;⑤RF 的热效应与场强的平方成正比,增加患者吸收 RF 而产生热量。

2. 磁场均匀度   是指在特定容积(常取球形空间)限度内磁场的同一性程度,即穿过单位面积的磁感应线是否相同。磁场均匀度在很大程度上决定着图像质量。

3. 磁场稳定度　磁场稳定度与磁体的类型有关,当受到磁体附近铁磁性物质、环境温度或匀场电源漂移等因素的影响时,磁场的均匀度或场强会发生变化,即磁场漂移,磁场漂移的程度用稳定度指标来衡量。磁场稳定度下降,就保证不了图像的一致性和可重复性,从而在一定程度上亦会影响图像质量。

4. 有效孔径　有效孔径指的是梯度线圈、匀场线圈、射频体线圈和内护板等部件均安装完毕后所得到的空间(实际的磁体孔径要比它大得多)。对于全身 MRI 设备,磁体的有效孔径必须足以容纳人体为宜,一般来说其内径必须大于 65cm,孔径过小容易使被检者产生压抑感,孔径大些可使患者感到舒适。

近年来出现了开放式磁体,见图 8-15。其优点是患者位于半敞开的检查床上,不会产生恐惧压抑感,且便于开展磁共振介入手术。

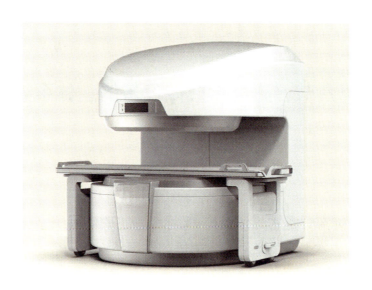

图 8-15　开放式磁共振设备的外观图

5. 磁场的逸散度　强大的主磁体周围所形成的逸散磁场,会对附近的铁磁性物体产生很强的吸引力,使人体健康或其他医疗仪器设备受到不同程度的损害、干扰和破坏,因此,利用各种磁场屏蔽对磁场的逸散度加以限制。

除了上述 5 个指标以外,超导磁体系统还有制冷剂的挥发率、磁体低温容器(杜瓦)的容积、液氦的补充周期和磁体重量等指标。

(二)主磁体的种类与特点

主磁体的种类一般有永磁磁体、常导磁体、超导磁体和混合磁体等,目前临床 MRI 设备中使用的磁体主要是永磁磁体和超导磁体两种。

1. 永磁磁体　永磁磁体最早应用于全身 MRI 设备,使用中既不耗电也无发热问题。用于构造这种磁体的永磁材料主要有铝镍钴、铁氧体和稀土钴 3 种类型。

(1)永磁磁体的结构:永磁磁体一般由多块永磁材料堆积(拼接)而成。磁铁块的排布既要构成一定的成像空间,又要达到磁场均匀度尽可能高的要求。另外,磁体的两个极块须用磁性材料连接,以构成磁回路,从而减少磁体周围的杂散磁场。磁体的结构主要有两种,即环形和H形,见图8-16。

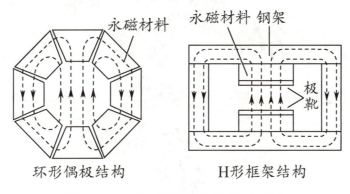

图8-16 永磁磁体的结构及磁路

环形磁体由磁砖拼砌成环形,在内腔形成水平方向的磁场,磁感应线从一个极面发出穿过空气腔到另一个极面,经磁体内部形成封闭回路,因此环形磁体周围的杂散磁场很小。

（2）永磁磁体的特点:永磁磁体提高场强的唯一办法就是增加永磁性材料的用量,但这样会增加磁体的重量。因此,设计者必须在场强、孔径和磁体重量三者之间进行选择。永磁磁体的优点:①造价维护费用低,不耗电;②磁体本身为磁力线提供了反转通路,磁场对环境的影响小;③磁力线垂直于孔径,可提高信噪比。永磁磁体的缺点:①场强低,一般为 0.3~0.5T,不能满足快速扫描和临床磁共振波谱研究的需要;②主磁体重量大,新型材料的主磁体重量也达到3t(3 000kg)以上;③磁场稳定性差,室温要求严格;④磁场无法关闭,一旦有金属吸附其上就会影响磁场均匀度。

2. 超导磁体　目前使用的磁共振成像设备中,大约80% 的采用超导磁体,其磁场强度多在 1.0~3.0T,少数研究用的可达 7.4T。超导磁体是利用超导体在低温下的零电阻特性,在截面很小的导线上可以通过非常大的电流,产生强磁场。

（1）超导磁体的线圈:超导磁体的线圈采用特殊的金属或合金(如铌 - 钛合金、银 - 铜等)制成。当线圈在 8K 温度时,电阻突然消失,导体的电阻为零,这种材料称为超导材料。超导材料工作:在超导状态下,因导体的电阻为零,电流通过导体时没有焦耳热产生,导体温度不升高,线圈的工作不消耗电能。建立超导磁场所需要的电流约几百安培,能产生很强的磁场。因此,超导磁体一旦励磁成功,线圈就不再需要外加电流,就能提供稳定的磁场,但必须维持低温环境,保证线圈处于超导状态。

超导线圈工作所需要的低温环境,是由工作温度在绝对温度 4.2K(0K=−273.15℃)的液氦提供的。液氦被密封在液氦容器中,容器外面包围真空层,真空层外面包着液氮及又一个真空层。液氮以及真空层的作用是保证液氦的超低温环境,若不使用液氮制冷,也可采用外屏蔽式机械制冷。超导体的结构见图8-17,超导磁体外观见图8-18。

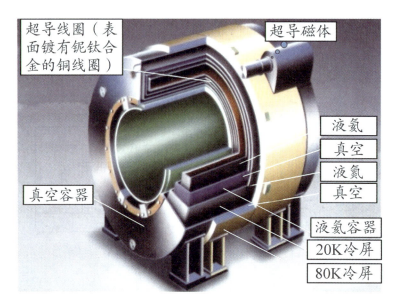

超导线圈（表面镀有铌钛合金的铜线圈）

超导磁体

液氦
真空
液氮
真空

真空容器

液氦容器
20K冷屏
80K冷屏

图 8-17　超导磁体的结构

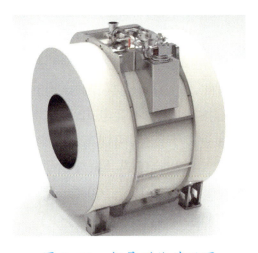

图 8-18　超导磁体外观图

（2）超导磁体的特点：优点是场强高；磁场稳定而均匀，不受外界温度影响；场强可调节。缺点是制冷液氦昂贵，需要定期补充，维护费用较高；制造工艺复杂，造价高。

（三）磁体的匀场技术

均匀性是 MRI 设备的重要指标，然而，受磁体设计和制造工艺的限制，任何磁体出厂后都不可能使整个有效孔洞空间内的磁场完全一致。此外，磁体的周围环境也对磁场有一定影响，如磁场的屏蔽物、磁体附近固定或可移动的铁磁性物体等。因此，磁体安装完毕后还要在现场对磁场进行物理调整，称为匀场。常用的匀场方法有无源匀场和有源匀场两种。

1. 无源匀场　是指在磁体孔洞内壁贴补专用的小铁片（也称匀场片，是软磁材料），以提高磁场均匀性的方法。这种方法在匀场过程中不使用有源元件，因而称为无源匀场。如果匀场片贴在磁体的内表面，它对主磁场是削弱的；如果匀场片贴在磁体的外表面，它对主磁场是加强的,见图 8-19。目前 MRI 设备大多使用小铁片匀场,在超导磁体安装完毕后一次性调整,以后不再进行。

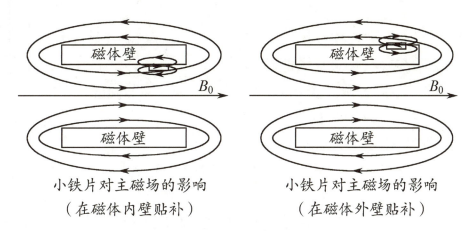

小铁片对主磁场的影响
（在磁体内壁贴补）

小铁片对主磁场的影响
（在磁体外壁贴补）

图 8-19　无源匀场原理

2. 有源匀场　在有限的磁体孔洞内,除了安装梯度线圈外,一般还装有匀场线圈,主要用于日后随时弥补环境造成的磁场波动。

（1）有源匀场:有源匀场是指通过适当调整匀场线圈阵列中各线圈的电流强度,使其周围的局部磁场发生变化,提高磁场整体的均匀性。

（2）匀场线圈:匀场线圈由若干个小线圈组成,这些小线圈分布在圆柱形匀场线圈骨架表面,构成以磁体中心为调节对象的线圈阵列,调整匀场线圈的磁场强度,使主磁体的磁场均匀。

匀场线圈也有超导型和常导型两种。超导型匀场线圈与主磁体线圈置于同一低温容器中,其电流值稳定,且不耗电,匀场品质好。常导型匀场线圈耗电,其匀场效果常常受到匀场电源的影响。

二、梯度磁场系统

梯度磁场系统是磁共振成像设备的核心系统,一般由梯度线圈、梯度控制器、数/模转换器（D/A 转换器）、梯度放大器和梯度冷却系统等部分组成,见图 8-20。

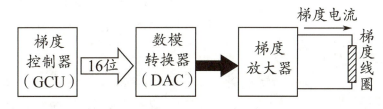

图 8-20　梯度系统构成框图

（一）梯度磁场的性能指标
梯度磁场简称为梯度场,其性能指标主要有有效容积、梯度线性、梯度强度、梯度场变化率、梯度场启动时间（爬升时间）、梯度切换率及梯度场工作周期等，见图 8-21。

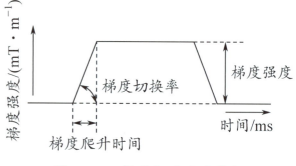

图 8-21　梯度场的性能参数

1. 有效容积　又称为梯度场的均匀容积，是指线圈所包容的、梯度场能够满足一定线性要求的空间区域。这个区域常位于磁体中心，并与主磁场的有效容积同心。梯度线圈通常采用鞍形线圈，其有效容积只能达到总容积的 60% 左右，显然，梯度线圈的有效容积越大，对于成像区的限制就越小。

2. 梯度线性　梯度磁场的线性是衡量梯度场平稳度的指标。线性越好，表明梯度场越精确，空间定位越准确，图像质量越好。

3. 梯度强度　梯度强度是指梯度场能够达到的最大值。与主磁场相比梯度磁场是相当微弱的。梯度场强度大，磁场梯度就可以大些，可以进行超薄层面的扫描，像素也越小，图像空间分辨力就越高。

4. 梯度场切换率和梯度爬升时间　梯度场切换率是指单位时间及单位长度内梯度场强度的变化量，常用每米每秒内梯度场强度变化的毫特斯拉量 [mT/(m·s)] 来表示，切换率越高，表明梯度场变化越快。梯度爬升时间是指梯度场达到预定值上升的时间，梯度变化快，梯度爬升所需的时间就越短，就可以提高扫描速度和图像信噪比。

5. 梯度场工作周期　即在一个成像周期的时间（重复时间 TR）内梯度场工作时间所占的百分率。

（二）梯度线圈

梯度线圈是装在磁体内用于产生 X、Y、Z 三维空间线性变化的梯度磁场，是 3 个正交的直流线圈。每个梯度线圈由两个电流方向相反的同轴线圈组成，以产生其轴线方向的最大线性梯度磁场。在磁共振成像时，梯度磁场位于成像区域内，根据需要动态地在主磁场附加一个线性的梯度磁场，使人体在不同位置具有不同的共振频率，实现成像体素的选层和空间编码的功能。3 个梯度场可获取任意轴面的图像。G_x、G_y 和 G_z 3 组梯度线圈被封装在用纤维玻璃制作的大圆筒里面，装在磁体的腔内。G_x、G_y 和 G_z 3 组梯度线圈的空间位置见图 8-22。

另外，梯度磁场系统不仅在扫描速度上，而且在图像的空间分辨力上决定着 MRI 设备性能。梯度线圈中的大电流会产生大量的热，常采用水冷和风冷措施进行冷却。

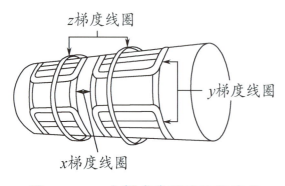

图 8-22　3 个梯度线圈的位置关系

1. Z 向梯度线圈　是指产生 Z 向梯度场

的线圈。G_z 可以有多种形式,最简单的是麦克斯韦线圈。当取两线圈的距离为线圈半径的 $\sqrt{3}$ 倍时,可得到最均匀、线性最好的梯度磁场。另外,在两线圈中分别通以反向电流,使线圈两端产生不同方向的磁场:一端与 B_0 同向,另一端与 B_0 反向,因而与主磁场叠加后分别起加强和削弱 B_0 的作用,中间平面的磁场强度为零,见图 8-23。

2. X 向梯度线圈和 Y 向梯度线圈 X 向梯度和 Y 向梯度的线圈 G_x 和 G_y 的原理稍复杂些,它们不是轴对称的。

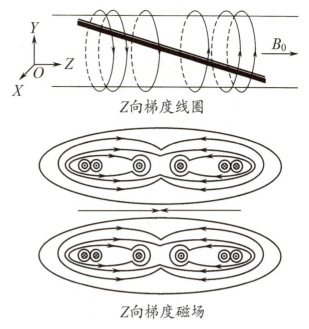

图 8-23　Z 向梯度的线圈及磁场

（1）直线系统:为了得到与 G_z 正交的磁场,人们根据毕奥－萨伐尔定律,研究了无限长导体周围的磁场,发现 4 根适当放置的导线通以电流便可产生所需梯度,即产生的磁场在几何形状确定的前提下只与线圈的电流有关。实际上导线不可能无限长,因此有多种方式的电流返回电路,这种系统不能产生非常均匀的梯度场,但优点是在磁体腔内所占空间很小。

（2）鞍形线圈:鞍形梯度线圈现已被广泛采用,两对鞍形线圈绕成圆弧,根据对称性原理,将 G_x 旋转 90° 可得到 G_y,见图 8-24。鞍形线圈不会产生 Z 方向磁场而影响梯度场,这就要求线性在 0.31 圆弧半径的球体积内磁场平衡度小于 3%。

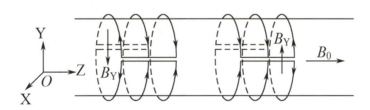

图 8-24　鞍形线圈及磁场

（三）梯度场发生系统

梯度磁场是脉冲电流通过一定形状的梯度线圈产生的,需较大的电流和功率。MRI设备不仅要求梯度磁场能够快速启停,而且要求其大小和方向均可改变,从硬件上讲就是要求它有好的脉冲特性。

1. 梯度控制器　梯度控制器的任务是按系统主控单元的指令,发出所需梯度的标准数字信号给数/模转换器。在梯度子系统中,对梯度放大器的各种控制是由梯度控制器（GCU）和数/模转换器（D/A）共同完成的。

2. 数/模转换器　数/模转换器（D/A）是将数字量变为模拟量输出的器件。一般来说 D/A 的精度（分辨力）由输入端的二进制数位数来决定,现在的梯度系统大多采用

16 位的 D/A,对梯度的控制是非常精确的。

3. 梯度放大器 由于梯度线圈形状特殊,匝数少,需通以数百安培电流才能达到规定的空间梯度。梯度放大器是整个梯度控制电路的功率输出级,梯度放大器的输入信号就是来自 D/A 的模拟电压信号。梯度放大器必须具有功率大、开关时间短、输出电流精确和系统可靠等特点。

（四）双梯度系统

为提高梯度性能,可设计两套梯度线圈及其相应的放大器,见图 8-25。这种梯度系统称为双梯度系统,它兼顾了不同层厚和不同部位等特殊情况,对提高图像质量有一定作用,但不能提高成像速度。

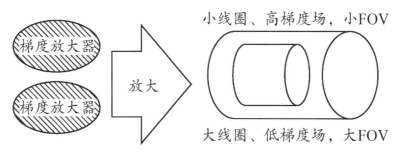

图 8-25 双梯度系统示意图

三、射 频 系 统

射频系统是实施射频激励并接收和处理射频信号的功能单元。射频系统不仅要根据扫描序列的要求发射各种翻转角的射频脉冲,还要接收成像区域内氢质子的磁共振信号。磁共振信号只有微伏（μV）的数量级,必须经放大、混频、A/D 转换等一系列处理,最后得到数字化原始数据,输送给计算机进行图像重建。因此,射频系统包括射频脉冲发射系统和射频信号接收系统两部分。该系统组成见图 8-26。

（一）射频脉冲

为了使在静磁场 B_0 中的氢质子产生共振,需要在 B_0 的垂直方向上施加射频场 B_1。在 MRI 设备中,射频场是在射频控制系统的作用下,由射频放大器输出射频电流脉冲来激励射频线圈发射脉冲,其发射功率应以能激励所选层面内的全部质子发生共振为准。射频脉冲的类型主要包括谱带较宽的硬脉冲和谱带较窄的软脉冲,前者用于非选择性激励,后者用于选择性激励。

在计算机和射频控制单元的控制下,调节射频脉冲

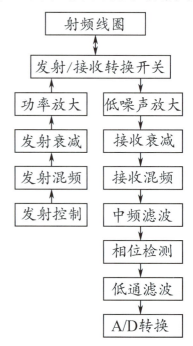

图 8-26 射频系统的组成框图

的强度和脉冲宽度,可以使质子的磁化矢量 M 反转到任意角度发生共振,由此出现多种脉冲序列,如自旋回波序列、梯度回波序列等。

(二)射频线圈

射频线圈既是射频脉冲的发射源,也是磁共振信号的接收器。因此,射频线圈有发射线圈和接收线圈之分,无论是发射线圈,还是接收线圈,所处理的都是相同频率的射频信号。用于发射脉冲的线圈称为发射线圈,用于检测信号的线圈称为接收线圈。在成像序列周期内,在不同时间分别完成发射和接收任务的射频线圈,既是发射线圈又是接收线圈,如体腔内线圈;有的线圈只用于接收 MR 信号,如表面线圈。磁共振成像设备中常见的几种射频线圈见图 8-27。

1. 射频线圈的种类　MRI 设备中使用的射频线圈种类很多,可按不同方法进行分类。

(1)按功能分类:射频线圈可分为发射线圈、接收线圈和两用线圈。大部分表面线圈都是接收线圈,四肢线圈既可用接收线圈也可用两用线圈,体线圈和头线圈常采用两用线圈。线圈与被测组织的距离越近,信号越强,但观察范围越小。

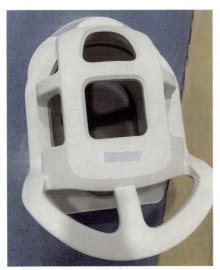
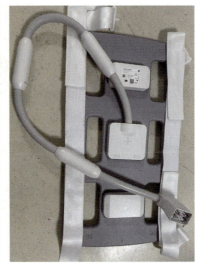
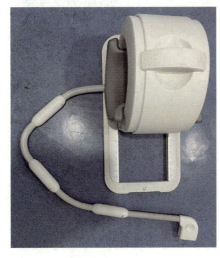
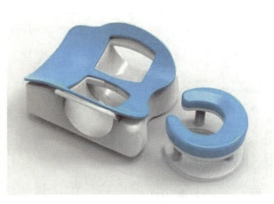

图 8-27　常见的几种射频线圈

（2）按适用范围分类：射频线圈可分为全容积线圈、部分容积线圈、表面线圈、体腔内线圈4类。

1）全容积线圈：全容积线圈是指能够整体包容或包裹一定成像部位的柱状线圈，主要用于大体积组织或器官的大范围成像，如体线圈和头线圈。

2）表面线圈：表面线圈是一种可紧贴成像部位放置的接收线圈，其常见结构为扁平型或微曲型，主要用于表浅组织和器官的成像。

3）部分容积线圈：部分容积线圈是由全容积线圈和表面线圈两种技术相结合而构成的线圈。

4）体腔内线圈：体腔内线圈是近年来出现的一种新型小线圈，使用时须置于人体有关体腔内，以便对体内的某些结构实施高分辨成像。从原理上来说，体腔内线圈仍属表面线圈。

（3）按极化方式分类：常用的线圈按其极化方式的不同还可分为线（性）极化和圆（形）极化两种方式。线极化的线圈只有一对绕组，相应射频场也只有一个方向，而圆形极化的线圈一般被称为正交线圈，它的两个绕组工作时接收同一 MR 信号，但得到的噪声却是互不相干的。如果对输出信号进行适当的组合，就可使线圈的信噪比提高，故正交线圈的应用非常广泛。

（4）按绕组形式分类：根据所用绕组或电流环的形式，射频线圈又可分为亥姆霍兹线圈、螺线管线圈、四线结构线圈（鞍形线圈、交叉椭圆线圈等）、相控阵线圈、STR 线圈（管状谐振器）和笼式线圈等多种形式。螺线管线圈和鞍形线圈是体线圈的主要形式，螺线管线圈主要用于横向磁场的磁体中，鞍形线圈用于纵向磁场的磁体中。

2. 射频线圈的主要指标

（1）信噪比（SNR）：是信号强度与噪声强度的比值，与成像部位的体积、进动角频率成正比，与线圈半径成反比。

（2）灵敏度：是指接收线圈对输入信号的响应程度。灵敏度越高，就越能检测到微弱的信号，但信号中的噪声水平也会随之提高，使信噪比下降，因此，线圈灵敏度并不是越高越好。

（3）均匀度：射频线圈发射的电磁波一方面会随着距离的增加而逐渐减弱，另一方面则向周围空间发散，因而它所产生的磁场并不均匀。增大线圈的几何尺寸，采用合适几何形状的线圈都可以提高磁场的均匀度。螺线管线圈以及其他柱形线圈提供的均匀性最好，表面线圈的均匀性最差。

（4）填充因数：填充因数 η 为被检体体积 Vs 与线圈容积 Vc 之比。η 与线圈的 SNR 成正比，即提高 η 可提高 SNR。因此，在线圈的结构设计中应尽可能多地包绕被检体（如各种软线圈）为目标。

（5）有效范围：是指激励电磁波的能量可以到达（对于发射线圈）或可检测到 MR 信号（对于接收线圈）的空间范围。有效范围的空间形状取决于线圈的几何形状。

（三）射频脉冲发射系统

射频脉冲发射系统的功能是在射频控制器的作用下,提供扫描序列所需的各种射频脉冲,常用的有90°和180°两种。在各种小角度激励中,还有用任意角度的脉冲进行射频激发,这种脉冲实际是在发射电路中,通过连续调整B_1的幅度来改变射频脉冲翻转角度的。

射频脉冲发射系统由射频振荡器(脉冲源)、频率合成器、波形调制器、脉冲功率放大器、阻抗匹配网络及射频脉冲发射线圈等组成,见图8-28。

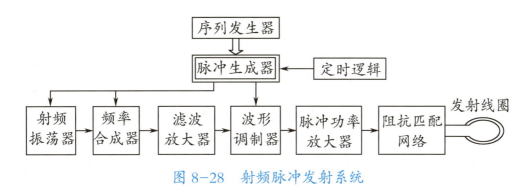

图8-28 射频脉冲发射系统

1. 射频振荡器 它是一种能产生稳定频率的振荡器,为射频发生器提供稳定的射频电源,为脉冲程序器提供时钟。

2. 频率合成器 在MRI设备中,需要用到几种频率的射频信号,发射部分需要一路中频信号和一路同中频进行混频的信号,接收部分需要用到两路具有90°相位差的中频信号和用以混频的一路射频信号,同时整个射频部分的控制共用一个时钟信号。所有这些信号都要求稳定性好、准确度高。

3. 波形调制器 它的作用是产生射频脉冲所需要的波形。波形调制器受脉冲生成器控制,当脉冲程序送来一个脉冲时,控制门就接通,而在其他时间都断开,在这一过程中,射频脉冲序列的所需波形,还要经过多级放大,使其幅度得以提高。

4. 脉冲功率放大器 射频脉冲发射系统的最后一级为功率放大级,通过一个阻抗匹配网络输入到射频线圈,使射频脉冲具有一定的功率。脉冲功率放大器是射频发射系统的关键组成部分,要求输出足够的功率(10kW)、一定宽度的频带(35~75MHz),具有非常好的线性和瞬时工作能力。

5. 阻抗匹配网络 起缓冲和开关的作用,特别是两用线圈,必须通过阻抗匹配网络的转换。在发射时,它建立的信号通路阻抗非常小,使线圈发射脉冲产生磁场;射频接收时,它建立的信号通路阻抗非常大,建立信号电压。

（四）射频信号接收系统

当射频脉冲停止后,质子弛豫开始,在此过程中产生MR信号,因此,射频接收系统的功能是在接收线圈中感应出一个FID信号。这个信号由耦合电路进入前置放大器、接收控制门、中频放大器,检波器得到FID信号,最后再进行低放和滤波,见图8-29。

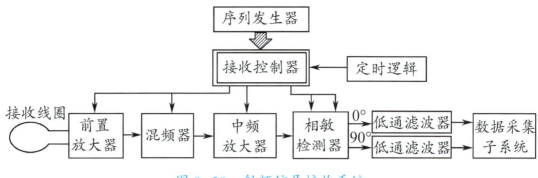

图 8-29 射频信号接收系统

1. 前置放大器   是射频接收单元的重要组成部分。从接收线圈中感应出的 FID 信号的功率非常微弱,必须经过前置放大器放大才能进行混频,这就要求前置放大器既要有很高的放大倍数,又要有很小的噪声。

2. 接收控制门   它是一个电子开关,其作用是在发射脉冲时关闭接收门,以防止射频脉冲信号泄漏到接收系统。

3. 混频器   射频信号经过前置放大器放大后到达混频器。为了提高放大器的灵敏度与稳定性,在这里采用了外差接收的方法,使射频信号与本机振荡信号混频后产生一个中频信号,即将射频信号转换至较低的中间频率上,经中频放大器进一步放大后送往相敏检波器。

4. 相敏检波器   相敏检波又称正交检波,主要作用是对 MR 信号中相位信号和频率信号加以区分,从而在图像重建时还原出体素的空间位置信息。

5. 低频放大器与低通滤波器   检波输出的低频信号均为零点几伏,而 MR 信号在 A/D 转换时需要约 10V 的电平,因此,需要对此低频信号进行放大,同时使用低通滤波器衰减频率范围之外的信号成分。

第七节   计算机系统

计算机系统是由各种规模的计算机、单片机、微处理器,构成了 MRI 设备的控制网络。信号处理系统可采用高档计算机来完成,负责信号预处理、快速傅里叶转换和卷积反投影运算,单片机、微处理器负责信息调度与系统控制等。

一、主计算机系统

(一)功能

主计算机系统的主要功能是控制用户与 MRI 设备各系统之间的通信,并通过运行扫描软件来满足用户的所有应用要求,即主计算机有扫描控制、患者数据管理、归档图像(标准的通信网络接口)、评价图像以及机器检测(包括自检)等。目前主计算机系统多采用高档计算机。

在 MRI 扫描中,用户的主要任务是患者登记、扫描方案制订、扫描控制以及图像调度等。这些任务都通过主计算机的控制界面(键盘、鼠标器)来完成,序列一旦开始执行,控制权就交给了测量控制系统。

(二)组成

主计算机系统由主机、磁盘存储器、光盘存储器、控制台、主监视器(主诊断台)、辅监视器(辅诊断台)、网络适配器以及测量系统的接口部件等组成。主监视器通常又是控制台的一部分,用于监视扫描和机器的运行状况。

(三)软件系统

1. 主计算机与测量系统的关系　从分层的角度看,整个 MRI 设备可分为用户层、计算机层、接口层和测量系统层。从控制的角度看,又将它分为软件和硬件两个层次。应用软件总是位于最顶层,它通过操作系统等系统软件与主计算机发生联系,从而控制整个 MRI 设备的运行。两者之间的关系见图 8-30。

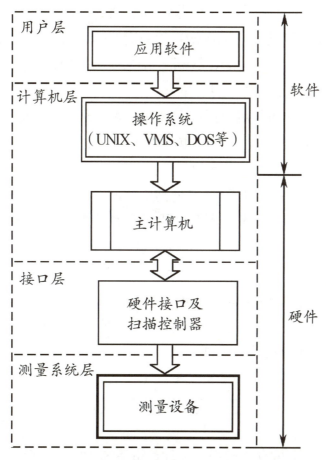

图 8-30　主计算机与测量系统之间的关系

2. 系统软件　是指用于计算机自身的管理、维护、控制和运行,以及计算机程序的翻译、装载和维护的程序组。系统软件又可分为操作系统、语言处理系统和常用例行服务程序 3 个模块,其中操作系统是系统软件的核心。

操作系统是由指挥与管理系统运行的程序和数据结构组成的一种软件系统。它具有作业处理和实时响应的能力,目的是把计算机内所有的作业组成一个连续的流程,以实现全机操作运行管理的高度自动化,常用的操作系统有 Linux、Unix 和 Windows 等。

3. 应用软件　应用软件是指为某一应用目的而特殊设计的程序组。在主计算机系统中运行的应用软件就是磁共振成像的软件包,通常包括患者信息管理、图像管理、图像处理、扫描及扫描控制、系统维护、网络管理和主控程序等模块。

二、数据处理与图像重建系统

1. 数据处理　A/D 转换所得到是关于信号的基本数据,不包括任何控制信息及标志信息,不能直接用于图像重建,它们在送入图像处理单元之前还需进行一系列的处理,包括传送驱动、数据字句拼接和重建前的预处理等。通常把未经处理的数据称为 ADC 数据,经过拼接和带有控制信息的数据称为测量数据。在图像处理单元中,经过预处理的测量数据称为原始数据,原始数据经重建后得到图像(显示)数据。

对 ADC 数据的处理首先是加入图像重建必需的标志信息,如扫描行和列的信息、层号、生理信号门控数据等。由于 ADC 数据不可压缩,在 MRI 设备中经常采用增加字长(实际为拼接)的办法扩充数据的信息容量。

2. 图像重建　重建本质是对数据进行高速数学运算。图像重建可通过主计算机运行有关软件完成,由于运算量太大,图像重建的速度较慢,目前多用高速的图像处理器进行重建,重建一幅图像的时间仅需几十毫秒。

图像处理器是专用的并行计算机,它通常由数据接收单元、数据预处理单元、高速缓存、算术逻辑部件、控制部件、直接存储器存取通道和傅里叶变换器等组成。傅里叶变换速度的快慢直接影响图像重建速度,在 MRI 设备的图像处理器中广泛地采用了 DMA 数据传送方式。测量数据成为标准的原始数据格式后,每幅图像对应两个原始数据矩阵,分别在行和列两个方向进行快速傅里叶变换,还原出带有定位信息的图像矩阵,再对这两个矩阵的对应点取模,得到一个模矩阵,矩阵中像素值的大小正比于每个体素 MR 信号的强度,用其做为亮度值就得到了所需的图像。

三、图像显示系统

图像重建后的图像数据立刻被送入主计算机系统的硬盘中存储,按用户的要求从硬盘读出,并以图像的形式显示,供医生观察。图像的显示不仅限于当前患者,还能在进行回顾性研究时调出以前的图像。在图像显示过程中,经常要进行图像的缩放、窗宽及窗位的调整、标注说明性的字符和数字等操作。图像发生器将图像的缓存、变换合为一体,使图像快速显示。

现在临床常用的图像工作站为彩色显示器,可根据需求分别进行三维重建、三维透射重建、仿真内镜,进行器官、相同结构和/或区域的彩色显示,但对常规 MR 图像的显示使用彩色液晶显示器来显示黑白影像。

第八节　附属系统

目前,临床上使用最为广泛的是超导型 MRI 设备,其附属系统主要包括低温系统及磁屏蔽系统。

一、低温系统

低温系统对超导型 MRI 设备来说至关重要,它的主要作用是为主磁体线圈提供低温环境,保证线圈处于超导状态。

(一)低温技术

1. 致冷与制冷　在超导型 MRI 设备中,要使磁体线圈在超导状态下运行,需要有一个高度真空的低温容器,来保证超导体的超导状态。该低温容器的温度又是由特定的低温流体(液氦和液氮)来维持的。目前,广泛使用两种方法来获得低温环境:一种是利用低温致冷剂(液氦和液氮)的自然挥发来吸收漏入磁体的部分热量,称为致冷;另一种是通过磁体冷却系统提供的冷量来维持冷屏的低温,称为制冷。

2. 低温　低温和物理学中“低温”(81K 以下)的概念不同。制冷技术中的“低温”是指只要低于环境温度就称之为低温,其温度范围从普通液态制冷剂相关联的温度(30K 左右)到与液氦制冷相关联的温度(300K),因此,制冷技术中还将上述的低温范围分为普冷(120~300K)、深冷(0.3~120K)和超低温(0.3K 以下)几个温度段。目前能够获得的超低温接近所谓的“绝对零度”(-273.15°)。

3. 液氦与液氮

(1)液氦:氦(He)是惰性气体,有 ^{3}He 和 ^{4}He 两种同位素,超导磁共振设备中使用的液氦主要以 ^{4}He 为主。目前全世界生产的氦绝大多数都是从富氦天然气中提取的,由于氦资源的稀少,价格相当昂贵的,这也是超导 MRI 设备磁体运行费用较高的主要原因。

(2)液氮:氮是一种化学性质不活泼的元素,是作为空气分离法制氧的副产品,可以作为安全的制冷剂。在超导型 MRI 设备中,除了液氦以外,常用的制冷剂还有液氮。

4. 氦制冷

(1)压缩制冷循环的基本过程:磁体冷却系统采取压缩制冷方式,压缩机是整个制冷系统的核心。压缩制冷有 4 个基本过程:①蒸发过程;②绝热压缩过程;③冷凝过程;④绝热膨胀过程。

（2）氦制冷：氦是一种良好的低温制冷剂。氦制冷可分为下述5种类型：气体膨胀制冷、氦制冷机制冷、液体抽气蒸发制冷、^3He压缩制冷和$^3He-^4He$稀释制冷。通常应用氦气膨胀制冷的制冷机来获得MRI设备的低温，其工作流程见图8-31。

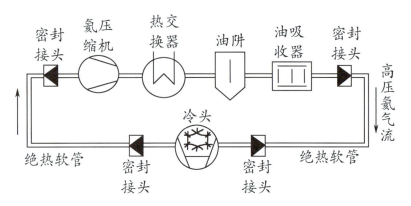

图 8-31　液氦压缩机的工作流程

经冷头返回的低压氦气（约700kPa），压缩后的氦气压力升高（约2 200kPa），同时温度也变得非常高。紧接着该高温高压氦气被驱往热交换器，并在其中与逆流的冷水交换热量，使温度骤降，将低温高压氦气中的油雾净化滤除，得到低温、高纯、高压的氦气，此后氦气便通过密封保温软管直达位于磁体上面的冷头，并节流，使其迅速膨胀而产生冷头所需要的冷量（从周围环境吸热），膨胀以后的氦气（低温、低压氦气）又被送回制冷循环的输入端，开始下一个流程。

（3）氦压缩机与冷头的关系：超导磁体的低温真空容器中分别设置20K和80K两个冷屏，以有效减少制冷剂的挥发，但如果没有冷头提供的冷源，冷屏的作用就得不到发挥。氦压缩制冷机、磁体冷屏和冷头三者之间的关系见图8-32。

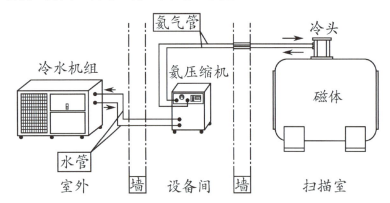

图 8-32　氦压缩与磁体冷头的关系

冷头被镶入液氦容器中，其下端须在20K冷屏上，中部与80K冷屏充分接触（冷头体在磁体外部）。冷头工作时，氦压缩机提供的高压氦气在这里突然膨胀，温度变低，这时，冷头的特殊结构便可使两个冷屏得到不同的冷却温度。

实际上，磁体冷头是氦压缩机的负载，如果将冷水机组也算在内，整个磁体的冷却系统是由三级的级联冷却来实现的,即冷水机提供一定温度的冷水使氦制冷机的高压氦气得以冷却;氦制冷机又作为冷源,通过氦气膨胀使冷头温度骤降;冷头的低温在两个冷屏上的传导,最后使磁体得到预期的冷却。上述三级中任一环节出现故障,都会导致整个磁体冷却系统的瘫痪,从而使致冷剂的挥发量成倍增长,所以对氦压缩机的冷却要求水冷系统要 24h 不间断地工作。

(二)超导环境的建立与失超保护

超导型磁体是由线圈中的电流产生磁场。MRI 设备中线圈的材料一般是由铌－钛与铜的多丝复合线制成,其超导温度为 4.2K(－268.8℃),超导线圈必须浸泡在液氦里才能保证其正常工作。

1. 超导环境的建立 简单地说就是建立 4.2K 的液氦温度。MRI 设备磁体超导环境的建立通常需要下述步骤:

(1)真空绝热层:环形真空绝热层是超导磁体的重要保冷屏障。其保冷性能主要决定于它的真空度,一般先用扩散泵或离子泵抽吸至 10Pa 以下,然后改用涡轮分子泵抽至约 0.001Pa,即真空度大约为 99.999 999%。

(2)磁体预冷:磁体预冷是指用致冷剂将液氮、液氦容器内的温度分别降至其工作温度的过程。磁体预冷常常需要消耗大量的液氮和液氦。

(3)超导环境建立:通过上面的预冷过程,液氦容器内温度已初步降至 4.2K,在磁体液氦容器中灌满液氦,在这一温度下,超导线圈将实现从正常态至超导态的转变。

2. 励磁 励磁又叫充磁,是指超导磁体系统在磁体电源的控制下逐渐给超导线圈施加电流,从而建立预定磁场的过程。励磁一旦成功,超导磁体就将在不消耗能量的情况下,提供强大的、稳定的匀强磁场。励磁时遵循从小到大、分段控制的电流投入原则,励磁结束后,就可通过超导开关切断供电电源,此后强大的电流便在超导线圈中永无休止地流动起来,从而产生高稳定度的磁场。

3. 持续电流开关 超导磁体充磁时,电流达到预定的数值就要适时切断供电电源,去磁时又要将磁体储存的能量快速泄去,超导磁体实现这一特殊功能的设备是持续电流开关,持续电流开关又称磁体开关,其原理见图 8-33。

磁体对外可接 3 对引线,即磁体电源线、感应电压检测线和加热器引线。励磁时,给加热器通电使其发热,$a-b$ 线失去超导性,这时充磁电流只能流过磁体线圈 L;电流达预定值后切断加热器电源,$a-b$ 线再次进入超导态,磁体线圈 L 被 $a-b$ 线所短接,线圈内部的闭环电流通路形成,此后就可关闭供电电源、卸掉磁体励磁的电流引线即可。

(三)失超及失超保护

失超是指超导体因某种原因突然失去超导特性而进入正常态的过程。失超和磁体去磁是两个完全不同的概念,去磁只是通过磁体的特殊电路慢慢泄去其储存的巨大能量(如 1.5T 的磁体在励磁后所储存的磁场能量高达 5MJ),使线圈电流逐渐减小为零,但线圈仍处于超导态。失超后不仅磁场消失,而且线圈失去超导性,会将电磁能量转换为热

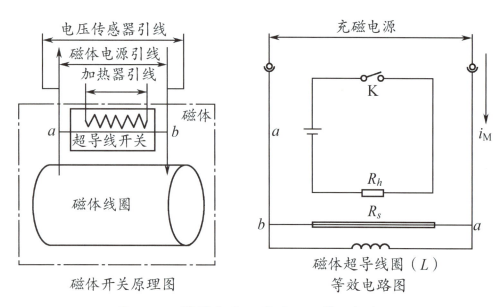

图 8-33　持续电流开关原理及等效电路图

能。失超开始要经受最高升温,局部升温既可破坏线圈的绝缘,又可熔化超导体,严重时将破坏整个磁体,因此,失超保护是十分必要的。在 MRI 设备中,常用的保护方法有外电阻保护法和分段保护法。

图 8-34 是常见的分段保护法磁体保护电路。该电路是用并联电阻的方法,为电流提供了外加的途径,图中的磁体线圈 L 被分成 L_1、L_2 两段,每一段并联一个电阻,正常情况下失超电阻 R_{Q1}、R_{Q2} 均为零,线圈电流不经过并联电阻 R_1 和 R_2,显然,$I_1 = I_2 = I_3$。如果在某一时刻,一段线圈即 L_1 发生失超,则出现 $R_{Q1} \neq 0$（R_{Q2} 仍为零）,导致 I_1 衰减,I_2 通过 L_2、R_1 支路分流,从而使这部分磁能得以泄放,但在实际应用中使用多段分段保护电路,来实现失超保护。

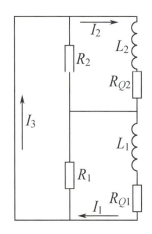

图 8-34　分段保护法磁体保护电路

分段保护法的优点是廉价、简单、实用和不依赖任何机械装置,它既能大大减小失超时磁体的内部电压,又不产生外部电压,电路还与线圈的结构无关,因此,如果分段足够多的话,保护效果比较理想。分段保护的缺点是由于并联电阻的存在,励磁时可能消耗部分能量从而增加液氦的消耗量。

二、磁场的屏蔽

（一）磁场与环境的相互影响

1. 等高斯线图　磁体所产生的磁场,向空间各个方向散布,称为杂散磁场。其强弱随着空间点与磁体距离的增大而逐渐降低。杂散磁场是以磁体原点为中心向周围空间发散,具有一定的对称性,常用等高斯线图来形象地表示杂散磁场的分布。等高斯线图是由一簇接近于椭圆的同心闭环曲线来表示杂散磁场的分布,图中椭圆上的每一点都具有相同的场强,以往用高斯(Gs)作单位,故称为等高斯线。不同场强磁体的杂散磁场强弱不同,对应的等高斯线不同,图8-35是两种磁体1.5T、2.0T的5Gs图。

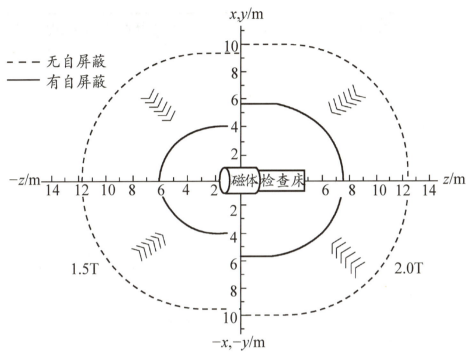

图 8-35　两种磁体的 5Gs 图

2. 磁场对环境的影响　当杂散磁场的场强达到一定程度,就会干扰周围环境中对磁场敏感的设备,使其不能正常工作,即 MRI 对环境存在磁影响。这种影响通常在 5Gs 内区域非常明显,而在 5Gs 以外区域逐渐减弱,因此,在 MRI 设备磁体的 5Gs 处应设立醒目的警示标志。各种设备与磁体的最近距离见表 8-1。

表 8-1　各种设备与磁体的最近距离

设备种类	最大磁场强度 /mT	距磁体中心的一般最小距离 /m				
		0.15T	0.5T	1.0T	1.5T	2.0T
信用卡、磁盘、照相机等	3	4	5	6	6.5	9
电视系统、影像显示器等	1	5	7	9	10	13
心脏起搏器	0.5	6	8	11	12	15
影像增强器、γ 照相机、X-CT	0.1	12	16	20	23	25

3. 环境对磁场的影响　磁体周围铁磁环境的变化会影响磁场的均匀度,这些因素统称为磁场干扰。磁场干扰分为两类。一类为静干扰,如建筑物中的钢梁、钢筋等铁磁性加固物或建筑材料等均属于静干扰,可通过有源或无源匀场的办法加以克服;另一类为动

干扰,如移动的轮椅、行驶的汽车以及产生交变磁场的变压器等均属于动干扰,它们对磁场的影响程度取决于各自的重量、距磁体的远近以及交变磁场的强弱,这些干扰的特点是随机性比较强,很难补偿,而且更加有害。MRI设备常见的磁场干扰源见表8-2。

表 8-2　MRI 设备常见磁场干扰源

干扰源	至磁体中心的最小距离 /m
地板内的钢筋网	>1
钢梁、支持物	>5
轮椅、担架	>8
大功率电缆	>10
活动床、电瓶车、小汽车	>12
起重机、大汽车	>15
铁路、电车、地铁	>30

（二）主磁体屏蔽

为了尽量将5Gs区域限于磁体室内,可以增加磁体室的面积和高度,同时广泛采用磁屏蔽来达到相应的要求。

1. 磁屏蔽　磁屏蔽是用高饱和度的铁磁性材料来包容特定容积内的磁感线,它不仅可以防止外部铁磁性物质对磁场均匀度的影响,还能大大削减磁体外部杂散磁场的分布,因此,磁屏蔽是一种极为有效的磁场隔离措施。

2. 磁屏蔽的分类

（1）有源屏蔽:有源屏蔽是指由一个线圈或线圈系统组成的磁屏蔽。磁体的工作线圈中通以正向电流,以产生所需的工作磁场;屏蔽线圈中则通以反向电流,以产生反向的磁场来抵消工作磁场的杂散磁场,从而达到屏蔽的目的,如果线圈排列合理或电流控制准确,屏蔽线圈所产生的磁场就有效地抵消杂散磁场。

（2）无源屏蔽:无源屏蔽使用的是铁磁性屏蔽体来屏蔽杂散磁场。根据屏蔽范围的不同,可分为3种。

1）房屋屏蔽:即在磁体室的四周墙壁、地基和天花板等六面体中镶入4~8mm厚的钢板,构成封闭的磁屏蔽间,缺点是用材数量多,费用高。

2）定向屏蔽:若杂散磁场的分布仅在某个方向超出规定的限度(如5Gs),可只在对应方向的墙壁中安装屏蔽物,形成杂散磁场的定向屏蔽。

3）铁轭屏蔽:是指直接在磁体外面周围安装铁轭(导磁材料),作为磁通的返回路径,也称自屏蔽体。自屏蔽可以有板式、圆柱式、立柱式及圆顶罩式等多种结构形式。各种结构的设计都应以主磁场的均匀度不受影响或少受影响为目的。用这种方法能得到非常理想的屏蔽效果,再加定向屏蔽,就可能使主磁场的 5Gs 完全限制在楼层高度之内,缺点是屏蔽体重量多达数十吨。

3. 磁屏蔽材料 磁屏蔽材料可以根据磁导率的高低粗略地划分为高磁导率及低磁导率两大类,分别以镍合金及铁合金(包括铁和钢)为代表。高磁导率材料的特点是有很高的初始磁导率和最大磁导率,但高磁导率材料非常容易饱和,且其温度敏感性高、难以处理,不适于制造大容量的磁体屏蔽体。

铁或钢的最大磁导率可以达到 5 000,对一般的磁屏蔽完全可以满足要求,能够使 5Gs 线区缩小至理想范围之内。目前,大量采用相对便宜的、高磁饱和度的铁或钢来制作磁屏蔽体,调整其厚度可获得最大磁导率。

(三)射频屏蔽

射频脉冲是磁共振的激励源,其波长处于电磁波谱的米波段,并且功率较大,极易干扰邻近的无线电设备。另外,射频线圈接收的共振信号功率非常小,为纳瓦级,很容易受到干扰而淹没。因此,MRI 的磁体室须安装有效的射频屏蔽。

常见的射频屏蔽用铜板或不锈钢板制作,并镶嵌于磁体室的四壁、天花板及地板内,以构成一个完整的、密封的射频屏蔽体,上述 6 个面之间的接缝应当全部叠压,并采用氩弧焊、无磁螺钉等工艺连接,地板内的射频屏蔽还需进行防潮、防腐和绝缘处理。特别指出的是,所有屏蔽件均不能采用铁磁材料制作。

磁体室门和墙壁间的屏蔽层要密切贴合,观察窗的玻璃面改用铜丝网或双层银网屏蔽体,选择网格的数目要满足孔径小于被屏蔽电磁波的波长,电磁波的频率越高,要求铜网的孔径越小。进出磁体室的照明电源线、信号线等均应通过射频滤波器滤波(一般由 MRI 设备厂家提供),以有效地抑制射频干扰。所有进出磁体室的送风管、回风口和氦气回收管等穿过屏蔽体时必须通过相应的波导管。此外,整个屏蔽体须通过一点单独接地,其接地电阻要小于规定值。

屏蔽工程完成后,需要有关专业机构按国家标准对其质量进行检测,特别对于磁体室门、观察窗、波导管和滤波器周围要重点测试。对于 1.5T 磁共振机房屏蔽总的要求是各墙面、开口处对 15~100MHz 范围内信号的衰减不低于 90dB。

第九节 磁共振成像设备的使用与维护

一、磁共振成像设备的安全使用

MRI 设备运用强磁场工作,安全使用问题特别重要,主要有以下几点要注意:

1. 冷却剂泄漏 超导型 MRI 设备一般用液氦和液氮作冷却剂,当发生失超或容器破裂时,可能造成冷却剂泄漏。一般泄漏,冷却剂可通过专用管道排出,但也可能发生意外而进入检查室。冷却剂泄漏的危险性：①超低温冷却剂引起冻伤。②液氦和液氮的直接伤害：液氦本身具有毒性，而液氮无直接毒性，但是两者均可能造成窒息。因此检查室必须安装氧气检测报警器，一旦发生冷却剂泄漏，所有人员必须立刻撤离。

2. 铁磁性物质的抛射　铁磁性物质被高场强的主磁场吸引，可高速向磁体抛射而引起设备损坏或人员受伤。因此，进入检查室的人员应去除所有的铁磁性物质，造成抛射问题的物品（如持针器、听诊器、剪刀及氧气瓶等）严禁带入检查室。

3. 金属异物　体内有金属异物的患者，尤其是眼球内有铁磁性异物的患者，不宜进行 MRI 检查。如果不能确定体内有无金属异物，则在 MRI 检查前可先行 X 线摄影检查确定。

4. 监护、抢救设备　一般的监护抢救设备都会受主磁场、梯度场及射频的干扰，无法在检查室内正常工作，而 MR 专用的监护抢救设备还没有被广泛应用，因此需要监护的重症患者一般不宜进行 MRI 检查。

5. 心脏起搏器　主磁场和射频脉冲都会干扰心脏起搏器的工作，并且起搏器导线还可产生诱发电流，会造成心律失常或组织烧伤。因此安装心脏起搏器的人员禁止进入 5Gs 范围，更严禁进入检查室或接受 MRI 检查。

6. 人工植入物　目前，内支架、血管夹、人工瓣膜、静脉滤器、内固定器、人工关节等人工植入物应用越来越广泛，由于铁磁性物质材料的植入物将严重干扰磁场，因此不能进行 MRI 检查。非磁性不锈钢或钛合金材料的植入物，则可以进行 MRI 检查，但检查前需要明确植入物的材料，否则在不清楚植入物材料性质的前提下不可贸然进行检查。

7. 幽闭恐惧症患者　幽闭恐惧症患者不能忍受狭小的空间，因此在磁体的检查孔中会出现严重的压抑、气急、恐惧等反应。在 MRI 检查中，3%~10% 的受检者会出现紧张、恐慌等精神反应，甚至不能完成检查。幽闭恐惧症是其中较为严重的反应，因此，可采取检查前给患者耐心介绍 MRI 检查过程和可能出现的情况，有助于减轻患者的精神反应，严重患者可适当使用镇静药物或选择 CT 等其他检查方法。

8. 孕妇　尽管 MRI 被认为对胎儿发育没有明显影响，但目前还是主张妊娠 3 个月以内的孕妇不宜做 MRI 检查。另外，由于 Gd-DTPA 等多种 MRI 对比剂可以通过胎盘，因此目前也不主张对孕妇使用 MRI 对比剂进行增强扫描。

二、磁共振成像设备的日常维护

医用 MRI 设备根据类型和场强不同，其价格差异较大，但总体说来磁共振成像设备属大型、贵重医疗设备，因此，磁共振成像设备日常的维护保养工作显得非常重要。主要内容有以下方面：

1. 扫描间保持恒温、恒湿,换新风装置工作正常。

2. 定期检查、校准射频线圈的工作特性曲线,确保射频线圈工作在最佳状态。

3. 定期检查、校准磁体匀场,保证图像质量。

4. 常导磁体供电电源应确保稳压、稳流、通风散热情况良好;超导磁体应每日记录液氦消耗量,工作中每日均需确认保证液氦液面计工作正常。

5. 定期检查梯度冷水机和冷头冷水机,定期补充循环水量,确保冷水温度、压力、流量符合工作要求。

6. 日常工作中,应避免磁体内遗留金属物品,定期清理磁体扫描孔,清除杂物。

7. 在更换各种检查线圈时,应注意拆卸、搬运动作要轻柔,应定期清洁线圈连接插头、插座。

8. MRI 设备首次安装时使用过的磁体吊装金属支架、轮式运输支架及配套螺栓等物品一定要妥善保管储存,以备更新换装设备时使用。

9. 每日必须有专人负责检查记录液氦水平、冷头和冷水机运行状况,每日开机后执行 QA 和 QC 程序并记录结果。

10. 液氦水平面降至 55%~60% 时,应提前联系安排补充液氦事宜,防止因液氦缺货、制冷系统突然故障而导致液氦过度挥发,甚至造成重大的风险与损失。

 拓展阅读

3.0T 高场强磁共振成像的技术优势

3.0T 高场强磁共振具有更强的硬件系统、更高的信号强度、更高的空间分辨力、更大的化学位移量,使 3.0T 高场强磁共振在特殊成像技术中具有更大的优势。①磁共振波谱成像(MRS),是目前唯一能无损伤探测活体组织内化学代谢产物的方法。②磁共振弥散加权成像(DWI),其信号对比度基于水分子的布朗运动,可根据水分子弥散受限的情况,用于细胞毒性水肿和血管源性水肿的区分、肿瘤的定性诊断及辅助化疗等方面,具有较高的临床应用价值。③磁共振扩散张量成像(DTI),能清晰准确地描绘脑白质内主要神经纤维束的走行及结构,借助脑白质纤维的显示进行于脑白质相关病变的影像学诊断和研究。④磁共振灌注加权成像(PWI),用于反映组织内的微血管分布及血流灌注情况,进行急性脑缺血灶的血流灌注情况的评价,肿瘤的边界确定,星形细胞瘤的良恶性程度评估,缺血性心脏疾病诊断等。⑤磁共振血氧水平依赖脑功能成像(BOLD-fMRI),是通过脑动脉内去氧血红蛋白的含量变化对脑皮质局部功能活动变化进行 MR 成像的一种脑功能影像学检查手段,主要应用于脑功能如皮层功能定位、视觉、学习和认知等方面的研究。

1. MR 信号的产生必须具备 3 个基本条件。①能够产生共振跃迁的原子核。②稳定的 B_0。③产生一定频率电磁波的交变磁场。

2. 磁共振成像设备的基本结构包括主磁体系统、梯度磁场系统、射频发射与接收系统、计算机系统和附属设备等。

3. 磁体系统是由主磁体、梯度磁场系统和射频发射与接收系统组成,是磁共振发生和产生信号的主体部分。

4. 磁共振工作在强磁环境下,磁屏蔽、使用安全和日常维护特别重要。

 思考与练习

一、名词解释

1. 自旋

2. 进动

3. 纵向弛豫

4. 横向弛豫

5. T_1 加权成像

6. T_2 加权成像

7. 质子密度加权成像

二、简答题

1. 简述 MRI 的特点以及临床应用。

2. 简述 MRI 设备的基本组成及各部分的作用。

3. 简述 MRI 设备的主磁体的分类。

4. 简述射频线圈的分类。

5. 简述 MRI 设备安全使用的注意事项。

（徐启飞　刘燕茹）

第九章 ┃ 超声成像设备

09 章 数字资源

学习目标

1. 掌握：超声诊断仪的分类及基本结构；超声探头的结构及分类；B 型超声诊断仪的结构及工作原理；超声成像设备的使用与维护。
2. 熟悉：压电材料；声束的聚焦和扫描；超声多普勒系统的原理。
3. 了解：超声成像新技术。

能力目标

1. 学会：超声成像设备的基本操作。
2. 具有：独立完成超声成像设备日常维护的能力。

素养目标

1. 培养：规范操作超声成像设备的良好习惯。
2. 树立：医务工作者良好的外在形象及内在品质，形成良好的医德。

　　医用超声成像设备，也称超声诊断仪，是利用超声波的物理特性，以波形、曲线或影像的形式，对人体组织器官的形态结构、物理特性、功能形态以及病变情况进行显示和记录，并进行疾病诊断的设备。1942 年奥地利科学家达西科（Dussik）首次将超声（ultrasound, US）技术应用于临床诊断，从此开始了医学超声设备的发展。迄今为止，超声成像设备发展迅速，不仅成为临床诊断疾病的常规方法之一，同时也为治疗疾病开辟了一条新的途径。特别是近几年超声 CT（ultrasonic computed tomography）、超声显微镜（ultrasonic micoscope）、超声全息摄影（ultrasonic holography）和介入性超声（interventional ultrasound）等技术的问世，使超声成像设备的发展和应用又进入了一个新的时期。

第一节　概　　述

一、超声成像设备的发展史及发展趋势

（一）超声成像设备的发展史

1794 年意大利生理学家拉扎罗·斯帕拉捷（Lazzaro Spallanzani）发现了蝙蝠利用声波进行空间定位的基本机制，并第一次报道了声波空间定位这一理论。

1880 年法国物理学家皮埃尔·居里（Pierre Curie）兄弟发现了石英晶体的机械振动能够产生电的压电效应，石英晶体在电荷变化的作用下，能够产生振动，形成超声波的逆压电效应。

1912 年英国物理学家理查森（Richardson）基于超声波的概念发明了回声定位器，用于导航和检测在水中的物体。

1915 年法国物理学家保罗·郎之万（Paul Langevin）研究水下超声探测时，发现超声波对水中生物产生致命的物理特性，其后哈维（Harvey）等科学家发表了超声生物学效应的论文。

1929 年索科洛夫（Sokolov）提出声波传播的理论，并在 20 世纪 30 年代早期开始利用超声波检测金属结构内部是否存在缺陷。

1942 年达西科（Dussik）首次把穿透式超声成像应用在人类脑组织疾病诊断中，虽然颅脑成像效果很差，但仍然被认为是医学超声成像领域的里程碑。

1949 年乔治·路德维希（George Döring Ludwig）第一次测量出超声在人体组织中的平均传播速度为 1 540m/s，这一速度一直沿用到今天。

1956 年唐纳德（Donald）在实践中真正使用一维模式（A 型超声）来测量胎儿头部的顶叶直径。两年后，唐纳德（Donald）和布朗（Brown）发布了女性生殖系统肿瘤的超声图像。同一时期，布朗发明了"二维复合扫描仪"，该扫描仪能够观察分析组织密度。这通常被称为超声波在医学应用上的转折点。

1963 年超声成像设备商业化使用，此时 B 模式（"辉度模式"）设备已经发明。

20 世纪 70 年代中期"灰阶"概念的引入，实时超声波扫描仪研制成功。

20 世纪 80 年代基于多普勒效应的超声成像设备发明，使血液的流动变得可视化，超声诊断从结构评估进入了功能评估时代。

20 世纪 90 年代随着计算机技术的发展，全新数字化超声成像系统问世，同时出现三维超声成像技术，超声图像从二维发展到三维立体图像，使诊断范围得到进一步扩大。

2002 年第一台四维超声研制成功，四维超声可以获得动态三维图像，使超声成像设

备发展到一个崭新的阶段。

（二）超声成像设备的发展趋势

随着 5G 网络技术、人工智能的发展，特别是人们生活水平的提高及对健康的需求，促使超声成像技术进入了一个新时代，其发展趋势体现在以下几个方面：

1. 快捷化　目前 5G+ 超声诊疗项目已经应用于心血管、肿瘤、妇产科领域。如 5G 超声介入手术指导、5G 超声远程会诊等，基层医生可以通过彩超影像、语音、场景等实时同步互通，向上级专家发起远程会诊，让基层群众在家门口就享受到三级甲等医院级别的超声检查，解决了目前医疗资源分配不均衡等问题，推动医联体间的远程诊疗协作，让基层群众享受到快捷的医疗服务。

2. 标准化　超声自动测量技术应用于临床，避免了人工测量的误差，有利于提高超声技术的标准和规范。

3. 小型化　手机超声成像设备的诞生，普及到家庭，为家庭健康辅助监测提供保障。特别是急诊抢救，可辅助医生快速判断患者情况提供依据，为诊断和治疗争取了宝贵的时间。

4. 人工智能　超声人工智能（AI）系统能优化检查流程、规范诊断标准、缩短检查与报告时间，自动扫描各脏器的标准切面并自动出具相关报告，在超负荷和高风险的检查压力下，解决了工作的重复性和知识的差异性。特别是人工智能磁共振超声图像融合穿刺活检术的临床应用，大大提高了肿瘤的检出率，减轻了患者穿刺所承受的痛苦。在未来的超声诊断、超声治疗及人才培养中，人工智能具有广阔的发展前景。

二、超声诊断仪的临床应用特点

1. 超声检查安全　超声成像最突出的优点是对人体无痛苦、无剂量积累、无电离辐射，对人体没有明显的损伤。

2. 对实质性脏器的诊断效果　超声成像设备对实质性脏器（如肝、胆、胰、脾、肾等）的诊断非常有效，结合多普勒技术监测血液流量和血流方向，从而辨别脏器正常组织与病变组织。

3. 可实时动态观察　超声检查可以连贯、动态地观察脏器的运动和功能，可以追踪病变，显示立体变化，而不受其成像分层的限制。

4. 检查结果易受医师临床技术水平的影响　超声诊断时，扫查手法因人而异，超声探头对受检部位的移动方向、压力等，每个医生都不完全一致。同时，每位医生对图像显示的主观感觉也存在差异，造成了超声诊断的主观性较高。

5. 分辨力与超声频率有关　超声成像设备的分辨力与使用超声波的频率有直接关系。使用超声波的频率越高，图像分辨力越高，越能显示出脏器的细小结构。

三、超声诊断仪的分类

超声诊断仪的分类方法较多,互有交叉,目前尚未统一,可按被探测的声波特点及声波的物理特性等进行大致分类。根据被探测的声波特点,可分为穿透式和回波式超声诊断仪;根据声波的物理特性,又可分为回波幅度式和多普勒式超声诊断仪。

(一)回波幅度式

它是利用超声波回波的幅度变化来获取人体内部组织声阻抗变化的方法,依此提供器官组织结构和形态方面的信息。

1. A型 A型超声诊断仪是最早、最基本的显示方式。它以波的形式显示回声幅度,属于幅度调制型。横坐标表示超声波的传播时间,即探测深度,纵坐标表示回波脉冲的幅度,回波幅度的大小体现界面反射超声波的强弱,反射界面两侧介质的声阻抗差越大,回声的波幅越大,当声阻抗差为零时,则呈现无回波状态。由于A型超声诊断仪的声束不作扫描运动,只进行一个方向的传播,显示的回波图只能反映局部组织的回波信息,无法形成临床诊断所需的解剖图,要根据波形密度、波幅高低、波的活跃程度、形态等作为诊断疾病的基础,且诊断的准确性与医生的识图经验有很大关系。因此,A型超声诊断仪已很少使用。

2. M型 M型超声诊断仪的声束同A型一样,都是反映一维的空间结构,其横坐标表示时间,纵坐标表示声束传播方向上的深度。与A型超声诊断仪不同的是,M型超声诊断仪采用了亮度调制,使深度方向所有界面的反射回波,以亮点的形式在显示器的垂直方向上显示,利用显示屏上深度变化曲线的亮度强弱,来反映组织界面反射回波的大小。M型超声诊断仪主要用来检查心脏,当探头的声束通过心脏时,就可得到心脏内各层组织(心壁、瓣膜)到体表(探头表面)的距离随时间变化的曲线,即超声心动图。M型超声诊断仪对人体中运动脏器的功能检查具有优势,不适合静态脏器的检查,故称为运动型超声。

3. B型 B型超声诊断仪是在A型基础上发展起来的,属于亮度调制型。其超声波束以直线形或扇形,利用超声波束扫描的方向和传播的方向构成了二维切面,切面上光点的亮度与回波幅度的大小成正比(或成反比,负像),提供这种实时灰阶二维切面声像图的仪器称为B型超声诊断仪,简称B超。

4. C型和F型超声诊断仪 这两类超声诊断仪的成像原理和B型超声诊断仪类似,都采用亮度调制。不同的是C型超声诊断仪的超声束能实现某一平面上的综合扫描,可以获得某深度的平面声像图,即显示的声像图与声束的方向垂直,相当于X线断层像,而F型超声诊断仪扫查面距探头的深度是随位置变化的函数,根据成像需要,扫查面距探头的深度可相应变动,因此,可获得斜面、曲面的图像。

(二)多普勒式

它是利用超声回波频率的变化(频差)来获取人体组织器官运动和结构信息的方法,可再分为频谱多普勒和彩色多普勒。

频谱多普勒（D 型）又分为连续多普勒（CWD）、脉冲多普勒（PWD）两种。

彩色多普勒根据显示图像的性质又分为彩色多普勒血流图（CDFI）、组织图（CDTI）、能量图（CDE）、方向能量图（DPA）等类型。

目前临床所用的彩超,实际是具备多种类型超声显像的诊断系统,它在 B 型图上叠加彩色血流图,既能显示人体组织器官的形态结构又能反映运动信息,往往这样一个系统包含有 M 型、B 型、D 型、CDFI 型及 CDE 型等功能,另外三维、四维超声成像技术在彩超中也有着更加广阔的发展前景。

第二节 超声诊断仪的基本结构及电路

一、超声诊断仪的基本结构

超声诊断仪的工作原理是向人体组织发射超声波,并接收超声波与人体组织作用后产生的回波,检测出回波的某种物理参量的变化（如幅度、频率等）,最后以某种方式在显示器上显示,并由记录仪记录,供医生诊断。因此,超声诊断仪的基本结构包括超声换能器、发射器、振荡器、扫描发生器、回波信息处理系统、显示器和记录器等部分,见图 9-1。

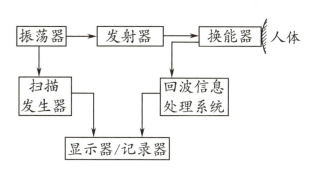

图 9-1　超声诊断仪的基本结构框图

二、超声诊断仪的基本电路

超声诊断仪种类很多,结构各异,但它们都有一些共同的基本电路结构,其相互关系见图 9-2。

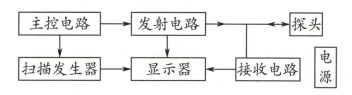

图 9-2　超声诊断仪的基本电路结构框图

（一）电源电路

电源电路为各单元电路提供正常工作所需要的电源,包括多组直流稳压电源和高压电源,一般采用集成线性直流稳压电路或开关稳压电源,其性能会直接影响整个仪器的精度、稳定性和可靠性。

（二）发射电路

发射电路在受到同步信号触发时,产生高频脉冲去激励探头发射超声波。超声波的振动频率(主频或中心频率)与探头的晶片特性和厚度有关,而频带宽度除了与晶片本身有关外,还与探头的结构(机械阻尼)以及发射电路的阻尼有关。

（三）接收电路

接收电路包括射频放大器、解调和抑制器、视频放大器等电路。

1. 射频放大器　这部分电路通常由隔离电路(或称保护电路)、前置放大、高频放大以及时间增益补偿等电路组成,主要作用是对射频信号进行保护、前置放大、高频放大及对时间增益进行补偿。

2. 解调和抑制器　从射频信号中取出调制信号的过程称为解调,调幅波的解调称为检波,完成这种解调作用的电路称为振幅检波器,简称检波器。为了防止噪声信号的干扰,可设置一个检波电平,阻挡噪声信号及强度过小的回声信号,这一过程称为抑制。

3. 视频放大器　除多普勒仪超声诊断仪外,其他种类的超声诊断仪也要用到视频放大器。早期没有使用数字扫描变换器的超声诊断仪,视频放大器处于接收通道的末端,即检波和滤波之后的视频放大器,将峰值为 1V 左右的信号放大到约 80V,直接调制显示器的亮度。在具有数字扫描变换器的超声诊断仪中,视频放大器是在信号合成及 D/A 转换之后,同样将信号放大调制显示器亮度,一般要求有较宽的频带(10MHz 以上)和足够的增益。

（四）主控电路

最简单的主控电路是同步触发信号发生器,它周期性地产生同步触发脉冲信号,分别触发和控制发射电路、扫描发生器以及时标电路。在数字超声诊断仪中,直接利用计算机进行同步控制,它不仅控制扫描和声束的形成,还控制许多处理和测量过程。

（五）扫描发生器

扫描发生器产生的扫描电压加到显示器的偏转系统,使电子束按一定的规律偏转,在显示器上显示曲线的轨迹或切面图像。

第三节　超声探头

超声探头,简称探头,是超声诊断仪的关键部件,它同时具有发射超声波和接收回波的作用。高频电能激励探头中的晶体发生机械振动产生超声波,反射波又通过晶体转换为电信号,也就是说探头具有将电能转换成声能、将声能转换成电能的双重作用,因此探头又称为超声换能器（电声换能器），超声探头的电－声转换原理源于晶体的压电效应。

一、压 电 材 料

（一）压电效应

压电效应泛指晶体处于弹性介质中所具有的一种声电可逆现象。压电效应分为正压电效应和逆压电效应。

1. 正压电效应　当晶体受到外界压力或拉力时，在晶体两个对称表面上出现等量异种电荷，产生电压，这种现象称为正压电效应，见图9-3A。晶体被压缩时，一面带正电荷，另一面带负电荷，被拉伸时，两对称表面带电极性与压缩时相反。

2. 逆压电效应　当在晶体两个对称表面加上交变电压时，晶体就会出现伸长和缩短的现象，称为逆压电效应，见图9-3B。

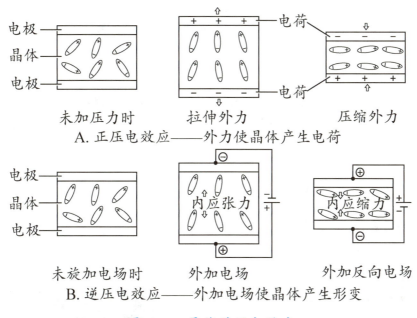

图 9-3　晶体的压电效应

通常情况下，晶体的压电效应是线性的，然而，当电场过强或压力太大时，就会出现非线性关系。用于加工探头的压电晶体或陶瓷因切割方位、几何尺寸的不同，晶体机械振动的固有频率也不同。只有当外加的交变电压的频率与固有频率一致，晶体产生的机械振动才最强；当外力的频率与固有频率一致时，所产生的电荷也最多。因此，在超声诊断仪中激励脉冲的频率必须与探头的固有频率相同。

超声探头就是利用晶体的逆压电效应将电能转化为晶体振动的机械能，使晶体振动而产生超声波，发射至需要检测的人体组织。当接收超声波时，又利用晶体的正压电效应，将从人体组织返回的超声波转化为电信号。

（二）压电材料

具有压电效应性质的材料,称为压电材料。压电材料按物理结构分为4大类:压电单晶体、压电多晶体、压电高分子聚合物、复合压电材料。

1. 压电单晶体　晶体是结晶粒子－原子、离子和分子等,有规则及周期性的重复排列组成,并具有空间点阵结构的固体多面体。具有完整的空间点阵结构的晶体称单晶。石英和铌酸锂是较常见的单晶,其中石英有天然和人工两种,铌酸锂为人工合成晶体。

2. 压电多晶体　是由许多小单晶体组成的无序凝聚体。压电陶瓷是压电多晶体,在医学超声探头中使用最多的是偏铌酸铅压电陶瓷。

3. 高分子压电材料　它是一种半结晶聚合物,做成薄膜压电元件,其中性能较好的有聚偏氟乙烯。

4. 复合压电材料　20世纪70年代末期,利用聚偏氟乙烯和锆钛酸铅各自的优点,混合制成复合压电材料,可得到柔软性好、压电性能更高的压电材料。

二、超声探头的结构与分类

（一）结构

在医学诊断中,由于受检部位不同,所使用的探头也不相同,因此一台超声诊断仪配备了多种超声探头,每一种探头都具有各自的性能特点,但其基本结构相似,主要由换能器、壳体、电缆和其他部件组成,见图9-4。

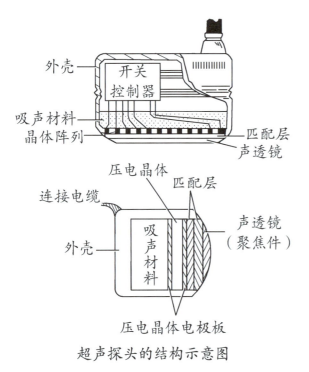

超声探头的结构示意图

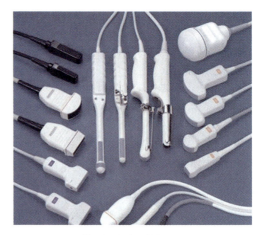

常见的超声探头

图9-4　超声探头

1. 换能器　换能器是超声探头完成发射和接收超声波的核心部件,由压电晶体(或压电晶体阵列)、声透镜、匹配层和吸声块构成。

(1)压电晶体:它决定了超声探头电能和声能的互换能力。压电晶体的几何形状、大小根据超声场的要求来确定,压电晶体的厚度与工作频率密切相关,厚度越薄,谐振频率越高。

(2)声透镜:为了提高探头横向(或侧向)分辨力,往往在匹配层前方加入声透镜,使超声波波束有效聚焦,也有的不采用声透镜而直接将晶片制成聚焦凹面或凸面,同样达到声束聚焦效果。

(3)匹配层:在声透镜和晶体振元之间设置匹配层,目的是实现探头与负载之间的匹配,消除超声波在不同阻抗界面传播时产生的反射。匹配层的厚度和声阻尼要尽量的小,以减小对超声能量的损耗,同时在制作工艺上要确保与晶体振元和声透镜同时接触良好。

(4)吸声块:是消除后向辐射超声波的干扰,同时也是晶体振动的阻尼装置,其作用是缩短振动周期,提高成像的轴向分辨力。吸声块一般由耐磨的环氧树脂薄膜、钨粉、二氧化钼、铁氧体加橡胶粉组成。

2. 壳体　压电晶体本身具有脆性,而且需要绝缘、密封、防腐蚀和阻抗匹配,因此必须加装外壳作为探头整体结构,其作用是支撑、密封、绝缘、承压、屏蔽、保护压电元件,探头的种类不同,壳体的形状和性能也相应改变。

3. 电缆　起连接作用。电缆前端连接换能器,末端连接插头,其可靠性直接影响探头的使用,因此要求电缆线径较细、柔软和耐用。

4. 其他部件　机械探头内部有微型电机、传动机构、位置信号传感器等。

(二)分类

超声探头的种类很多,常用以下几种方法分类:

1. 按诊断部位分类　有眼科探头、颅脑探头、心脏探头、腹部探头、腔内探头和儿童探头等。

2. 按波束控制方式分类　有线扫描探头、机械扇形扫描探头、相控阵探头和方阵探头等。

3. 按探头的几何形状分类　有矩形探头、柱形探头、弧形探头(又称凸形)、圆形探头等。

4. 按工作频率分类　有单频探头、变频探头、宽频探头。

5. 按工作原理分类　有脉冲回波式探头和多普勒式探头。

三、超声探头的主要特性

超声探头的特性主要以使用特性、声学特性来表征。

(一)使用特性

使用特性是指探头与超声诊断仪配合使用的综合性能,而不是探头本身的性能。

1. 工作频率　它是探头中的压电晶片与仪器连接后，实际发射超声波的频率，而探头的标称频率，通常是指压电晶片的机械谐振频率。

2. 频带宽度　它是探头工作频率的响应范围，频带宽度越大越好，为了使频带宽度展宽，就要增加阻尼，这将会导致换能效率降低。

3. 灵敏度　是指探头与超声诊断仪配合使用时，在最大探测深度上，可发现最小病灶的能力。它主要与探头所用的压电晶片的换能特性、辐射效率等声学特性有关，换能特性好、辐射效率高的探头，探测灵敏度就高。

4. 分辨力　探头的分辨力高低主要与以下因素有关：①辐射特性；②辐射面积；③频率响应；④机械品质因素；⑤层间匹配的好坏。

（二）声学特性

声学特性是指探头的换能特性、频率特性、暂态特性、吸收特性和辐射特性等。声学特性主要与探头中压电晶片所用材料的特性有关。

1. 换能特性　是指探头发射和接收状态的能量转换特性。理论上说，换能器的电声、声电能量转换是等效和可逆的。

2. 频率特性　是阻抗频率特性和辐射频率特性的总称。阻抗频率特性是指探头阻抗随频率变化的特性，对压电振子施加不同频率的电压时，回路电流将随着频率的变化而变化，这实际是振子阻抗的变化引起的，因此振子阻抗是频率的函数。为了稳定探头的辐射频率，可以加电感匹配，使探头稳定工作于串联频率上。

3. 暂态特性　是指探头对脉冲响应的跟随变动能力。对于超声探测效果，为了提高距离分辨力，通常都采用阶跃窄脉冲来激励换能器工作，跟随变动能力强，则起振时间短。

4. 吸收特性　实际是指压电振子垫衬的吸收特性。一个压电振子被电脉冲激励后，声波从振子的两个端面双向辐射，对背向辐射的声波（包括前端辐射声波的反射波）必须加以强阻尼吸收，否则，由于多次反射，将使发射过程中压电振子振动延续较长的时间，这种振铃效果使辐射的超声脉冲波持续时间增加而导致距离分辨力明显减低。

5. 辐射特性　是指换能器的辐射声场在空间的分布状态，主要通过指向性和声束尺寸来进行描述。探头辐射的声束特性，在很大程度上决定超声探测的横向分辨力。

四、声束的聚焦和扫描

（一）声束的聚焦

为了提高超声探头的灵敏度和分辨力，除了对线阵探头实施多振元组合发射之外，还需要将探头发射的超声束在一定深度范围内汇聚收敛，即超声聚焦（声束聚焦），从而增强超声波束的穿透力和回波强度。

声束聚焦通常分 3 类：声学聚焦、电子聚焦和复合聚焦。

1. 声学聚焦　声学聚焦与光学聚焦的基本原理相似,具体方式有以下几种:

(1) 声透镜聚焦:声学聚焦用声透镜,声透镜是利用声波经过声速不同的介质时会产生折射的原理制成的聚焦元件。声透镜可以做成平凹形声透镜(图9-5)或平凸形声透镜(图9-6)。要保证良好的声学聚焦,声透镜材料的选择、声阻抗的匹配以及制作工艺等都应考虑,材料通常为环氧树脂、丙烯树脂、有机玻璃等硬性材料与其他成分配方制作而成。

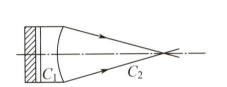

图9-5　平凹形声透镜聚焦示意图

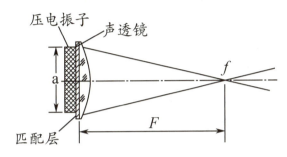

图9-6　平凸形声透镜聚焦示意图

(2) 声反射镜聚焦:让平行的超声束入射到声反射镜上,通过声反射镜反射到抛物面上,再经过抛物面聚焦到焦点上。

(3) 曲面发射聚焦:把压电材料制成凹形,其辐射的超声具有聚焦的效果。

2. 电子聚焦　利用阵列探头和相控技术,对探头各阵元提供的激励按二次曲线规律延时,使超声场合成波的阵面呈二次曲线凹面,从而实现波束聚焦。电子聚焦有3种:定焦点聚焦、动态聚焦和可变孔径聚焦。

(1) 定焦点聚焦:在固定一个焦点的聚焦技术中,通过一定的延迟状态控制各个探头阵元的工作顺序,使产生的声束在某一地方最窄,只要各个延迟线的状态保持不变,则产生声束的焦平面位置不随时间改变,属电子静态聚焦技术。

(2) 动态聚焦:在动态聚焦技术中,工作的探头阵元数目在各个距离段都是保持不变的,只是通过改变各个阵元延迟电路的延迟时间,使声束的聚焦面位置随时间变化,实现在不同距离段聚焦。动态电子聚焦又分为全深度等声速电子聚焦和全深度分段动态电子聚焦,见图9-7。

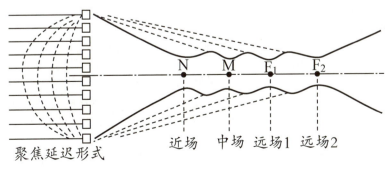

图9-7　全深度分段动态电子聚焦示意图

（3）可变孔径聚焦：可变孔径聚焦技术所根据的理论是小孔径的探头对近距离容易聚焦，对远距离容易发散，而大孔径的探头对近距离难以聚焦，对远距离却容易聚焦。具体做法：利用电子开关控制不同数目的阵元进行工作，距离近，工作的阵元数目少，即孔径小；随着距离的增大，工作的阵元数目相应增多，孔径也变大，见图9-8。

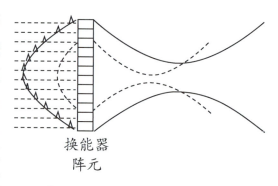

图9-8　可变孔径聚焦示意图

3. 复合聚焦（二维聚焦技术）　在长轴方向采用电子聚焦的方法提高侧向分辨力，在与扫描平面垂直方向上用声透镜聚焦提高横向分辨力。

（二）声束的扫描

超声诊断检测的是人体器官的切面，获得切面的回波信息，通过处理形成一幅二维图像，这就需要换能器与人体之间做相对运动，或声线的位置与方向按一定规律改变，以获得不同位置或不同方向上的回波，这一过程称为扫描或声束扫描。声束扫描的方式主要有两种。

1. 机械扫描　机械扫描分为摆动式和转子式两种。

（1）摆动式：利用微型电机带动换能器往返摆动，从而带动晶片在一定角度范围内产生扇形超声波，形成一幅从体表向深部扇形散开的图像，因摆动式扫描图像质量差，有噪声，已很少使用。

（2）转子式：旋转式扇形扫描探头采用4个互差90°且性能相同的晶片，安装在一个圆形转轮上，由马达带动旋转，使各个晶片交替工作，通过收、发窗口时开始发射和接收超声波，见图9-9。

2. 电子扫描　电子扫描使用多阵元探头，通过电子手段直接控制探头产生相应的扫描声束，达到自动扫描的目的，电子扫描按控制方式分为线扫描和相控阵扫描。

（1）线扫描：在线扫描中，换能器阵元以线阵形式排列，分别与电子开关相连，在电子开关的控制下，阵元按一定的编组及时序分别工作。当电子开关接通时，相应的阵元就工作，当电子开关断开时，相应的阵元就不工作。图9-10为一种较为常见的电子线形组合顺序扫描示意图。

（2）相控阵扫描：它是利用雷达测控的相控技术，阵列形式也有线阵、凸阵、环阵形。通过不同的时间延迟，控制各个阵元发射时间的先后，使声波在空间叠加后形成一定角度偏移的声束。时间延迟组合不同，偏移的角度不同，从而完成扇形扫描，这种通过控制激励延时时间，使声束方向不断发生变化的扫描方式，称为相控阵扫描，见图9-11。

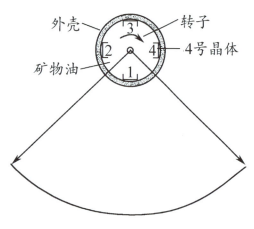

图9-9　旋转式扇形扫描探头

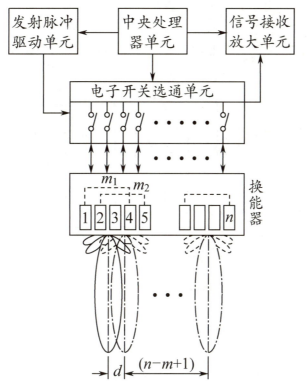

图 9-10　电子线形组合顺序扫描示意图

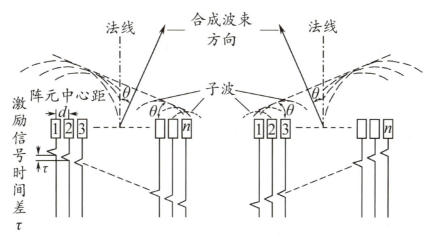

图 9-11　相控阵探头发射波束扫描原理图

第四节　临床常用的超声诊断仪

一、B 型超声诊断仪

　　B 型超声诊断仪的种类很多,性能、功能、具体结构各异,但其基本结构一致,一般包括探头、发射和接收系统、数字扫描变换器、系统控制和显示器等。临床上使用最普遍的是相控阵 B 超,见图 9-12。

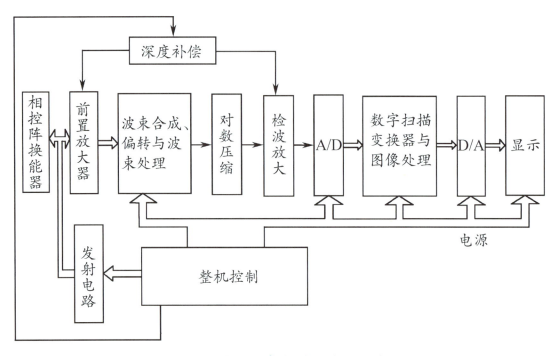

图 9-12　典型的相控阵 B 超原理框图

（一）超声波发射电路

1. 发射多路转换开关　又称为脉冲分配器。B 超探头阵元数多达数十至上千个,而发射聚焦延迟脉冲个数有限,不能直接触发发射脉冲电路产生电信号,因此设置发射多路转换开关,分组触发发射脉冲电路产生电信号。

2. 发射脉冲电路　聚焦延时电路输出的延时脉冲是逻辑信号,不能直接激励探头的阵元产生振荡,只有将这一逻辑信号转换成一定幅度、宽度和功率的脉冲后,才激励阵元产生超声振荡。发射脉冲电路是一个高功率、高速度和高稳定的电子开关,将聚焦延时电路输出的延时脉冲转换为幅度在 120V 左右的单极性电压脉冲。

（二）接收和预处理电路

接收和预处理电路主要由前置放大器、接收多路转换开关、可变孔径电路、接收相位调整电路、增益控制与动态滤波、对数放大器、检波电路和勾边电路组成。调整电路以后的部分称为预处理电路,其主要作用是接收探头阵元信号并对该信号进行放大、预处理,使回波信号携带的生物信息显示出来。

（三）数字扫描变换器

数字扫描变换器实质上是一个带有图像存储器的计算机系统,但又不是以 CPU 为中心的系统安排结构,图像存储器具有单独的读写地址发生器,与 CPU 不发生直接联系（不受 CPU 控制）。一个数字扫描变换器（DSC）系统不仅仅是作为扫描变换器件,同时还包括前处理与后处理部分,具有较强的信号处理功能,也称数字扫描处理器（DSP）。采用 DSP 技术的 B 超诊断仪,不仅能用标准电视的方法显示清晰的动态图像,还能提供强大的图像处理功能。

（四）系统控制器

B 超诊断仪是一个较为复杂的电子设备，要使各部分电路有条不紊地工作，由系统控制器对整机进行有序协调地控制。在发射多段动态聚焦、可变孔径接收、信号相关处理、数据差补、TV 显示等过程需要的控制信号均来自 CPU。CPU 在程序控制下，发出各种控制信号，并接受键盘命令，从而完成超声的发射、接收、存储以及 DSC 处理的各种任务。

二、超声多普勒成像系统

超声多普勒成像系统，也称为 D 型超声诊断仪，其工作原理是依据多普勒效应。多普勒效应是指超声波与运动目标相对运动时，使接收到的回波频率发生变化的一种物理现象。人体内的血流速度一般从几十厘米/秒到几米/秒，当超声频率为 3~5MHz 时，多普勒频移为几百赫兹到几千赫兹，刚好落在可听声频段。因此超声多普勒系统用于检测血流、心脏及胎心等运动目标，根据多普勒频移情况对血流和心血管疾病进行诊断，成为心血管、外科等领域不可缺少的诊断工具。

（一）D 型超声诊断仪

D 型超声诊断仪分为连续波多普勒和脉冲波多普勒两种类型。

1. 连续波多普勒　连续波多普勒使用双晶片探头，其中一个晶片连续发射脉冲波，另一个晶片连续接收回波，多普勒声束内的所有回波信号均被记录下来，基本结构见图 9–13。其工作过程：活动目标反射和散射回来的回波信号（包含位于两个换能器的波束叠合区中运动目标贡献出的多普勒频移），经低噪声接收放大器放大，在解调器中加以检测，提取多普勒频移信号，再经低通滤波器滤出纯的多普勒频移信号，经过频谱分析、放大后进行显示。

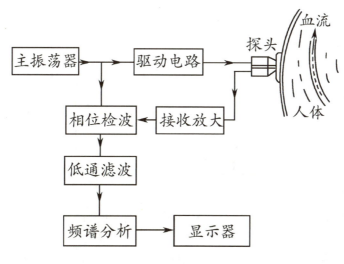

图 9–13　连续波多普勒基本结构图

（1）主振荡器：是一个连续波正弦振荡电路，产生与发射探头谐振频率相同的频率信号，去激励发射探头产生超声束。

（2）解调器：由于回波中杂波分量的幅度通常比有用的多普勒频移信号大得多，就必须采用解调器来提取被杂波所掩盖的多普勒频移信号，检波、鉴频、鉴相和乘法这4种解调方式都可以获得有关多普勒频移的信息。

（3）频谱分析：从解调器中取出的频移信号是一个由各种不同频率合成的复杂信号，即具有一定的频宽，如果取样容积内红细胞速度分布小，则频谱窄，反之频谱宽。要想获得有用的血流信号，就必须对此信号进一步处理，经过频谱分析，从复杂振动中分检出各个简谐振动的频率和振幅，并列成频谱显示出来，才能对采样部位的血流速度、血流性质等作出正确的判断。

频谱分析采用数字信号处理器与计算机结合在一起，实现数字信号的高速度、高精度运算。

连续波多普勒的优点是脉冲重复频率为无穷大，最大流速可测值只取决于多普勒频移值的大小，具备测量高速血流的能力。缺点是距离选通的能力较差，无法确定声束内回声信号的来源（不能定位）；其次，探头晶片的直径较小，敏感性较低。

2. 脉冲波多普勒　脉冲式多普勒具有脉冲回波系统的距离鉴别能力和连续波系统的速度鉴别能力双重优点，应用更为广泛，基本结构见图9-14。其工作过程：主振级产生连续的正弦波振荡信号，其频率与换能器的谐振频率相等，在脉冲重复频率发生器的控制下，通过发射门将正弦波信号调制成矩形脉冲调幅波，再经发射放大器放大，激励换能器发射超声波束。延时门产生一段延时，将接收所选距离上的回波，通过距离门送至解调器与主振波合成，产生一个矩形输出脉冲，经过采样和音频滤波器，输出多普勒信号。

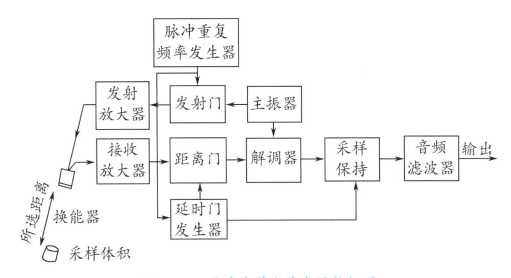

图 9-14　脉冲多普勒基本结构框图

探头作为声源发射出一组超声波后，又作为接收器接收反射的回波，然而它并不接收所有的反射回声，而是在某一个选择性的时间（距离选通门）延迟后，得到不同深度的超声反射信号,并利用其频移成分组成灰阶频谱。另外,脉冲波多普勒在选定探头的频率之后,可通过改变发射脉冲波的数目来达到调节取样容积长度(调节范围为1~10mm)。脉冲式多普勒技术的距离选通功能,是在不同探测深度以及每个深度的不同长度上进行定位调节,从而增加了血流定位探测的准确性。

脉冲式多普勒技术的主要缺点是所测量的流速值会受到脉冲重复频率的限制,如果多普勒频移值超过脉冲重复频率的1/2,脉冲式多普勒所检出的频率就会发生改变,产生大小和方向的伪差,这种改变称为频率失真。

3. 多普勒系统的频谱显示 多普勒系统发展十分迅速,出现了多种功能显示系统,除显示多普勒频谱外,还将B型、M型超声以及心电、心音等同时显示在显示屏上,做到了一机多用。

(二)超声多普勒显像仪

超声多普勒显像仪包括超声多普勒血管显像仪、彩色多普勒血流显像仪。

1. 超声多普勒血管显像仪 研究血管位置时常需要二维图像,因此血流产生的超声多普勒频移信号必须具有足够的特征,才能用逻辑电路来识别它的存在。

(1)连续波多普勒血管显像仪:连续波多普勒血管显像仪示意图见图9-15。

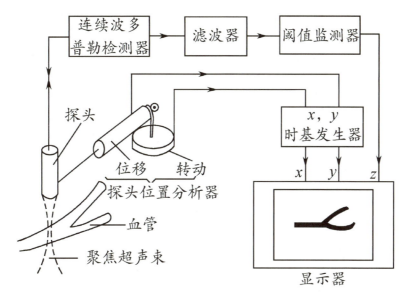

图9-15 连续波多普勒血管显像仪示意图

探头扫查时,与探头相连的电位器记录了探头在空间的位置和角度,并通过电压转换器转换成电压信号,控制示波管中的电子束做相应的运动。由探头得到的多普勒频移信号经处理后输入显示器栅极,控制光点的亮度。因此,当显示屏上出现亮点时,它的位置正好与探头扫查的部位相对应,通过探头反复扫查覆盖血管的皮肤表面时,显示屏上就产生在皮肤表面投影的血管图像。

(2)脉冲多普勒血管显像仪:它能显示声束方向上不同距离血管的横断面及侧面图像,见图9-16。

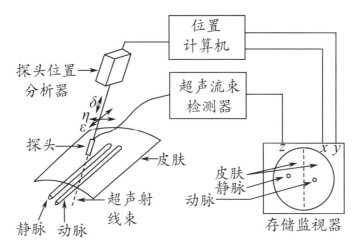

图 9-16　脉冲多通道定向多普勒血管显像仪方框图

2. 彩色多普勒血流显像仪

（1）彩色血流显像仪的结构：典型的彩色血流显像仪的结构与工作原理，见图 9-17A。在图中，实线框图部分为彩色多普勒血流显像的主体部分，虚线框图部分为辅助部分。彩色血流图像是显示在 B 型图像上的，因此，用一个高速相控阵探头就可以实现两种显像。由运动物体返回的多普勒频移信息，经过正交检波器检波后再分为两支：第一支是用连续波多普勒和脉冲波多普勒的图谱以及音响显示其血流信息；第二是彩色血流显示，回波经过正交解调器后由 A/D 转换器转换为数字信号，然后进入运动目标指示器和滤波器，滤去壁层、瓣膜等与血流无关的多普勒频移信息，让有用的成分进入自相关器，计算出速度、方向和分散 3 个动态因素的结果信息并进行存储，按标准电视制式读出的同步信号和速度、方向及分散的信息经过彩色编码器再转换成不同亮度的红色（R）、蓝色（B）、绿色（G）信号，最终在显示器上显示出来。在声束方向不变时，沿采样线进行多点采样，叠加于 M 型超声心动图上，便可获得彩色 M 型显示。彩色血流显像与二维扇形扫描图像合成，构成一幅带有彩色多普勒血流信号的混合图像，并在显示器上显示，彩超外观见图 9-17B。

由此可见，彩色多普勒血流成像系统基本上是由 B 型超声成像系统、自相关技术的速度测量系统、二维流速成像系统 3 部分组成。

（2）MTI 滤波器：又称为运动目标滤波器，是利用雷达中的运动目标指示器技术，对血流进行测量的一种方法，又称为相位检测速度剖面测量法。由于人体多普勒信号是运动器官与组织回声的合成，所以在测血流时，往往接收的信号包括心壁、瓣膜、血管壁等反射的无用信号，它对血流信号形成干扰，因此需要 MTI 滤波器把这些无用信号滤掉。

MTI 法多普勒测量原理：当探头发射一次脉冲，接收到壁层及红细胞的两个反射信号，然后探头发射下一次超声波，由于红细胞随血液的流动移动速度很快，这就导致了红细胞第二次的反射波与第一次的反射波位置不同，而壁层由于不发生移动使两次的反射回波位置几乎相同，将两次的回波信号相减，壁层的反射回波就相消了，红细胞回波相减

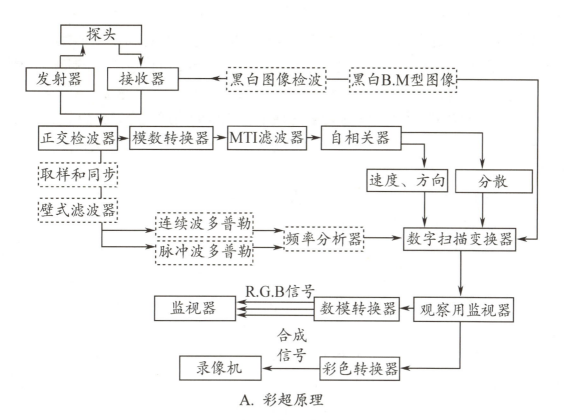

A. 彩超原理

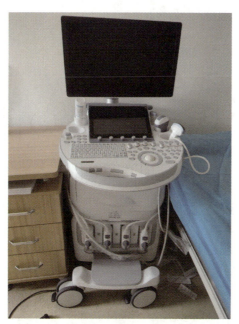

B. 彩超外观

图 9-17　彩色多普勒血流显像仪

之后产生运动信息,因此形成第三种波形,这样就有效地滤掉非血流运动信号的干扰。在同一方向上反复多次(6~12次)发射超声波,对其变化进行比较、统计分析,便准确可靠地获取红细胞运动的信息。

血流显像的质量主要取决于 MTI 滤波器,如果滤波器的性能不佳,就会出现其他成分(如心壁、瓣膜等)信号,或出现整个图像带红色或蓝色的伪像,从而增加诊断难度。

(3)自相关技术:自相关技术是检测两个血流信号之间相位差的一种方法。由于红细胞群流速的差别,探头在每一个采样容积、每一个瞬间都将接收到若干个频移的离散化信号。为了形成二维血流图像,彩色多普勒在一条采样线上要进行多达 256~512 次的采样,并在一个角度范围内以采样线作扫描,把一幅彩色图像的采样扫描线分为了 32~128 条,并且要求在约 30ms 内对数以万计的采样点进行分析处理,最终完成一幅彩色血流图像的显示。

(4)彩色血流的显示:经过 MTI 滤波器、自相关技术获取的血流资料,它们必须转换成彩色,实时地叠加在 B 型黑白图像上,才能被分辨。

血流资料包括方向、速度、分散 3 个因素。在彩超中规定,血流方向用红和蓝表示;血流速度的大小用各自色彩的亮度等级(16 个等级)表示。彩超还能观察血流的范围,如在图像上显示出一血流的起点、终点、宽度范围、有无转向等。用 3 种基本颜色来组合显示血流的方向、速度及湍流程度,为临床提供了实时血流分析的资料。

(5)全数字化技术:全数字化技术的关键是利用计算机控制数字声束的形成,与工作在射频下的 A/D 转换器及高速数字信号处理技术相结合,形成全数字化技术的核心,见图 9-18。它包括 3 个重要技术:①数字化声束形成技术;②前端数字化或射频信号 A/D 转换技术;③宽频探头和宽频技术。

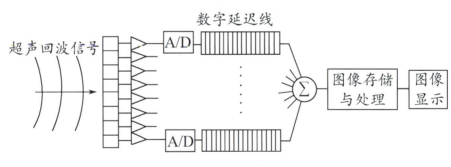

图 9-18　全数字化超声诊断仪原理

1)数字声束形成的原理:利用计算机和数字延迟器共同控制数字声束的形成,从根本上解决了模拟声束延迟线存在的许多缺陷。具有以下优点:①可以采用不同的聚集方法,例如实时动态聚集、时间反演聚集、同步动态聚集、自适应聚集、动态孔径和动态变迹等,使全程声场时空特性得到改善,获得高质量的声束,使系统的分辨力接近理论水平;②保证信号的准确性和系统的稳定;③为获取宽带、高动态范围的信息提供了必要的条件;④有利于系统的小型化。

2)射频数字化:射频数字化是将微弱的回声信号经过前置放大后,立即进行高速和多通道(多达 512 或 1 024)的 A/D 转换,然后送入数字延迟器。这一过程在一定程度上解决了带宽、动态范围(可增加 48dB)、噪声(随机噪声可降低 1/3)、暂态特性之间的矛盾,使系统获得真实完整的回声信息。

3)探头技术:探头采用宽频探头和宽频技术,宽频探头采用面阵超高密度阵元(512、1 024 阵元)技术,使探头的相对带宽超过80%。宽频探头使二维聚集成为可能,可同时改善纵向分辨力和横向分辨力。因此,以宽频探头和宽频技术为基础的全数字化系统不仅能解决分辨力和穿透力的矛盾,而且获取完整的组织结构反射的宽带信号,从而提高了对组织的鉴别能力。

第五节　超声成像新技术

随着计算机技术及医学影像处理技术的发展,超声成像技术也取得了突破性进展,多种超声成像新技术的出现并应用于临床,为临床工作、医学研究提供了高质量的超声图像信息。

一、三维超声成像技术

20 世纪 70 年代中期科研人员开始研发三维超声成像技术。80 年代后期,随着计算机技术的发展,三维超声成像技术得以实现。最初三维成像技术应用于胎儿成像,目前应用于心、脑、肾、前列腺、眼、动静脉血管疾病及腹部肿瘤的诊断。从二维成像到三维成像是超声成像技术的一次重大突破。

(一)三维超声技术的发展

三维超声技术的发展分为 3 个阶段。

1. 自由臂三维成像　利用二维探头对目标进行逐个层面地扫查,获得多个二维图像信息,通过计算机重建三维立体图像。自由臂三维成像的优点是无须特殊探头,价格低廉;缺点是成像速度较慢、图像质量较差,临床应用价值不大。

2. 容积三维成像　采用特殊设计的容积探头,其内部有一个小马达,带动晶片进行摆动,逐一扫过每一个层面,通过计算机强大的数据采集和处理,重建成立体图像。容积三维技术扫查范围大,在腹部及妇产科方面有较大优势。由于心脏是动态的器官,通过容积探头获得运动目标的三维图像所需要的信息重建方法还受到技术的限制,因此容积三维成像技术在心脏超声检查方面受到一定的限制。

3. 实时三维成像(四维)　矩阵探头的出现,改变了超声三维成像的方式,能够获得实时的三维图像。其成像原理是:探头发出呈矩阵排列的扫描线,一次采集可得到整个器官的容积回波信号,该回波信号遍及三维的任意立体空间,覆盖范围内没有盲区,并实时更新所覆盖器官内部的变化,形成静态的三维图像,再在静态三维图像的基础上叠加时间维度参数,形成实时(动态)三维图像,也就是通常意义上的四维超声成像技术。

（二）三维超声成像的过程

三维超声成像的过程主要包含 4 个步骤：数据采集、三维重建、三维图像可视化和三维图像操作。

1. 数据采集　通过探头对目标进行扫查，主机获得扫查层面的数据或目标器官容积数据的过程，称为数据的采集。采集到的数据还需要一系列的转换输送给计算机进行图像重建。三维数据采集是实现三维成像的第一步，直接影响三维图像的质量。根据三维成像技术的发展过程可分为间接三维数据采集和直接三维数据采集。

（1）间接三维数据采集：间接三维数据采集是通过探头的移动来实现的，以二维超声技术为基础，借助已有的二维超声成像系统完成三维成像数据的采集，即在采集二维图像数据的同时，采集与该图像有关的空间位置信息，将这些信息同步输入计算机，完成三维数据的采集。

（2）直接三维数据采集：采用三维矩阵探头，保持探头完全不动，直接获得器官的三维容积数据。三维矩阵探头利用电子学的方法控制超声束在三维空间的指向，形成三维空间的扫描束，进而获取三维空间的回波数据。

2. 三维重建　数据采集完成后，经过相应的转换输送给计算机，计算机根据相应的三维重建技术重建出人体器官的三维图像。三维重建技术常见的有几何构成法（GCS 模型）、表面轮廓提取法、体元模型法等技术。

3. 三维图像可视化　三维图像可视化就是将三维重建的图像信息映射到二维平面显示的过程，计算机三维重建的数字图像数据精确地反映超声波在人体传播路径上声阻的变化，并将这种变化再还原成组织器官的三维图像。通常用灰度渲染和彩色渲染来实现三维图像可视化的操作，目的是使三维图像最大程度反映组织器官的真实信息。

（1）灰度渲染：灰度渲染的特点是只使用灰度数据。根据不同的算法，灰度渲染有不同的显示模式，如表面模式、多平面模式、透明模式等，不同显示模式有不同的特点，其目的都是为医生提供目标结构的各种检查视角。

（2）彩色渲染模式：有两种模式可以对三维结构进行彩色渲染，单色渲染模式和玻璃体渲染模式。单色渲染模式仅使用了彩色多普勒信号（速度或功率）的色彩信息，对血流的方向、范围进行三维成像。玻璃体渲染模式是联合应用透明灰度与单色渲染模式，显示三维灰度结构和彩色多普勒信息，辅助医生观察血管、判断血管的走向、与周围组织关系，即对感兴趣部位的血流灌注进行评价。

4. 三维图像操作　三维图像操作主要依赖超声工作站提供的三维重建软件，对超声三维图像进行各种处理或测量。软件简洁的用户界面、良好的人机交互、快速响应用户的指令、丰富而直观的操作工具，保证用户从各个角度观察图像并进行相应的测量，快速提取患者诊断所需要的各种参数及数据，以确保临床诊断的准确性。

三维图像要根据实际诊断的需要，进行各种方式的处理和操作。目前常用的三维操作方法有以下几个方面：

（1）多平面重建：该方法和CT重建技术类似，就是利用三维数据在目标结构中选定的平面上成像，如传统二维超声中不能得到的冠状面。

（2）超声断层图像：又称多切片视角，这种操作通过选择切片数和切片之间的距离（CT中的层厚、层间距，一个切片类似于一幅CT图像），获得一系列二维的切片图，实现全范围的准确成像。

（3）电子刀：在目标结构被相邻的结构所遮盖的情况下，电子刀可以帮助医生在切片图像或者三维图像中移去遮盖的结构（类似于CT图像处理中的剪切功能）。采用电子刀技术，可以充分显示病变范围、空间位置及表面结构，比二维超声具有更高的敏感性和特异性。

（4）三维动态显示：为了更好地显示目标结构和相邻器官的空间位置关系，快速显示几个不同角度的图像，这种方式称为三维动态显示。医生采用这种方法，在显示屏上从不同方位、角度观察目标结构并进行分析。

（5）图像的定量分析：图像定量分析的基础就是基本参数的测量，三维成像的重要优势就是利用软件提供的测量工具进行精确地测量，包括距离、面积、体积以及这些参数随时间的变化等。

（三）三维超声图像的优势

与二维超声图像相比，三维超声图像有以下优势：

1. 图像显示直观　采用三维数据重建形成的三维图像，解剖结构清晰、显示直观，并且医生可通过人机交互方式实现图像的放大、旋转及切割，从不同角度观察脏器的切面或整体，可使医生全面了解病情，提高疾病诊断的准确性。

2. 精确测量结构参数　心脏容积、心内膜面积等是心血管疾病诊断的重要依据，在获得了脏器的三维结构信息后，这些参数的精确测量就有了可靠的依据。

3. 准确定位病变组织　三维超声成像可向医生提供肿瘤在体内空间位置及三维形态，从而为体外超声治疗和超声导向介入性治疗手术提供依据。

4. 缩短数据采集时间　三维超声成像技术在很短时间内就可采集到足够数据，并存入计算机，医生可通过存储的数据进行诊断，而不必要在患者身上反复用二维探头扫查。

二、超声谐波成像技术

利用人体回波信号的二次谐波成分构成人体器官的图像，称为谐波成像。谐波成像可在基频范围内消除引起噪声的低频成分，使器官组织边缘成像更清晰。

传统的医学超声成像采用线性声学原理，即认为人体是一种线性的传播媒质，发射某一频率的声波时，从人体内部反射或散射并被探头接收的回波信号，也是该频率附近的窄带信号。实际上医学超声存在非线性现象，谐波成像便是非线性声学在超声诊断方面的应用。由于非线性的存在,回波频率中除了基频以外还有频率为基频几倍的超声谐波(n次谐波),其中以二次谐波能量最大,利用二次谐波的超声信号来提取有用的信号,并结合到所显示的图像上,称为超声二次谐波成像。

三、介入性超声成像技术

介入性超声成像是在超声显像的基础上,用超声探头仅仅通过侵入性方法达到诊断和治疗的目的,可在实时超声引导下完成各种穿刺活检、抽吸、插管、局部注射药物等。随着各种导管、穿刺针、活检针的改进及活检技术的不断发展,介入超声使超声导向细胞学提高到组织病理学诊断水平,由此将介入超声学推向"影像和病理相结合、诊断与治疗相结合"的新阶段。介入性超声成像技术主要应用在超声穿刺活检、经皮穿刺造影、经皮穿刺引流、术中超声、腔内超声(经直肠、阴道、食管、血管内超声)等,目前临床上还开展的有膀胱、直肠、阴道、十二指肠、腹腔等部位的超声内镜检查。

四、组织弹性超声成像技术

组织弹性超声成像技术是以弹性这一个物理特征作为成像因素而形成图像,其成像原理和方法与传统超声有所区别。

不同的组织有不同的弹性,同一种组织在不同病变时期有不同弹性,基于这种差异,超声探头沿着压缩方向发出超声波同时施压(根据情况在体表上加压迫板),系统根据压迫前后回声信号移动幅度的变化,计算出不同组织的弹性差别,进而进行灰度或伪色彩显示。组织弹性超声成像技术对于癌症的早期诊断、病变的良恶性判断、癌变扩散区域的确定、肿瘤放疗、化疗、治疗效果的评价有临床意义,特别对于乳腺肿瘤的鉴定也有突出的效果。

第六节　超声成像设备的使用与日常维护

超声成像设备是医院精密的医疗设备,正确的使用和日常维护对延长其使用寿命和充分发挥其效能有重要的意义。因此使用人员要仔细阅读机器操作手册,熟悉机器的结构性能、规格及特点,严格遵守操作规程,做到正确操作及日常维护。

一、超声成像设备的操作规程

正确地使用、合理地操作,就是对设备最好的维护。充分发挥设备性能,延长设备使用寿命,就是一种无形的效益,这是医疗设备使用人员应该牢记的两点。

（一）使用原则

使用人员应遵循以下原则：

1. 超声成像设备应由具备相关资质的医务人员负责使用操作。

2. 熟悉超声成像设备性能与用途、使用方法及各医学生理参数的正常值。

（二）操作规程

1. 超声成像设备开机前必须接通稳压器电源，指示电压为工作电压后方可打开超声成像设备电源开关。

2. 超声成像设备开机，设备进行自检并且进入系统，屏幕各参数显示正常且无错误提示后方可进行检查。

3. 检查部位涂抹适量中性耦合剂，探头应稳拿轻放，避免碰撞，避免患者衣裤拉链刮擦探头、损伤探头匹配层，不用时放在稳定支架上，轻巧按压功能键盘。

4. 检查完患者，应冻结仪器，擦净探头上耦合剂，未使用时应将设备处于冻结状态。

5. 关机时，应先关闭超声成像设备电源，再关稳压电源，最后关总电源。如中途停电，应立即断开超声成像设备电源（若配备不间断电源 UPS，中途停电设备可按照正常程序关机），如再次通电应在电源开关切断 5~10min 后开启设备电源，如设备出现故障，及时上报。

6. 超声成像设备实行三级保养，使用人日常保养，每日工作结束做好使用记录并签名。

7. 非本科室工作人员不得操作机器，不得擅自拆机。

二、超声成像设备的日常维护

（一）工作电源与工作环境

1. 电源使用 220V（三线有接地线），配备稳压电源或者不间断电源 UPS。

2. 超声成像设备要求使用温度 18~26℃，相对湿度为 30%~70%，远离干扰源。

（二）日常维护

1. 超声成像设备属于医院精密医疗设备，属于三级保养范畴，使用人进行日常维护保养。

2. 检查电源是否在超声成像设备正常工作范围，过高过低均不能开机。

3. 检查环境温度、湿度是否符合开机要求，否则通过空调等措施进行控制。

4. 超声成像设备使用后要用专用清洁剂进行探头、键盘及监视器清洁。

5. 使用超声成像设备专用消毒湿巾对探头、键盘及监视器消毒。紫外线及臭氧消毒房间时，应避免设备及附件受到照射，以免降低使用寿命。

6. 每日检查系统、电缆、探头及接地线的连接是否正常。

（三）参数的定期校正

超声成像设备的各项成像参数以及包括显示器在内的主要参数都会影响成像质量。因此,要定期对超声成像设备的各项参数进行定期校正。对于显示器的对比度、亮度、饱和度等参数根据工作的需要随时调整外,对于探头的参数以及电路主要的参数由专业技术人员或维修工程师进行调整,非专业人员禁止对各项参数进行调整和校准,防止出现不必要的故障,造成图像质量的降低。

 拓展阅读

超声波对人体有害吗?

人耳可听到的声波频率范围是20~20 000Hz。当声波的频率低于20Hz,称为次声波,高于20 000Hz称为超声波。医用超声成像设备使用的超声波,其强度因目的不同而有很大的差别。超声诊断的平均功率大多在10mW/cm² 以内,最大不超过0.1W/cm²。在0.1W/cm² 以下时,不会引起明显的生物效应,对人体是无害的,但对生殖细胞、胚胎及眼部扫查时,要降低输出功率和缩短检查时间。超声波强度在0.1W/cm² 以上时,超声波在人体组织内传播,将超声能量变成热量,可以引起组织升温,生物体的功能和结构产生改变,由此可以增大超声输出功率对疾病进行治疗,当超过3W/cm² 时,可以引起损伤,可以利用超声进行如超声碎石、超声加热、治疗肿瘤、超声减重、超声手术刀等治疗。

本章小结

本章讲述了超声诊断仪的临床应用优点、超声成像设备的分类;压电材料、压电效应、探头的分类、基本结构。重点讲述了超声成像设备的基本结构、各部分的作用;B超和超声多普勒的结构原理;现代超声成像新技术;超声成像设备的使用原则、操作规程以及日常维护保养。

 思考与练习

一、名词解释

1. 正压电效应
2. 逆压电效应
3. 多普勒效应

二、简答题

1. 简述超声诊断仪的临床应用特点。

2. 简述超声成像设备的基本类型。

3. 简述超声成像设备的基本结构及作用。

4. 简述探头的结构及种类。

5. 简述超声成像新技术。

6. 简述超声成像设备的操作规程及日常维护。

（卢振明　徐启飞）

第十章 | 医学图像存储与通信系统

10章 数字资源

随着数字成像技术、计算机技术和网络技术的进步和发展，医院信息化管理系统应运而生。医学图像存储与通信系统（PACS）、放射科信息管理系统（RIS）、医院信息管理系统（HIS）和远程放射学等，共同构成了现代化的数字医院综合管理模式，实现了医院信息资源的共享，特别是医学影像云平台的普及，实现了基层医院与上级综合医院的互联互通，使基层患者能够享受到上级医院专家的诊疗服务。人工智能借助 PACS 的兴起，使复杂的诊断流程简单化，规范了诊断标准。随着 5G 网络技术的发展及普及，PACS 的发展前景将更加广阔。

第一节 概　　述

一、PACS 的概念

医学图像存储与通信系统（picture archiving communication system, PACS）是通过网络实现获取、显示、存储、传输、管理和处理数字医学图像的综合信息系统,也称为医学影像信息系统。PACS 系统主要有以下优点:

（一）实现无胶片化管理

建立 PACS 系统后,图像均采用数字形式存储,节省了大量的存储介质（胶片、光盘等）,从而实现无纸化、无胶片化管理。

（二）减少管理成本

医学图像以数字形式存储不会出现失真,可以在保证图像质量的同时,占据很少的存储空间,因此节省了大量的耗材管理费用。

（三）提高工作效率

通过医学影像云平台的用户端,使医生在任何有网络的环境中方便地调阅图像。例如调阅患者的图像、以往病历资料等功能,原来需要很长周期和大量人力参与的事情,现在使用电脑、移动设备,只需轻松点击便可实现,大大提高了医生的工作效率。

（四）提高医院的医疗水平

通过数字化平台,很大程度上可以简化医生的工作流程,使医生能够把更多的时间和精力放在诊断上,有助于提高医院的诊断水平和工作效率。各种图像处理技术的应用,使以往难以察觉的病变征象变得清晰可见,同时还可以和患者以往的影像检查、病理报告等相关资料进行鉴别,做出更准确的诊断。

（五）为医院提供资源积累

典型病历的图像和报告对医院来说是非常宝贵的资源,而无失真的数字化图像存储和规范的诊断报告,为医院积累了大量的宝贵资源。

（六）实现远程医疗、资源共享

5G 网络时代的发展、医学影像云平台的兴起,促进了远程医疗的发展,促进医院之间的技术交流,实现了互补、互惠及互利,促进了多方面的发展。

（七）医学影像人工智能

随着大数据时代的发展,基于 PACS 系统海量图像数据发展起来的医学影像人工智能,改变了传统图像的后处理理念,摒弃了以软件为导向的图像后处理工作模式,开启了以解剖或疾病诊断为导向的全新工作视角,突破性地成为直接服务疾病诊断的影像工作平台,让医生从复杂的图像后处理工作中解脱出来。

二、PACS 的发展

20 世纪 70 年代末 80 年代初，首次提出了"数字图像通讯与数字放射学"的概念。1982 年 1 月国际光学工程协会在美国主办了第一届国际 PACS 研讨会，会议上提出许多有关 PACS 的概念，并正式提出了"PACS"这一术语，同年 7 月日本医学影像技术协会主办了第一届题为"PACS 和人类健康数据"的国际研讨会。从 1983 年开始，在欧洲每年都会举办 PACS 研讨会，旨在推动 PACS 的交流和发展。1993 年医学数字成像和通信标准（DICOM3.0 标准）的出台，使 PACS 得到了迅速发展。

（一）第一代 PACS

1985 年美国第一个开始了与 PACS 相关的研究计划，直到 20 世纪 80 年代末，全世界才有实用型的 PACS 投入运行，这是第一代 PACS。第一代 PACS 多采用封闭集中式的体系结构，在小范围内成功地实现了医学影像文件的有效共享，其最大的缺点是 PACS 所采用的信息格式各不相同，各自之间相对独立，无法进行广泛的数据交换，且采用专用设备，造价十分昂贵。

（二）第二代 PACS

20 世纪 90 年代初，随着 DICOM3.0 标准的丰富和发展，出现了第二代 PACS。第二代 PACS 能够直接从医学影像设备采集图像数据，并初步具备了网络通信能力，可向医院其他临床科室提供医学影像服务，并与 HIS/RIS 集成，成为开放的结构形式，整个系统逐步走向大型化。这一时期，虽然 PACS 系统可跨平台工作，部分采用 DICOM3.0 标准，但仍未形成统一的工作流程和数据流程协议。

（三）第三代 PACS

20 世纪 90 年代末期，随着计算机性能的提高、高速网络的快速发展，DICOM3.0 标准和卫生信息交换标准（HL7）的完善，使得 PACS 被多数医院接受并且加大投入力度。DICOM3.0 标准和 HL7 使得 PACS 内部、各 PACS 之间以及 PACS 与 HIS 等其他医疗信息系统之间进行信息和数据的交换成为可能，因此对 DICOM3.0 标准和 HL7 的高度依赖，成为第三代 PACS 的主要特征。

PACS 系统在我国的兴起源于 20 世纪 90 年代中期，其发展背景是国内医院大量引进各种大型医学影像设备，促使广大影像工作者思考如何更好地充分发掘和利用这些设备的诊断价值，同时，20 世纪 90 年代中期我国大力推动医院信息化建设，也加快了我国 PACS 技术向前不断发展的步伐。进入 21 世纪，随着互联网＋、大数据、云计算和智慧医疗的发展，医学影像人工智能及云平台的发展非常迅速，逐步进入医学影像领域并在现代数字化医院中彰显了重要作用，随着医学影像人工智能及云平台的普及，更新一代的 PACS 将给人们带来更大的利益。

三、DICOM3.0 标准

（一）DICOM3.0 标准的产生

20 世纪伴随科技的发展，医疗水平的不断提高，各种新兴的医学影像设备不断涌现。20 世纪 50 年代超声技术运用于医学领域；20 世纪七八十年代 CT 和 MRI 先后应用于临床，此后医学影像设备更新换代的频率也逐步提高。随着各种医学影像设备的投入和启用，一方面提高了诊断的准确程度，另一方面也带来了新的挑战，那就是如何管理这些医学影像设备产生的图像数据，并实现不同厂家生产的医学影像设备之间数据的互联互通。1982 年美国放射学会（ACR）和电器制造协会（NEMA）联合组织了一个研究组（ACR-NEMA 数字成像及通信标准委员会），研究如何制订一套统一的通信标准来规范不同厂家生产的医学影像设备能够实现信息的互联互通，最终制订出了一套数字化医学影像的格式标准，即 ACR-NEMA1.0 标准，随后在 1988 年完成了 ACR-NEMA2.0 标准制定，1993 年发布 3.0 版本并正式命名为 DICOM3.0 标准，但是由于各种原因，此标准直至 1997 年才慢慢地被各医学影像设备厂商所接受，此后标准逐步完善，覆盖面也涉及医学影像的每一个角落，特别是 SR（结构化报告）的加入，使 DICOM3.0 标准涉及的领域更加广泛，同时标准还加强了信息安全保障，添加了 TSL/SSL、数字签名、数字授权以及数据加密支持，另外，为了支持不同领域的数据交换，还增加了 XML 支持等，总之，DICOM3.0 标准随着设备的不断更新而日趋完善。

目前，国际医学影像设备厂商普遍遵循 DICOM3.0 标准，提供的医学影像设备均符合 DICOM3.0 标准通信协议，在系统的输出和输入上必须支持 DICOM3.0 标准，已成为 PACS 的国际规范，也只有在 DICOM3.0 标准下建立的 PACS 才能为用户提供最好的系统连接和扩展功能。

（二）DICOM3.0 标准的内容和应用领域

DICOM 的全称是医学数字成像和通讯（digital imaging and communication in medicine，DICOM），是按照 NEMA 的程序制订和发展的，它实际上是 ACR-NEMA 修订的第 3 版。

1. DICOM3.0 标准的内容　DICOM3.0 标准的主要内容：①医学数字图像的采集、归档、显示以及查询等信息交换的协议；②以开放互联的架构和面向对象的方法，定义了包含各类医学影像诊断及其相关的分析、报告等信息规则；③定义了用于信息传递、交换的服务类命令集合以及消息的相应标准；④详述了各类信息对象的唯一标识技术；⑤提供了用于网络（OSI 或 TCP/IP）的服务支持；⑥定义了制造厂商结构化的兼容性声明。

2. 应用领域　DICOM3.0 标准以计算机网络的工业化标准为基础，为医学影像、公用信息、应用服务及通信协议提供了标准模式，规范了医学影像设备之间数字图像的传输，这些设备不仅包括 CT、MRI、CR、核医学、超声和胶片数字化等系统，而且还包括视频采集系统、HIS 和 RIS 信息管理系统等,这就决定了 DICOM3.0 标准的应用范围很广,与 PACS、HIS 及 RIS 等均有重叠,见图 10-1。

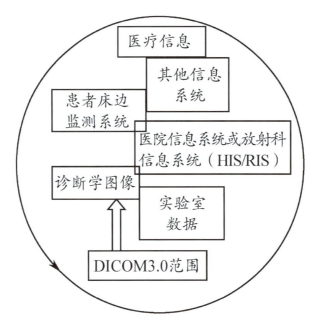

图 10-1　DICOM3.0 标准领域模型图

四、HL7

HL7 是在医疗环境中交换电子数据的标准。1987 年 5 月在美国宾夕法尼亚大学医院,成立了一个由医疗单位、厂家和医疗顾问组成的委员会,主要负责 HL7 的制订工作,目的是简化不同厂商在医疗领域中的计算应用接口,HL7 主要的应用领域是 HIS/RIS。

目前 HL7 的主要功能是规范 HIS/RIS 系统及其设备之间的信息通讯,主要包括患者入院、挂号、出院或转院数据,查询、患者安排、预订、财务、临床观察、医疗记录、患者的治疗及主文件更新信息等。

五、PACS 的功能规范

随着信息技术的发展及医院运行机制的转变,医院信息系统已成为现代化医院必不可少的重要基础设施与诊疗环境,国家卫生主管机构为了积极推进信息网络基础设施的发展,加快医院信息化建设和管理,制订了《医院信息系统基本功能规范》。其中对 PACS 系统功能设置了以下规范:

(一)图像处理

1. 数据接收功能　接收、获取医学影像设备的 DICOM3.0 和非 DICOM3.0 格式的图像数据,支持非 DICOM3.0 医学影像设备的图像转化为 DICOM3.0 标准的数据。

2. 图像处理功能　自定义显示图像的相关信息,如姓名、年龄、设备型号等参数,提供缩放、移动、镜像、反相、旋转、滤波、锐化、伪彩、播放、窗宽及窗位调节等功能。

3. 测量功能　提供 ROI(感兴趣区域)值、长度、角度、面积等数据的测量,以及标注、注释功能。

4. 保存功能　支持 JPG、BMP 等多种格式存储,以及转化成 DICOM3.0 格式功能。

5. 管理功能　支持设备之间图像的传递;提供同时调阅患者不同时期、不同影像设备的图像及报告功能;支持 DICOM3.0 的打印输出、海量数据存储及数据迁移管理等。

6. 远程医疗功能　支持图像数据的远程发送和接收。

7. 系统参数设置功能　支持用户自定义窗宽、窗位的值及放大镜的放大比例等参数。

(二)报告管理

1. 预约登记功能　患者可以根据实际情况提前登记,预约检查时间。

2. 分诊功能　按照患者的检查目的、检查部位及检查方法,将患者分配到相应的医学影像设备所在科室。

3. 诊断报告功能　生成检查报告,支持二级医生审核,支持典型病例管理。

4. 模板功能　用户可以方便灵活地定义报告模板,提高报告生成速度。

5. 查询功能　支持姓名、影像号等多种形式的组合查询。

6. 统计功能　可以统计用户工作量、门诊量、胶片量以及费用信息。

(三)运行要求

1. 信息共享　共享医院信息系统中患者信息。

2. 网络运行　数据和信息准确可靠,速度快。

3. 安全管理　设置访问权限,保证数据的安全性。

4. 长期保存　建立可靠的存储体系及备份方案,实现患者信息的长期保存。

5. 通用报告　报告系统支持国内、外通用医学术语集。

第二节　PACS 的结构与工作流程

一、PACS 的分类

PACS 最初是从处理影像科数字化的图像发展起来的,随着计算机技术、通信技术和 DICOM3.0 标准的发展,PACS 已经扩展到所有的医学影像领域。目前,根据 PACS 的覆盖范围,可将其分为科室级、全院级和区域级三大类型。

(一)科室级 PACS

科室级 PACS 是指影像科范围内各医学影像设备之间图像传输的网络,也称为小型 PACS。

（二）全院级 PACS

全院级 PACS 是将 PACS 能够提供的所有影像服务扩展到医院的每一个科室、每一个部门，也就是 RIS 和 HIS 相融合的 PACS。

（三）区域级 PACS

区域级 PACS 是将某个地区的医疗资源利用信息技术整合为统一平台，为该地区的所有公众提供医疗卫生健康服务，其主要特点是图像的传输要借助公用通讯网在广域网上进行。远程放射学正是在区域 PACS 的基础上发展起来的，远程诊断成为 PACS 的重要功能之一。

二、PACS 的结构

PACS 的基本结构包括 PACS 控制器、图像数据采集系统、显示工作站、数据通信网络和存储设备等，硬件主要有接口设备、存储设备、主机、网络设备和显示系统，软件的主要功能包括通讯、数据库管理、存储管理、任务调度和错误处理等。其基本结构见图 10-2。

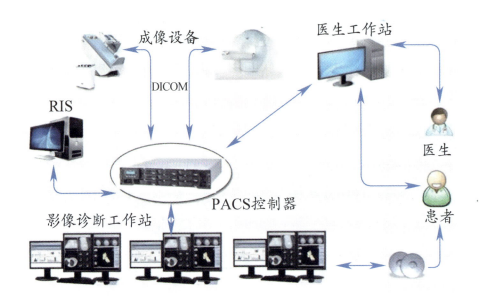

图 10-2　PACS 的基本结构

（一）PACS 控制器

PACS 控制器是整个系统的核心，包括三大部分：数据库服务器、图像存储管理系统和存档系统。PACS 控制器的主要功能：图像接收、图像存档、图像路由、数据库更新、与 HIS/RIS 连接及数据压缩等。服务器的配置可根据实际情况配置一台或多台，如接收服务器、数据服务器、存储服务器及后备服务器等构成服务器集群系统。

PACS 控制器硬件配置通常是由两部高性能服务器组成双机集群服务器系统，每部服务器可装载多枚 CPU、具有充足的内存、高速 SCSI 硬盘（采用磁盘阵列即 RAID 方式）以及配套的高性能通信网络等。

（二）图像数据采集系统

图像采集是 PACS 的最基本功能,只有采集到高质量的图像,才能进行图像的显示、处理等工作。图像采集系统的任务:①从医学影像设备采集图像数据;②将图像数据转换成 PACS 的标准格式——DICOM3.0 格式;③将图像数据压缩和传送到 PACS 控制器。图 10-3 是图像采集工作站的数据流程示意图。

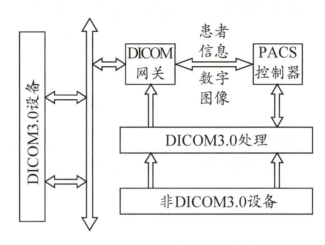

图 10-3　图像采集工作站的数据流程示意图

医学影像设备输出的图像一般有数字图像和模拟图像,相应的采集方式分为数字图像采集和模拟图像采集两种方式。

1. 数字图像采集　数字图像数据可直接通过网络实现图像采集,这种采集方式实现的前提是:①具备数字医学影像设备;②图像符合 DICOM3.0 标准;③具有支持对应格式的图像存储、显示等相应软件。

数字图像采集方式比较简单,只要医学影像设备通过网络与图像采集计算机连接即可,符合 DICOM3.0 标准的图像数据,由采集计算机可直接处理,非 DICOM3.0 标准的数据需经相应软件处理,转换为符合 DICOM3.0 标准的数据。

2. 模拟图像采集　视频图像一般为模拟图像,其采集方式是将设备输出的视频信号通过图像采集卡采集到计算机,经过模拟数字转换,成为符合 DICOM3.0 标准的数字信号。传统的 X 线胶片影像,可通过相应的数字化仪器将胶片影像转换为符合 DICOM3.0 标准的数字图像。

采集计算机通过 DICOM3.0 网关,最终把符合 DICOM3.0 标准的图像文件传送给 PACS 控制器,完成图像数据采集。

（三）显示工作站

显示工作站是 PACS 和医生相互联系的窗口,通过它实现图像显示和相关信息的查询。

1. 结构　硬件由图像处理器及缓存、显示器和存储器组成,通过网络和应用软件与 PACS 控制器交换信息。图像处理器是显示工作站的关键,由图像存储器、像素处理器和视频输出器组成,通过公用总线实现数据的可视化转换。显示工作站的存储器要求容量大、速度快,普通磁盘有时不能满足要求,常用 RAM 和磁盘阵列两种高速存储设备,显示工作站还包括本地数据库和各种处理软件。

2. 分类　显示工作站根据用途可分为：①诊断工作站；②浏览工作站；③分析工作站；④打印工作站等。诊断工作站是供放射科医生作临床诊断使用，具有多种显示功能、图像处理功能、测量功能和报告书写功能，要用高分辨力显示器（2K×2K）；浏览工作站供相关医生检索和会诊使用，可用中分辨力显示器（1K×1K）；分析工作站用于计算机辅助图像处理和分析，从图像中测量和抽取有用参数，图像融合和设计手术入路，需要有图像处理器和高性能软件支持；打印工作站连接打印机、激光相机、胶片数字化仪等，主要任务是对数字化图像进行硬拷贝。

（四）数据通信网络

数据通信网络的基本功能是对网络中各种资源提供信息交换的路径和管理。用于PACS系统的网络技术主要有3种：以太网技术、光纤数据分配接口技术（FDDI）和异步传输模式（ATM）。这3种方法都采用TCP/IP通信协议，其中以太网技术用于低速传输，FDDI用于中等速度传输，而ATM则用于高速传输。

1. 以太网技术　标准的以太网技术采用总线结构，它在同轴电缆、双绞线和光缆上的传输速率是10Mb/s，是各制造商兼容的网络。目前，已经有高速的以太网技术出现，在连接中，采用以太网交换机替代了传统的骨干电缆和连接设备，传输速率已达100Mb/s、1 000Mb/s和10 000Mb/s，以前总线结构的以太网技术已逐步被以太网交换机所取代。

2. 光纤数据分配接口技术（FDDI）　FDDI是一个环形的光纤局域网，传输速率为100Mb/s，是目前成熟的局域网（LAN）技术中传输速率较高的一种，两个环都能传输数据，以保证FDDI传送数据的正常运行。FDDI可用作中等速度数据通信的应用，如从网关计算机到PACS服务器中的应用，FDDI主要用于医院信息系统（HIS）。

3. 异步传输模式（ATM）　以太网络技术和FDDI技术主要在局域网上应用，为了满足医学图像数据在局域网和广域网之间的传输，PACS系统采用ATM的传输方式实现图像数据的远距离传输。ATM的特点：①有较大的带宽和较高的传输速率；②实现局域网和广域网的无缝连接；③支持多种传输速率便于配置和管理。

（五）存储设备

1. PACS对数据存储的要求　PACS的数据存储不是一种简单的信息存储，而是集存储、归档、图像查询、检索、调用等为一体的图像信息存储。因此，PACS对存储方面的要求，要体现医学图像存储的特点，往往比一般的信息系统的存储要求更高，主要表现有：

（1）严格遵从DICOM3.0标准。

（2）海量存储：由于PACS中存放大量的图像数据，而且对图像的质量和精度有较高的要求，使得文件容量很大。

（3）高速传输：PACS的存储涉及图像传输的速度，性能优良的PACS，既能高速传输高质量的图像，又能快速地存储、浏览和调阅图像。

（4）高安全性和可靠性：为了保证系统的安全性和可靠性，就必须要考虑存储和备份以及数据的完整性、真实性。

（5）高扩展性和灵活性：随着医疗技术和医院信息系统的不断发展,必须预留可扩展空间。

（6）分级存储：存储在磁盘上的在线数据需要保留一段时间,由于磁盘存储的数据增长速度很快,成本较高,因此对部分数据作归档处理,将其安全保存并能随时调用,就必须应采用分级存储。

2. 常用的存储介质

（1）硬盘和磁盘阵列（RAID）：硬盘和磁盘阵列是常用的在线存储设备,绝大多数在线随机存取在硬盘。硬盘有多种规格、速度和容量,目前硬盘容量可达几 TB,使用传输速度较快的 SCSI 接口硬盘。

（2）光盘、磁光盘、光盘塔：应用不同的光盘存储技术来存储医学图像数据是最为常用的方式之一。

（3）磁带和磁带库：磁带是一种低成本可移动的存储介质,磁带和磁带库及其相关技术具有较好的性价比。

3. PACS 存储系统设计　PACS 系统通常采用分级存储的架构,主要包括在线存储、近线存储和离线存储 3 种方式,见图 10-4。

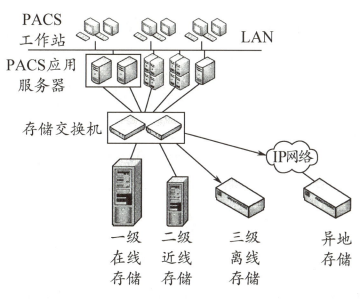

图 10-4　IP SAN 三级存储架构图

（1）在线存储：是把图像数据存放在由主机文件系统直接管理的磁盘存储设备中。其特点是利用了系统底层的 I/O 技术,可以实时访问数据,为 PACS 数据的一级存储。目前,在线存储的网络形式有因特网协议的存储局域网 IP SAN 和光纤通道存储局域网 FC SAN 两种,而 IP SAN 以其低廉的价格,无限长度扩展的优势,逐渐成为首选。

（2）近线存储：是指将图像数据存放在另外一套主机文件系统直接管理的磁盘存储设备中。这种方式通常借助一定的软件和网络来实现不同系统间的数据异地存放、数据回迁,其优点是数据同样存放在正常运行的系统上,能够保证数据的正常存取和回迁性能,为 PACS 数据的二级存储。

（3）离线存储:是指在系统运行的情况下,把数据存放在可随时脱离系统的存储设备中。主要优点是可以在系统运行时得到一份脱离系统的拷贝数据,便于存放在异地（云平台）,为 PACS 数据的三级存储。

根据 PACS 对数据存储的要求,近年来存储介质容量有很大的变化,促使在线、离线两级存储架构呈现独立化、集成化和网络化的发展趋势。

三、PACS 的工作流程

PACS 的构建要根据用户的实际情况和具体需求略有不同,但工作流程基本相同,主要包括:

（一）检查信息登记录入

登记工作站录入患者基本信息及检查申请信息,也可通过检索 HIS 系统（需要 HIS、RIS 与 PACS 三者融合）进行患者信息自动录入,并对患者进行分诊登记、复诊登记、申请单扫描、申请单打印以及分诊安排等项工作。

（二）工作列表（work list）服务

患者信息一经录入,其他工作站可直接从 PACS 系统主数据库中自动调用。具有工作列表服务的医学影像设备,直接由服务器提取相关患者基本信息列表,不具备工作列表功能的影像设备,通过医学影像设备操作装置录入患者信息资料或通过分诊台提取登记信息。

（三）图像获取

对于标准 DICOM3.0 设备,采集工作站可在检查完成后或检查过程中自动（或手动）将图像发送给 PACS 控制器;对于非 DICOM3.0 设备,需增加相应设备将其转化为符合 DICOM3.0 标准的数字图像发送给 PACS 控制器。

（四）图像调阅

患者在检查室完成影像检查后,医生通过阅片室的网络进行图像调阅、浏览及处理,并进行胶片打印输出后交付患者。需要调阅图像时,PACS 系统自动按照后台设定路径从主服务器磁盘阵列或与之连接的前置服务器中调用。

（五）报告编辑

完成检查的图像由专业人员对图像质量进行分析,完成质量评审控制后的图像,诊断医生可进行疾病诊断和报告编辑,并根据诊断医生权限,分别进行初诊报告、报告审核工作,审核完成并签字的报告上传至主服务器存储备份,备份的诊断报告不能修改,只能以只读方式调阅参考。

四、PACS 的管理

（一）PACS 管理的结构模式

1. 集中管理模式　由中央管理系统及中央图像存储系统服务于所有 PACS 设备，为其提供集中的、全面的系统运行和管理服务。该模式有利于对系统资源和服务的实施进行有效地管理，但该模式对配套的软、硬件设施要求较高。

2. 分布式管理模式　PACS 由多个相对独立的子系统组成，每个子系统都有独立的存储管理系统。分布式管理模式有利于减轻网络负荷，但对资源和服务的管理、利用效率不如集中管理模式高。

（二）PACS 的日常管理与维护

数字医学影像设备的普及，推动了医生工作模式的变革，要求医生逐渐习惯于在显示器上观看医学图像，利用计算机检索、调阅和图像处理，通过网络随时获取所需的图像及诊断报告等相关信息。如果 PACS 系统出现故障就会影响全院各临床科室的正常工作，因此，保证 PACS 的正常运行，日常管理与维护就显得非常重要。通常应注意以下几个方面：

1. 硬件维护　包括工作站维护、服务器维护和网络设备的维护。

2. 网络安全管理　包括安装防火墙、建立安全访问制度以及病毒防范等项内容。

3. 数据管理　医学影像资料的安全性特别重要，一旦遭到破坏、丢失或更改，会给医院及患者造成很大的损失，因此对图像数据的维护是管理维护工作的重点，要做到以下几点：

（1）图像数据库文件的备份：要做到定期自动备份、远程自动备份，每天观察数据库作业任务是否完成，防止日志文件过大。

（2）图像数据存储的管理：目前随着存储技术和存储容量的不断发展，大容量磁盘阵列，NAS 网络存储，大容量的硬盘多重备份，已成为三级存储的主要方式，光盘塔和磁带机由于成本及技术的复杂性已逐渐被淘汰，因此做好三级存储的数据管理也是保证图像数据安全的有效方法之一。

（3）搜索优化：当数据库表中的数据记录数达到一定数量时，要建立数据库表字段索引，并定期进行搜索优化，提高搜索速度。

4. 建立日常记录制度　定期检查设备的运行情况，检查系统、数据库、应用软件的日志，及时发现隐患，并做出相应处理。对设备、软件、数据库的重大操作，各种故障的恢复都应记录在案，并做好维修记录。

PACS 系统的日常维护是一项艰辛的经常性工作，需要在实际工作中不断总结经验，不断学习，应遵循经常性原则，做好检查与维护工作，才能保障系统处于最佳运行状态，发挥其在医院数字化管理中应有的作用。

五、远程放射学

远程放射学采用现代通信技术、电子技术和计算机技术,实现各种医学信息的远程采集、传输、处理、存储和查询,从而完成对远距离患者的检测、监护、诊断、信息传递和管理等,是 PACS 在空间上的延伸,即可包含在 PACS 之内,也可自成系统。

(一)远程放射学的服务模式

远程放射学有 3 种服务模式。

1. 远程诊断 放射检查在远端完成后,将图像和相关信息送到专家所在地进行诊断,该过程不要求立即执行,可在图像收到 4~24h 内完成。

2. 远程会诊 临床医生在得到会诊结果后才能对患者实施治疗,因此要求专家的意见在 30min 内返回,这也是和远程诊断的区别。

3. 远程咨询 患者在检查台上,医生要求立即得到专家的指导意见,以便做进一步检查,这就需要专家的实时指导和图像的实时传输。

(二)远程放射学的组成

远程放射学的基本构成包括医学影像设备、图像数据采集设备、传输通信网络、图像显示处理设备。

1. 医学影像设备 例如 CT、MRI、DR、DSA、超声、核医学、内镜等设备。

2. 图像数据采集设备 远程放射学早期常用数字扫描仪作为获取图像的主要来源,这是因为许多医疗单位尚未完全实现向数字化成像技术的转化,仍旧使用传统的 X 线成像设备,或将患者携带的照片影像转化成数字图像供传输和阅读。目前各级医疗单位普及数字化医学影像设备,图像数据采集设备基本不再使用。

3. 传输通信网络 传输通信网络是将数字化图像及相关资料从采集地传送至专家诊断中心的载体,根据不同需要,结合效益因素,可选用电缆、光纤等有线通讯或微波、卫星等无线通信形式。

4. 图像显示处理设备 采用高性能计算机、诊断级医用图像显示器等设备作为硬件基础,在图像传输、显示速度上应满足医学影像检查和诊断的需要,还要配备相应软件来实现影像扫视、增强、分区、细化、变焦、展开,甚至三维图像重建以及任意断面图像再现等功能。

随着信息产业的飞速发展,人们的生产、生活方式正在发生巨大的变革,医疗卫生保健的观念亦随之产生了根本性改变,远程放射学的发展应用已成为关注的热点。随着大量数字化医学影像设备的普及,PACS 在各级医院的实施,计算机和数字通讯技术的日臻成熟,远程放射学必将有着更加广阔的发展前景,在我国卫生事业的现代化建设中发挥更大的作用。

第三节　医学影像人工智能

随着大数据、互联网和信息科技的发展,人工智能具有一定代表性的科技发展方向,对当今社会生产方式产生了一定影响,特别是人工智能和医学影像的结合被看作是医学未来发展的重要方向,在医疗领域已经被接受并逐步推广使用。

一、人工智能的概念及分类

人工智能作为人类社会文明史上第四次工业革命的主体,力图通过技术提高资源生产率。人工智能这个概念已经出现了 60 多年,但在近十年才引起人们的重视。

(一)人工智能的概念

人工智能(AI)是指研究、开发用于模拟、延伸和拓展人类智能的理论、方法、技术及应用的一门新的信息技术科学,人工智能是计算机科学的一个分支,它尝试了解智能的实质,并生产出一种接近人类智慧的方式做出反应的智能机器。

人工智能较早的定义,是由约翰·麦卡锡在 1956 年的达特矛斯会议上提出的:人工智能就是要让机器的行为看起来像人类所表现出的智能行为一样。另外一个层面的定义是指人工智能是指机器所表现出来的智能性。

(二)人工智能种类

根据人工智能表现出的智能性,主要分为 3 种类型。

1. 弱人工智能　弱人工智能(artificial narrow intelligence,ANI)是指只能以简单的行为执行特定任务的人工智能系统。目前已经存在的人工智能中,包括目前已经创造的最复杂和最具能力的人工智能均属于弱人工智能。弱人工智能的特点是能力范围非常窄,系统记忆能力非常有限,不具备推理和解决问题的能力。

2. 强人工智能　强人工智能(artificial general intelligence,AGI)是一种比较高级的人工智能,具有自我学习、感知、理解的功能。强人工智能的特点是可以独立构建多种能力,形成链接和跨界能力,大幅度减少训练实践,具备多种与人相似的能力。

3. 超人工智能　超人工智能(artificial super intelligence,ASI)是人工智能研究追求的目标,被科学家认为是一种较为强大的智慧形式。超人工智能的特点是具备多种与人相似的多种能力,具有较强的记忆存储能力,快速的数据处理能力、一定的分析能力和决策能力,在某些领域能够完成较为复杂和精细的工作,在优化生产流程、提高工作效率等方面发挥了重要作用。

二、医学影像人工智能的临床应用

医学影像人工智能是具有一定深度学习能力的人工智能,具有高性能计算能力,以医学影像大数据(PACS)为基础,对X线计算机体层成像设备(CT)、磁共振成像设备(MRI)等常用的医学影像进行分析和处理,完成复杂的图像后处理及辅助医学影像诊断。

医学影像学作为数字化时代的代表学科,以高分辨力薄层扫描、多模态成像为特点的医学影像设备和技术发展迅速,图像数据以每年30%的速度增长,占医院数字化数据的90%以上,放射科从传统胶片到全面数字化PACS阅片的发展,促使临床工作方式发生了较大的转变,使得放射科医师每日图像数据浏览的工作量日趋增大。同时,随着生活水平的提高,人们的健康意识及需求也在不断提高,导致了临床放射工作量的增加,由于医疗资源的局限等多重因素使得放射科的工作量加大。医学影像人工智能的出现,能代替技术人员完成某些较为复杂的图像后处理,并为放射科医生提供一定的辅助诊断结果,在一定程度上降低了劳动强度,提高了工作效率,具有一定的发展前景。

(一)临床应用

医学影像人工智能具有一定的影像识别和计算能力,在临床上可以给医生提供很多方面的支撑。其临床应用主要体现在以下4个方面:

1. 承担分类检出工作 能够以稳定的高敏感性对较大数据样本量进行阳性病例筛查与分类检出。如医学影像人工智能应用软件在乳腺癌筛查中,对超声探头收集的乳腺图像进行基础判断,并与大数据比较,如果发现符合的病例则以结果的形式提供给超声诊断医生,这样就省去大量健康病例对医疗资源的占用和浪费。另外,在CT胸部检查肺结节的筛查中,智能应用软件能够自动查找图像中符合肺结节的结构,并自动标注肺结节的大小、CT值以及风险程度分级等,为临床诊断提供辅助诊断。医学影像人工智能在肺结节筛查中的运用见图10-5。

2. 完成复杂的图像后处理 将患者检查的图像数据提供给应用软件,人工智能则自动地根据一定的规则自动完成较为复杂的图像后处理,并根据重建的图像对相应的功能进行分析,分析结果以报告形式呈现,如头颈部血管CTA、冠状动脉CTA等复杂的血管重建,如在人工智能心脏后处理中的应用,见图10-6。

3. 人工智能辅助诊断 包括辅助疾病诊断、基因分析、预后判断、定量放射学诊断等。例如在对肿瘤的诊断中,对肿瘤边界进行分割重建,精准测量病变位置与体积,进行疾病综合诊断等,特别是在心脏成像数据的基础上,方便对患者心脏各种功能进行分析,如心脏FFR的分析,相应的分析结果显示在监视器上,非常直观,见图10-7。

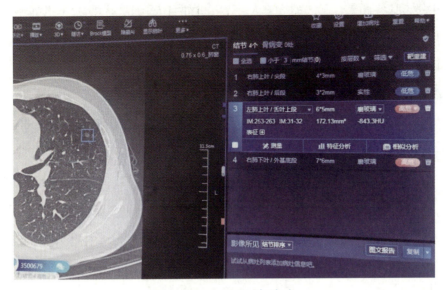

图 10-5　肺结节筛查

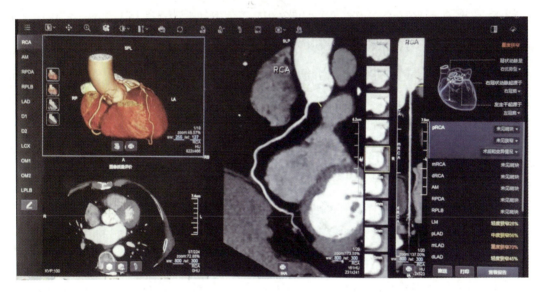

图 10-6　人工智能心脏后处理技术

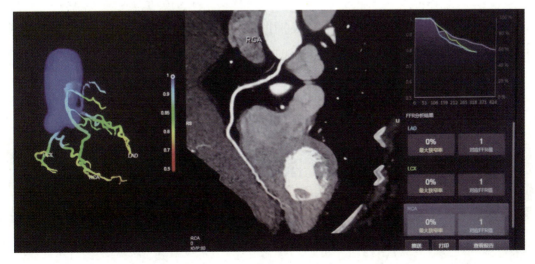

图 10-7　人工智能心脏 FFR 分析

4. 提升医院服务质量　医学影像人工智能的引入可以从根本上改变传统高度依赖劳动力的读片模式,在一定程度上缓解医学影像诊断的压力,提高诊断服务质量和提升医院的服务水平,同时亦可满足医院的科研需求。

（二）存在的问题

医学影像人工智能作为一种弱人工智能的应用,整体的发展处于初始阶段,在使用过程中也存在一定的问题,主要体现在以下两个方面:

1. 病灶的识别准确率有待提高　医学影像人工智能识别病灶的过程基本通过深度学习来进行,即根据给予的各种不同设备的图像诊断数据,通过深度学习来不断提高软件识别病灶的能力,这就要求数据量要足够大。另外,不同的患者由于病情的差异,同一病症体现出来的图像特征有可能发生变化,一旦数据量不够全面时,遇到特殊的病例,则有可能出现误诊。

2. 医疗数据缺乏统一的标准　医学影像人工智能使用的数据标准没有通用的规则,缺乏人工智能强调的"4V"属性,即规模性、多样性、高速性、价值性。因此,虽然国内的数据量足够大,但很多时候利用率和价值并不是很高,使得医学影像人工智能的实际应用受到了一定的限制。

三、发 展 前 景

医学影像设备及成像技术的不断发展,网络技术及医院信息管理系统的日趋完善,促进了医学影像人工智能的发展。目前医学影像人工智能呈现两种发展趋势。一种是人工智能的阅片方式更加符合医生诊断习惯和临床的实际需求,不断增加识别疾病的种类及器官的部位,向范围更广的方向发展。另一种发展趋势是产品功能的纵向延伸,人工智能除了病灶的诊断以外,可进一步对放疗计划的制订、放疗效果的评估、模拟手术的流程以及相应计划的制订等来辅助医生完成相应的工作。目前,医学影像人工智能在放射科医生群体中得到了一定程度的认可,同时也为医疗资源不均衡的现状提供了一种解决方案,通过建设 PACS 云平台,使得基层医院也能够开展相应的检查和诊断。

第四节　医学影像云平台

医学影像云平台,依靠全新的互联网＋技术,基于 DICOM3.0 标准,利用先进的网络、大数据、云计算等技术,基于 HTML5 跨平台技术、XDS 数据交换共享等国际标准,为医疗机构提供信息化、网络化和移动化的医学影像整体解决方案,真正实现了区域化的互联互通。

医学影像云平台适合分级诊疗建立的医联体,以区域阅片中心为主体,建立区域性医学影像云平台。一方面遇到疑难病例时可向上级医院请求协助,另一方面可以为无报告资质的基层医院提供远程诊断与质控,降低基层误诊率,减少医疗事故,及时分流基层无力诊断的患者到区域阅片中心进行进一步检查与治疗,实现对基层医疗机构的技术支持,提升区域的整体医疗水平。

一、医学影像云平台的优势及整体架构

（一）医学影像云平台的优势

1. 改善基层医院的医疗条件。

2. 促进区域内影像及报告数据的互联互认与共享。

3. 提升医疗诊断水平。

4. 统一存储,加强数据安全性。

（二）医学影像云平台的整体架构

通过互联网,借助 DICOM3.0 网关、前置主机将基层医学影像设备、医院的 PACS 系统图像数据连接为一个整体,对检查数据与图像进行统一存储,统一规范。

医学影像云平台架构的特点是对所有的图像数据作为 DICOM 文件进行存储,并且将 DICOM 图像经过处理后通过 CDN 通道传输给医院,医生在服务器功能的支持下执行窗宽、窗位调节、翻图等阅片操作,可在浏览器上执行 MPR、MIP、VR 等三维操作。图 10-8 为典型的医学影像云平台的整体架构,它包括图像的采集、图像存储、服务管理及对外提供服务的相关接口。

1. 图像采集　主要包括各级医疗单位数字化医学影像设备,将产生的图像数据通过 DICOM3.0 网关传送到图像存储集群,并进行存储归档处理。

2. 图像存储　用于存储和管理原始的 DICOM 图像,通过海量存储,保证所有符合 DICOM3.0 标准的图像数据分类归档,确保 DICOM 图像数据安全存储。

3. 服务管理　主要用于医疗单位上传的 DICOM 图像的处理,从 DICOM 图像中抽取检查、序列、图像等相关信息,并将缓存信息保存到对应的数据库中,实现以较低的成本提供足够的计算能力。

4. 相关接口　主要用于对外的服务接口,满足不同服务单位的接入以及根据不同级别的服务对象输出相应的图像数据。

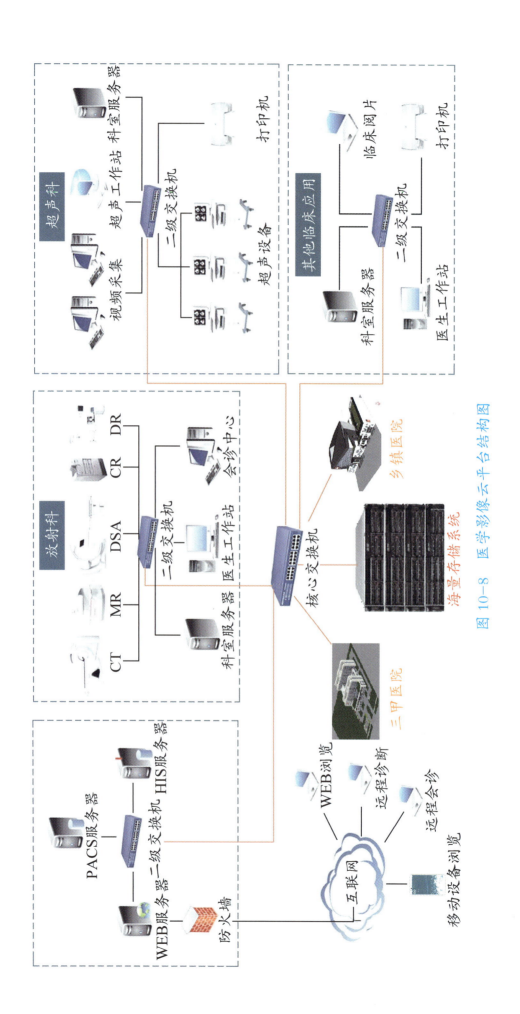

图 10-8 医学影像云平台结构图

二、医学影像云平台实现的功能

医学影像云平台,对接区域内各级医院的检查设备或 PACS 系统,进行医学影像与报告的统一存储,并为基层医院提供诊断报告的书写和审核服务,共享技术,整合资源,构建卫生信息服务平台。

(一)医学影像远程诊断系统

1. 建设统一云存储平台　对接区域内各医院检查设备或者 PACS 系统,从而实现数据上传及一键申请专家远程诊断。

2. 建设区域级医疗专网　通过专网将基层医院、乡镇卫生院与区域阅片中心连接起来。在基层医疗机构部署 DICOM3.0 网关,对接基层医疗机构相关影像设备,实现工作列表(worklist)、图像接收(storage SCP)、图像智能上传功能,实现基层医院登记、拍片,区域阅片中心书写报告,基层获取报告、打印的业务全流程。

3. 开展系统使用培训　同时配合阅片中心组织基层技师的培养、拍片标准的制订以及图像质量的保证和控制。

(二)图像大数据应用

1. 实现区域内图像数据的互认与共享　为临床科室提供原始图像与报告的调阅通道,为临床诊断提供比传统胶片质量更好、调阅更方便的检查数据获取方式。

2. 实现远程协作和远程质控　为专家提供安全、便携的移动阅片功能,实现远程协作、远程质控,为急诊疑难病例图像提供远程报告支持以及远程质控工具。

3. 方便教学　建设典型病例资源库、教学病例资源库,连入医疗专网的任何注册医师,都可以方便地调取典型的教学影像病例,增加了基层技师、诊断医师自我提升、切实可行的学习途径。

三、医学影像云平台的各方职责

(一)医学影像诊断中心职责

1. 配合实施　准备接入医学影像平台的前置机与网络等条件。

2. 协调管理　出台医学影像云平台值班制度与绩效机制,安排工作环境与报告医生值班。

3. 对接 PACS 厂商　协调 PACS 厂商配合医学影像中心实施与集成(可自行选择是否接入平台),安排施工对接人员,专门对影像中心系统的实施与需求沟通,研究制订影像分级诊断的实施方案与相关规则。

(二)各级医疗单位职责

1. 准备 DICOM 前置机、医学影像设备与网络等硬件条件。

2. 协助平台实施方进行接入调试。

（三）医学影像云平台建设方职责

1. 提供基础网络建设与医学影像中心的云平台服务器及存储服务器。

2. 提供医学影像服务平台、云胶片、分级诊断、远程质控等系统的软件及相关部署及实施服务。

3. 对系统进行维护、升级，保证业务的正常运行。

4. 对系统的使用进行相关人员培训。

 拓展阅读

远程放射学的发展简史

最初的远程医疗追溯到 1905 年,有人利用电话线进行心电图传输实验。直到 20 世纪 50 年代才出现具有一定实用价值的远程医疗系统。1959 年在美国,相距约 180km 的两所医院之间会建立闭路电视网来提供卫生服务,同年,在加拿大蒙特利尔进行了开创性的首次远程放射学试验,利用同轴电缆在相距 8km 的两家医院间传输 X 线荧光检查影像。人们意识到远程放射学在临床应用上的巨大潜力,随后一系列试验项目随之展开,这一时期,基本上运用标准电话线、专用同轴电缆、无线电和卫星通信频道,将医学影像传输至接收端的电视显示器上,这些早期的尝试促进了远程放射学的发展。时至今日,随着数字化成像设备的普及、网络技术的发展,远程放射学已经普及到基层医疗单位,使更多的基层患者享受到了上级医院的诊疗服务。

> **本章小结**
> PACS 的优点;DICOM3.0 标准、HL7 规范内容;PACS 的基本结构、流程的管理以及使用维护;远程放射学的服务模式;医学影像人工智能的定义和分类;医学影像云平台的优势、临床应用、整体架构。

 思考与练习

一、名词解释

1. 图像存储与通信系统

2. 远程放射学

3. 医学影像人工智能

二、简答题

1. 简述 PACS 系统的优点。

2. 简述 PACS 的基本结构。

3. 简述 DICOM3.0 标准在 PACS 中的作用。

4. 简述 PACS 系统的分类。

5. 简述医学影像人工智能的临床应用。

6. 简述人工智能的种类。

（张梅梅　徐晓雨）

附　录

实 训 指 导

实训一　认识医学影像设备

【实训目的】

1. 认识各种医学影像设备。

2. 认识医学影像设备的主要组成。

【实训准备】

小、中、大型 X 线机,CT、MRI 及超声成像设备。

【实训学时】

2 学时。

【实训方法】

根据学校实训室情况,机器设备条件(或安排到教学医院影像科见习),由教师(或影像科医生、技师)分组讲解下述内容,并演示设备的操作规程。

1. 实训室或影像科的基本情况介绍。

2. 根据实际情况,简单讲解 X 线机的组成,并对 X 线机进行简单的操作示教。

(1) X 线发生装置的认识:包括控制台、高压发生器、高压电缆、X 线管装置等。

(2) X 线机辅助装置的认识:包括摄影床、滤线器、诊视床、影像增强器以及 X 线电视系统、点片装置、天轨和地轨(立柱式支持装置或悬吊式支持装置)、胸片架等。

3. 简单讲解 CT 的基本组成及成像过程,并对扫描架、扫描床进行简单的操作示教。

4. 简单讲解 MRI 的基本组成及成像过程,并让学生认识射频线圈,强调进入 MRI 机房的注意事项。

5. 简单讲解超声成像设备的基本组成及成像原理,让学生认识各种超声探头。

6. 结合临床实际,让学生提前感受将来的工作环境、工作内容以及承担的责任,为将来的工作做好思想准备。

【实训评价】

1. 说出各种医学影像设备的名称。

2. 根据实训内容写出实训报告。

实训二 X线管组件的结构示教

【实训目的】

1. 认识固定阳极X线管组件的主要结构。

2. 认识旋转阳极X线管组件的主要结构。

【实训准备】

固定阳极X线管组件1套,旋转阳极X线管组件1套。

【实训学时】

2学时。

【实训方法】

按X线管组件数目和学生人数进行分组,保证每位同学都能观察到两种不同类型的X线管头的内部结构。

1. 认识固定阳极X线管组件的外部结构,主要包括放射窗口、铝滤过片和凹形窗口。

2. 拆下管套端盖,观察端盖内壁的防护铅皮与胀缩器。

3. 通过放射窗口,观察固定阳极X线管的阳极靶面及阴极灯丝。

4. 如有条件可以拆下胀缩器,倒出变压器油,观察管套内部X线管,阴极、阳极接线,绝缘支架等。

5. 按照上述方法进行旋转阳极X线管组件主要结构示教。

6. 如有实训条件,可指导学生进行X线管组件结构的拆装,提高学生的兴趣和动手能力。

【实训评价】

1. 对照X线管头说出胀缩器、滤过片的作用及X线管靶面中心和放射窗口之间的关系。

2. 根据实训内容写出实训报告。

实训三 高压发生器的结构示教

【实训目的】

1. 认识高压发生器内部各部件的名称。

2. 认识高压发生器内部各部件之间的电路连接关系。

【实训准备】

无交换闸的高压发生器,带交换闸的高压发生器(台数以实训室为准),辘轳架及铰链,常用工具2套等。

【实训学时】

2学时。

【实训方法】

按高压发生器台数和学生人数进行分组,保证每位同学能观察到两种不同类型的高压发生器的内部结构。其步骤是:

1. 认识高压发生器顶盖接线板上各种字母(主要有高压初级 P_1、P_2 或 V_1、V_2,灯丝变压器初级 F_0、F_1、F_2)的含义,放电针、放电管的位置,高压电缆插座及其标记等。

2. 卸下高压发生器顶盖四周的固定螺丝,用铰链将顶盖固定在辘轳架上,利用辘轳架缓缓升起内部的高压部件,以完全露出看到为准,注意变压器油不要溢出。

3. 识别其内的各高压元件名称及布局位置。主要观察:①高压变压器;②灯丝变压器;③高压整流元件;④高压交换闸;⑤高压插座;⑥变压器油。

4. 对照电路图,找出各高压元件的连线走向。

【实训评价】

1. 指出高压发生器内部各部件的名称及作用。

2. 根据实训内容写出实训报告。

实训四　高压电缆插头插座的连接操作

【实训目的】

1. 认识高压插头、插座的结构。

2. 学会高压插头、插座正确的连接方式。

【实训准备】

高压插座、插头 2 套,绝缘硅脂 1 支或自制脱水凡士林 1 瓶,无水乙醇 1 瓶及脱脂纱布等。

【实训学时】

2 学时。

【实训方法】

首先根据插头、插座的套数,合理分组。

1. 带教老师讲解插头、插座的结构及特性标记。

(1)观察插头、插座的形状,插头、插脚及插座接线柱的排列形状。

(2)特性标记:插楔和楔槽形状。

2. 示范插头、插座的清洁方法。

3. 示范绝缘硅脂或脱水凡士林的使用方法。

4. 示范插头、插座的正确连接。

5. 在带教老师的指导下,分组完成插头、插座的正确连接。

【实训评价】

1. 学生独立完成插头、插座的正确连接。

2. 根据实训内容写出实训报告。

实训五　控制台面板及低压部件的识别

【实训目的】

1. 认识控制台面板各控制开关、旋钮的名称及功能。

2. 认识控制台内部各部件的排列及主要部件的名称及作用。

【实训准备】

X 线机控制台数台、工具 1 套、电源插座以及数字万用表。

【实训学时】

2 学时。

【实训方法】

1. 认识控制台的面板结构

（1）开机按钮、关机按钮。

（2）选择器：毫安选择器、技术选择器。

（3）调节器：管电压调节器、管电流调节器及曝光时间调节器。

（4）仪表：电源电压表、kV 表、mA 表。

（5）曝光按钮或曝光手闸。

2. 拆下控制台四周挡板，认识其内部结构，如自耦变压器、谐振式磁饱和稳压器、高压接触器、管电流调节电阻、电源电压及管电压调节碳轮。

3. 调节电源电压调节旋钮及管电压调节旋钮，观察相应碳轮的位置变化。

4. 观察控制台内结构布局。

5. 利用万用表测量电路的相关测试点，特别是在改变旋钮位置时，测量毫安调节电阻阻值的变化。

【实训评价】

1. 指出控制台面板上各旋钮、开关名称及作用。

2. 根据实训内容写出实训报告。

实训六　工频 X 线机控制台的操作

【实训目的】

1. 学会工频 X 线机控制台透视、摄影功能的选择，曝光参数的组合及调节，仪表的正确读数。

2. 学会工频 X 线机曝光手闸、脚闸的正确使用。

3. 学会工频 X 线机日常维护和保养。

【实训准备】

工频 X 线机控制台，220V、100W 灯泡 1 只，万用表 1 台。

【实训学时】

2 学时。

1. 拆下高压初级接线端子,在控制台接线盘的高压初级接线端连接 220V、100W 灯泡,用延长线连接万用表的表笔,并将万用表置于方便观察的位置。

2. 由带教老师对工频 X 线机控制台透视、摄影技术选择,曝光参数的调节等操作进行示教。

3. 带教老师进行透视和摄影曝光,让学生观察灯泡的工作状态和万用表的读数。

4. 调节管电压调节器使管申压增大或减小,进行曝光,观察灯泡亮度及万用表指数。

5. 由带教老师演示控制台的保养内容和注意事项。

6. 在带教老师的指导下,学生以小组形式完成透视、摄影条件的选择、曝光操作及仪表的正确读数。

【实训评价】

1. 在带教老师指导下独立完成透视、摄影技术选择、各参数选择及曝光等相关操作。

2. 根据实训内容写出实训报告。

实训七　机械辅助装置的结构操作示教

【实训目的】

1. 认识机械辅助装置的结构及功能。

2. 学会机械辅助装置的操作。

【实训准备】

中型或大型 X 线机 1 台。

【实训学时】

2 学时。

【实训方法】

先由带教教师示教,然后学生分组练习。

1. 机械辅助装置的认识

(1)X 线管头支持装置的认识,主要讲述以下部件:立柱、横臂、滑架、平衡装置,并演示这些部件的功能。

(2)遮线器的认识:①结构;②功能;③照射野的调节。

(3)摄影床的认识:①结构;②功能;③操作示教。

(4)诊视床的认识:①结构;②功能;③操作示教。

(5)透视装置和点片摄影装置的认识:①结构;②功能;③操作示教。

2. 机械辅助装置基本功能的操作示教(根据机型进行相关操作示教)

(1)X 线管支持装置的操作。

(2)摄影床的操作。

(3)诊视床的操作。

3. 在带教老师的指导下,学生独立完成上述相关基本操作。

【实训评价】

1. 学生独立完成机械辅助装置相关功能的操作。

2. 根据实训内容写出实训报告。

实训八 X线管头支持装置的操作

【实训目的】

1. 学会X线管头支持装置各项功能的操作。

2. 学会X线管头支持装置的日常维护。

【实训准备】

具有立柱式支持装置或悬吊式支持装置的X线机。

【实训学时】

2学时。

【实训方法】

根据实训设备的情况对学生进行合理分组。

1. 带教老师讲解并演示X线管支持装置的功能：①X线管头升降；②立柱的移动；③球管倾斜角度。

2. 带教老师讲解X线管头支持装置操作的注意事项。

3. 带教老师示范X线管头支持装置的日常维护内容。

4. 在带教老师的指导下，学生以小组的形式完成上述操作。

5. 带教老师可以让接受能力快的学生带领学生进行各功能的操作。

【实训评价】

1. 在带教老师的指导下学生独立完成X线管头支持装置各项功能的操作。

2. 根据实训内容写出实训报告。

实训九 摄影床及立位摄影装置的操作

【实训目的】

1. 学会摄影床的操作。

2. 学会立位摄影装置的操作。

【实训准备】

1. 滤线器摄影床 包括固定床面式和活动床面式。

2. 立位摄影装置 立位摄影架或立位数字平板摄影装置。

【实训学时】

2学时。

【实训方法】

先由教师示教，然后学生分组进行操作练习。

1. 配合X线管支持装置的操作，进行摄影床各项功能的操作。

（1）床面的移动。

（2）床身的升、降。

（3）X线管和探测器中心重合的操作。

2. 配合X线管支持装置的操作，进行立位摄影装置的操作。

（1）立位摄影装置的升、降。

（2）X线中心线与立位摄影装置的调节。

（3）摄影距离的调节。

3. 进行照射野的调节及指示操作练习。

（1）照射野横向调节。

（2）照射野纵向调节。

（3）照射野的大小与摄影距离的关系。

【实训评价】

1. 在带教老师的指导下，学生独立完成摄影床及立位摄影装置各项功能的操作。

2. 根据实训内容写出实训报告。

实训十　遥控床的操作

【实训目的】

1. 学会遥控床的近台操作。

2. 学会遥控床的遥控操作。

【实训准备】

床下X线管式或床上X线管式遥控床。

【实训学时】

2学时。

【实训方法】

先由教师示教，强调操作注意事项，然后学生分组进行操作练习。

1. 遥控床的近台操作。

（1）床身转动示教与操作练习：开机后，按下或拨动床身转动开关，床身应向水平或直立方向转动，到位后自动停止。

（2）床面转动示教与操作练习：将床身置于水平状态，按下或拨动床面移动开关，床面自动向头端或足端运动，到位后自动停止。

（3）透视装置的升降及压迫器的操作。

2. 遥控操作。

（1）带教老师示教遥控手柄的功能。

（2）控制遥控手柄，完成遥控床各项功能的操作。

【实训评价】

1. 根据带教老师的指导，学生独立完成遥控床近台及遥控操作。

2. 根据实训内容写出实训报告。

实训十一　X线机电源电路的连接与测试

【实训目的】

1. 学会进行电源电路的连接。

2. 学会进行电源电路的基本测试。

【实训准备】

自耦变压器1个,CJ10-10交流接触器(220V)、"通""断"按钮各1个,熔断器(200V、5A)各2个,指示灯泡及灯座1套,交流电压表(300V量程)1个,万用表及常用工具、导线若干。

【实训学时】

2学时。

【实训方法】

1. 按实训图11-1逐个连接以下电路:

(1)接触器线圈J的工作电路。

(2)松开手开关按钮时,线圈J的自锁电路。

(3)接触器工作后自耦变压器的得电电路。

(4)指示灯泡。

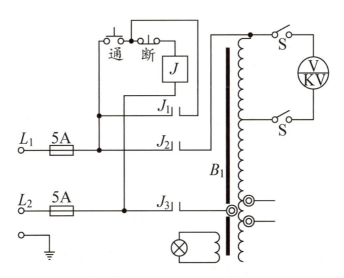

实训图 11-1　电源电路连接图

2. 电源电路通电实训

(1)没有自锁电路:即将自锁电路得电电路断路时,按下"通"按钮,接触器J工作;松开"通"按钮,接触器断电。

(2)有自锁电路:即接通自锁触点,按下"通"按钮时,接触器J工作;松开"通"按钮,接触器J仍工作。

(3)开关的工作过程:电源接通后,指示灯应燃亮,电压表应有指示。按下"断"按钮时,接触器J失电,自耦变压器得电电路被切断,指示灯、电压表均无指示。

1. 说出电源电路的连接要点及操作注意事项。

2. 根据实训内容写出实训报告。

实训十二　灯丝电路的连接与测试

【实训目的】

1. 学会进行灯丝电路的连接。

2. 学会进行灯丝电路的基本测试。

【实训准备】

谐振式磁饱和稳压器 1 个, 空间电荷抵偿变压器 1 个, 200mA X 线管大、小焦点灯丝加热变压器 1 个, XD_4-2·9/100 型 X 线管一个（或者两个 12V 的汽车用灯泡）, 交流接触器（220V）1 个, C-150 型 300Ω 型电阻 1 个, RXQ-50 1000Ω 型电阻 1 个, RXQ-100-T 3000Ω 电阻 1 个, 5A 熔断器及座各 2 个, 万用表 1 只, 常用电工工具 1 套, 导线（或鳄鱼夹导线）若干。

【实训学时】

2 学时。

【实训方法】

1. 熟悉 X 线管灯丝加热变压器初、次级电路图。

2. 按实训图 12-1 连接电路。

（1）X 线管小焦点灯丝初级电路。

（2）X 线管大焦点灯丝预热初级电路。

（3）X 线管人焦点灯丝增温初级电路。

（4）连接空间电荷变压器 B_{10} 及转换开关 XK_1（注意与灯丝加热变压器线圈反相串联）。

（5）连接 X 线管灯丝加热变压器次级电路。

（6）连接接触器 J 线圈的得电电路, 并连好手开关 S。

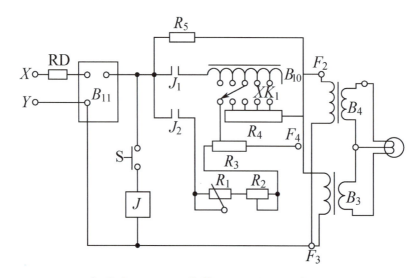

实训图 12-1　X 线管灯丝加热电路连接图

3. 通电实验

（1）接通电源，X线管小焦点应点亮，调节 R_1，灯丝亮度应有改变。

（2）小焦点灯丝加热的同时，大焦点灯丝应微亮。

（3）当接触器 J 动作时，小焦点熄灭，大焦点增温。接触器 J 线圈失电后，小焦点灯丝处于正常加热状态，大焦点灯丝处于预热状态。

4. 按实训表 12-1 所列项目测量有关数据，并记录于表内。

实训表 12-1　大小焦点电压数值表

电压		小焦点 /V	大焦点预热 /V	大焦点 /V
空载	初级			
	次级			
负载	初级			
	次级			

【实训评价】

1. 说出灯丝通电测试的注意事项。

2. 根据实训内容写出实训报告。

实训十三　小型 X 线机电路结构示教

【实训目的】

1. 能认识控制台内部部件。

2. 能正确的操作小型 X 线机。

【实训准备】

50mA X 线机 1 台，常用工具 1 套。

【实训学时】

2 学时。

【实训方法】

1. 将控制台台面各按钮（或开关）、旋钮、仪表，与整机电路图中电路符号一一对应。

2. 切断电源，打开控制台前后护板，在控制台内找出：电源调节器、千伏调节器、透视（摄影）高压接触器、中间继电器、透视和摄影毫安调节电阻、逆电压衰减装置等元部件。

3. 卸去组合机头与控制台之间的连接导线，学生轮流进行开机、电源检查与调节，透视、摄影管电流、管电压、曝光时间调节，透视、摄影曝光操作练习，操作完毕后关机。

4. 接上控制台、组合机头之间的导线，进行透视和摄影操作，观察控制台上各仪表的指示情况。

5. 切断电源，将护板上好。

【实训评价】

1. 说出小型 X 线机的电路结构。

2. 根据实训内容写出实训报告。

实训十四 高压初级电路的连接与千伏补偿实验

【实训目的】

1. 学会高压初级电路的连接。

2. 学会千伏补偿电路的测试。

【实训准备】

自耦变压器 1 个，交流接触器（200V）1 个，RXYC-25 型电阻 3KQ（R_1）1 个，RXYC-10T 型电阻 1kΩ 3 个、1.2kΩ 1 个（R_5），按钮（常开常闭各一对接点）2 只，毫安调节器式分挡开关 1 个，电压表（V/kV）1 个，220V 灯泡、灯口及熔断器各 1 个，万用表 1 只，常用电动工具 1 套，导线（或鳄鱼夹）若干。

【实训学时】

2 学时。

【实训方法】

1. 按实训图 14-1 连接下列电路：

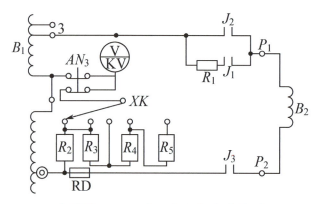

实训图 14-1 高压初级电路连接图

（1）高压变压器初级电路。

（2）电源电压表和千伏指示电路（注意快、慢触点先后连接）。

（3）千伏补偿电路。

2. 通电实训

（1）验证高压初级电路，可用一普通灯泡代替高压变压器初级 B_2，用绝缘棒压迫接触器，使其触点接通，可见灯泡先暗后增亮，即快、慢触点正常工作。

（2）按下按钮 AN_3，接通电源后，电压表（V/kV）指示电源电压，松开 AN_3 后则预示千伏值。

（3）调节开关 XK 时（以 R_2、R_3、R_4、R_5 的顺序调节），千伏指示应逐挡降低。

3. 测量下列数据

（1）分别测量快、慢触点接触时，灯泡两端的电压。

（2）当 XK 分别与 R_2、R_3、R_4、R_5 各点接触时，测量其电压表两端的电压，并与 P_1、P_2 两端的电压相对照。

（3）将自耦变压器滑动碳轮向 3 个方向移动，按上述方法再测量一次，并做对照。

【实训评价】

1. 说出高压初级电路连接应注意的事项。

2. 根据实训内容写出实训报告。

实训十五　中型 X 线机电路结构示教

【实训目的】

1. 能认识中型 X 线机电路结构及各电路之间的关系。

2. 能正确操作中型 X 线机。

【实训准备】

200mA X 线机 1 台,常用电工维修工具 1 套,万用表 1 只,220V 100W 灯泡 2 只。

【实训学时】

2 学时。

【实训方法】

1. 画出控制台面板图,对照整机电路图,标明面板上各按键、调节器、仪表、开关等元部件的符号,并说出各自的功能。

2. 切断电源,卸去控制台四周的护板,画出背、正和侧面各元部件安装位置图。在控制台内找出:①电源接触器、透视高压接触器、胃肠摄影预备继电器、胃肠摄影接触器、摄影预备继电器、千伏补偿调节电阻、透视和摄影管电流调节电阻、电容电流抵偿电阻,容量保护调节电阻等元器件。②谐振式磁饱和稳压器、空间电荷抵偿变压器、高压初级的输出端(P_1)V_1、(P_2)V_2、灯丝加热变压器初级电路的输出端(F_0、F_1、F_2)。

3. 画出诊视床点片架上的控制面板图,标明各开关、旋钮、仪表的名称并说出其功能。

4. 学会中型 X 线机各个功能的操作。

5. 关闭总电源,卸去高压初级(P_1)V_1、(P_2)V_2连接线。将两个 220V、100W 灯泡串联起来,接入高压初级(P_1)V_1、(P_2)V_2两端(作为假负载)。学生轮流进行透视、普通摄影、胃肠摄影、滤线器摄影的操作,并观察控制台内继电器、接触器和指示灯的工作情况。

6. 接上高压初级(P_1)V_1、(P_2)V_2连接线,在负荷的情况下进行透视、各种摄影。曝光时观察控制台内各仪表、指示灯的指示情况并做记录。

【实训评价】

1. 说出中型 X 线机电路结构的主要组成部分。

2. 说出中型 X 线机正确操作的要点。

实训十六　X 线电视系统的结构及操作示教

【实训目的】

1. 认识 X 线电视系统的构成及影像转换过程。

2. 学会 X 线电视系统的基本操作。

【实训准备】

X 线电视系统,X 线机。

【实训学时】

2 学时。

【实训方法】

由带教老师讲解 X 线电视系统构成、影像转换过程,对 X 线电视系统进行操作示教并强调操作注意事项。

1. 参观 X 线电视系统的实际现场,了解影像增强器及电视系统的信号流程。

2. 讲解影像增强器、摄像机、显示器、亮度自动控制装置等各部分的作用及相互连接。

3. 讲解 X 线机控制台面板各按键、旋钮、仪表、开关的作用,并操作示范。

4. 对 X 线电视系统的操作进行示教,主要包括开机、X 线电视系统的操作、关机。

5. 讲解操作中的注意事项。

【实训评价】

1. 说出 X 线电视系统操作的步骤及操作注意事项。

2. 根据实训内容写出实训报告。

实训十七　X 线电视系统的上机操作

【实训目的】

1. 学会 X 线电视系统的正确操作。

2. 学会 X 线电视系统的日常维护。

【实训准备】

X 线电视系统,遥控 X 线机。

【实训学时】

2 学时。

【实训方法】

1. 带教老师讲解 X 线电视系统的操作规程及注意事项。

2. 带教老师操作遥控 X 线机并讲解 X 线电视系统主要功能。

(1)近台操作:主要包括遥控床的各项功能操作。

(2)遥控操作:通过遥控控制台实现遥控床的各项功能操作。

3. 学生分组,在带教老师的指导下对 X 线电视系统进行操作。操作内容主要包括:①X 线电视系统的升、降操作;②对 X 线模拟人或者体模进行透视曝光;③观察显示器透视影像;④遥控 X 线机诊视床遥控功能操作。

4. 指导学生完成 X 线电视系统日常清洁工作。

【实训评价】

1. 说出 X 线电视系统的正确操作步骤及日常保养内容。

2. 根据实训内容写出实训报告。

实训十八　高频X线机的结构及操作示教

【实训目的】

1. 认识高频X线机的构成。

2. 认识高频X线机的各项功能。

3. 学会高频X线机的基本操作。

【实训准备】

高频X线机1台（若无单纯高频X线机，可用数字摄影装置DR代替）。

【实训学时】

2学时。

【实训方法】

由带教老师讲解高频X线机的组成，演示高频X线机的功能操作，并强调操作注意事项。

1. 讲解并演示高频X线机的正确开机程序。

（1）观察供电是否符合要求。

（2）合墙闸。

（3）按下高频X线机控制台开机按钮。

（4）高频X线机开机，系统自检并进入检查界面。

2. 演示控制台各图标功能、参数选择及器官程序的正确选择。

3. 以普通摄影为主、X线模拟人为检查对象，演示功能操作。

4. 讲解并演示高频X线机操作注意事项及日常维护。

5. 讲解并演示高频X线的正常关机程序。

【实训评价】

1. 说出高频X线机正确的开机、关机步骤及操作注意事项。

2. 根据实训内容写出实训报告。

实训十九　高频X线机的上机操作

【实训目的】

1. 学会高频X线机各项功能及器官程序的选择。

2. 学会高频X线机各项功能的操作。

【实训准备】

高频X线机1台（若无单纯高频X线机，可用数字摄影装置DR代替）。

【实训学时】

2学时。

【实训方法】

根据高频X线机的结构及机房大小分组实训。

1. 在带教老师的指导下,完成高频 X 线机的开机工作,并观察开机过程的信息提示。

2. 控制台各项功能、器官程序及曝光参数的选择实训。

3. 以普通摄影为主,X 线模拟人为检查对象,执行曝光操作并观察影像,指导学生对图像进行简单的评价。

4. 操作结束,按照正常程序关机。

5. 指导学生对机器和机房进行清洁。

【实训评价】

1. 说出高频 X 线机正确的操作步骤及操作注意事项。

2. 根据实训内容写出实训报告。

实训二十　CR 的结构及操作示教

【实训目的】

1. 认识 CR 的整体结构及基本组成。

2. 学会 IP 的使用及日常保养。

【实训准备】

CR 成像设备 1 台。

【实训学时】

2 学时。

【实训方法】

1. 分组认识 CR 设备,了解 CR 设备的基本组成。主要讲述:影像板(IP)、影像阅读器、计算机图像处理系统、激光相机、图像存储系统。

2. 带教老师打开 IP,让学生观看实际 IP 并讲解基本构成、特性和使用方法,对 IP 的日常清洁进行示教。

3. 带教老师介绍 CR 设备的工作程序和基本操作方法,指导学生进行简单的操作,如患者资料的录入、IP 的扫描、图像处理等,并提出问题让学生回答。

【实训评价】

1. 说出影像板正确的使用方法及注意事项。

2. 根据实训内容写出实训报告。

实训二十一　CR 的上机操作

【实训目的】

1. 学会 CR 的基本操作。

2. 学会 CR 的图像处理及打印。

【实训准备】

CR 成像设备 1 台。

【实训学时】

2 学时。

【实训方法】

在带教老师的指导下,以 X 线模拟人为检查对象进行 CR 的上机操作。

1. CR 按照正常程序开机。

2. 选择合适尺寸的 IP。

3. 在控制台录入患者信息和 IP 信息。

4. 利用 X 线模拟人的手作为检查部位,进行曝光。

5. IP 信息的正确读取,并对影像进行评价。

6. 对影像进行对比度、亮度、翻转及标记等图像处理,并进行图像打印。

7. 实训完成,按照正常程序关机。

【实训评价】

1. 在带教老师的指导下,独立完成 CR 的基本操作及图像处理。

2. 根据实训内容写出实训报告。

实训二十二　DR 的结构及操作示教

【实训目的】

1. 认识 DR 的基本组成及各部分的作用。

2. 学会 DR 基本的操作及日常维护。

【实训准备】

数字 X 线摄影系统(DR)1 台。

【实训学时】

2 学时。

【实训方法】

1. 认识 DR 设备的基本组成　高频 X 线机、平板探测器、计算机图像处理系统、控制台和显示器等。

(1)平板探测器:主要讲述平板探测器的种类、尺寸大小、对环境温度的要求及图像转换原理。

(2)计算机图像处理系统:主要讲述采集界面、图像处理界面、打印界面的各项功能。

2. DR 开机、关机程序示教

(1)观察机房温度、湿度是否符合要求(温度 18~26℃、湿度 30%~70%)。

(2)观察电源电压表是否指示正常值并保持稳定。

(3)接通总电源→高频 X 线机开机→采集计算机开机。

(4)系统自检并进入采集界面,即可进行操作。

(5)关机顺序:计算机→高频 X 线机→总电源。

DR 系统的开机、关机顺序,按示教机型进行。

3. 带教老师示教 DR 的工作程序和基本操作,指导学生进行基本的操作,如患者资料的录入、检查流程、图像处理等。

（1）信息录入：患者姓名、性别、年龄、X线号等。

（2）器官程序选择：调出 DR 相关器官程序，查看相关部位，示教选择方法并查看曝光参数。

（3）曝光方式示教：曝光手闸的使用。

4. DR 的日常维护及注意事项相关内容示教。

【实训评价】

1. 根据带教老师的要求说出 DR 的组成及操作注意事项。

2. 根据实训内容写出实训报告。

实训二十三　　DR 的上机操作

【实训目的】

1. 学会 DR 正确的开机、关机操作。

2. 学会 DR 的操作及图像处理方法。

【实训准备】

DR 1 台或 DR 仿真成像设备。

【实训学时】

2 学时。

【实训方法】

以 X 线模拟人为检查对象，在带教老师的指导下进行操作。

1. 按照正常程序开机。

2. 利用 X 线模拟人对相关部位进行正确的摆位及曝光。

3. 在显示器上对图像进行处理，并正确的打印。

4. 实训完毕，按照正常程序关机。

5. 整理实训室，按照要求维护和清洁 DR 表面。

以上操作按照医院患者检查流程来进行设计，可以设置医患沟通、人文关怀等环节，提前让学生接触患者检查的规范化操作。

【实训评价】

1. 说出 DR 的正确使用方法及注意事项。

2. 根据实训内容写出实训报告。

实训二十四　　参观心血管造影设备

【实训目的】

1. 通过参观了解 DSA 的组成和临床应用。

2. 通过参观熟悉 DSA 的基本原理。

【实训准备】

DSA 设备 1 台。

【实训学时】

2 学时。

【实训方法】

提前联系教学医院,合理安排时间及相关带教人员,分批见习。

1. 参观介入检查室,了解 DSA 设备的基本原理、临床应用,调出患者相关资料来说明 DSA 的重要性。

2. DSA 设备的基本组成、功能演示及观看 DSA 影像。

(1) DSA 的机型:包括 DSA 的基本组成及附属装置,如高压注射器、心电监护等。

(2) DSA 功能的演示:包括检查床、C 形臂等。

(3) DSA 影像:从工作站调出患者相关检查图像进行回放,观察血管影像。

3. 参观 DSA 设备的防护措施,与其他影像设备比较并找出异同。

【实训评价】

1. 说出 DSA 的工作情况及注意事项。

2. 根据实训内容写出实训报告。

【注意事项】

1. 聘请具有一定教学经验的医生或技师带教。

2. 学生不能随意操作设备。

实训二十五　参观 CT 机房

【实训目的】

1. 认识 CT 的基本组成以及机器布局。

2. 认识 CT 防护的重要性。

【实训准备】

联系教学医院 CT 室,合理安排时间,以免影响 CT 室的正常工作秩序。

【实训学时】

2 学时。

【实训方法】

根据实际条件,一般将学生分成几个小组,一个小组 10 人左右为宜,请 CT 室的医生、技师,分组对下列内容进行介绍。

1. CT 的机型及 CT 的基本组成

(1) 多层螺旋 CT:以几个品牌等多层螺旋 CT 机型为主。

(2) 基本组成:扫描系统、计算机图像处理系统、图像处理工作站。

2. CT 设备对机房的要求,包括环境温度、湿度、电源的要求。

(1) 电源:三相 380V。

(2) 温度、湿度:温度 18~22℃,湿度 45%~60%。

3. CT 机房位置以及主要部件合理布局的重要性

（1）机房位置必须有利于患者检查。

（2）针对 CT 机型，机房面积应以方便检查为主，并有利于防护。

（3）检查床位置应以方便工作人员观察患者、检查为宜。

4. CT 防护措施

（1）CT 本身固有防护。

（2）机房门、窗及墙壁过线孔的防护。

（3）对患者及陪护人的防护，可以利用铅衣、铅帽等防护用品进行防护。

5. CT 室工作人员的工作职责和行为规范

【实训评价】

1. 说出 CT 的基本组成和机房布局。

2. 根据实训内容写出实训报告。

实训二十六　CT 的结构示教及日常维护

【实训目的】

1. 认识 CT 各基本组成及相互之间的联系。

2. 学会 CT 的正常的开、关机，球管的预热及校准。

3. 学会 CT 日常维护及消毒。

【实训准备】

CT 扫描机 1 台、中性清洁剂及医用消毒湿巾。

【实训学时】

2 学时。

【实训方法】

1. CT 扫描结构示教

（1）先从整体介绍 CT 各个基本组成部分：扫描机架、扫描床、计算机系统、图像处理工作站。

（2）CT 扫描系统：CT 球管、散热系统、探测器、高压发生器、高压电缆，滑环等主要部件。

2. CT 扫描机的开、关机程序

（1）观察机房温度、湿度是否在正常范围：温度 18~22℃，湿度 45%~60%。

（2）开启外部总电源→开启扫描机架电源→开启 UPS 电源→开启计算机电源。

（3）CT 进入系统并且进行自检，完全开启后，进行球管的预热和空气校准。

（4）关机：点击 CT 软件关机按钮（CT 进入关机程序，完全关机后）→关闭 UPS 电源→关闭机架电源→关闭总电源。

3. CT 扫描机的日常保养及清洁

（1）扫描机架清洁：使用中性清洁剂。

（2）键盘及显示器清洁：使用中性清洁剂。

（3）扫描架按键、键盘及鼠标消毒：使用医用消毒湿巾。

【实训评价】

1. 说出 CT 扫描机开关机程序及日常维护要点。

2. 根据实训内容写出实训报告。

实训二十七　CT 扫描的上机操作

【实训目的】

1. 学会 CT 正确的摆位及扫描部位的定位。

2. 学会患者的正确防护。

3. 学会 CT 基本部位的扫描。

【实训准备】

CT 扫描机 1 台或 CT 仿真成像设备。

【实训学时】

2 学时。

【实训方法】

根据设备的特点及仿真设备的数量对学生进行合理的分组,带教老师对基本的操作进行示教并指导学生上机操作。

1. 正确的摆位(X 线模拟人作为检查对象)

(1)扫描机架操作按键的功能讲解及示教:床身升降、床面进出、机架角度倾斜等按键功能示教。

(2)激光定位灯的作用及各条线的作用示教:开启定位灯,观察定位线,讲述定位线的作用。

(3)检查床的功能及操作示教:操作机架操作键盘,进行床身升降、床面进出操作,结合激光定位灯对扫描部位进行定位。

2. 扫描(以 X 线模拟人为扫描对象)

(1)患者信息的录入。

(2)器官程序的选择。

(3)扫描定位像。

(4)扫描计划的制订。

(5)扫描:根据机器特点进行曝光,学生观察扫描时机架及扫描床的运动。

(6)浏览图像,结束扫描。

3. 指导学生完成上述操作。

【实训评价】

1. 学生总结操作要点及注意事项。

2. 根据实训内容写出实训报告。

实训二十八　CT 图像处理的上机操作

【实训目的】

1. 学会浏览被检者的 CT 图像。

2. 学会图像窗宽、窗位的处理及图像打印。

3. 能简单操作 CT 图像后处理软件。

【实训准备】

CT 后处理工作站或具有 CT 图像后处理功能的仿真成像设备。

【实训学时】

2 学时。

【实训方法】

1. CT 后处理工作站正常开机，并进入后处理软件界面。

2. 进入被检者图像列表，选择浏览图像序列并打开。

3. 根据实际情况调节图像的窗宽、窗位，并注重双窗技术的示教。

4. 进入打印功能选择合适的格式，并将选择图像调入打印栏，模拟打印。

5. 选择薄层序列，进入三维图像后处理软件，进行二维、三维图像后处理。

6. 在老师的指导下，学生完成上述操作。

【实训评价】

1. 独立完成被检者图像的调阅、基本处理及打印。

2. 根据实训要求写出实训报告。

实训二十九　参观医院磁共振成像设备

【实训目的】

1. 认识 MRI 设备的基本结构及磁屏蔽措施。

2. 学会 MR 检查应注意的事项。

【实训准备】

提前联系教学医院磁共振室，合理安排时间。

【实训学时】

2 学时。

【实训方法】

1. 聘请 MR 检查室技师作为带教老师，带领学生分组（每个小组 6~8 人）参观 MRI 设备，包括机房、操作室、配电室和登记室等，并对下列内容进行介绍：

（1）MR 机房的环境要求，包括机房坐落位置、布局、面积、环境温度和湿度等。

（2）机房磁屏蔽的要求与具体措施。

（3）MR 的安装时间、机型特点、基本组成等。

（4）MR 设备的低温保障措施。

（5）MR 检查的基本工作程序和注意事项。

（6）MR 图像处理的基本功能。

（7）MR 工作人员的工作职责和行为规范。

2. 观察 MR 检查过程

（1）摆位置。

（2）扫描。

（3）图像处理及胶片打印。

【实训评价】

1. 说出 MRI 的基本组成及基本工作程序。

2. 根据实训内容写出实训报告。

实训三十　磁共振成像设备操作示教

【实训目的】

1. 学会 MRI 设备正常的开机、关机流程。

2. 学会 MRI 设备各种线圈的使用。

3. 学会 MRI 常规位置序列的选择及扫描。

【实训准备】

磁共振成像设备模拟机或磁共振仿真成像设备。

【实训学时】

2 学时。

【实训方法】

根据实训室磁共振成像设备的类型，合理安排相应实训内容。

1. 磁共振成像设备的开机、关机流程

（1）观察磁共振室机房环境温度、湿度。

（2）观察电源是否稳定。

（3）观察超导型磁共振成像设备冷链系统工作是否正常。

（4）开启磁共振成像设备主机，系统进入自检，进入系统后观察状态栏的提示以及磁盘空间是否充足。

（5）关机，根据程序设计正常关机。

2. 射频线圈的认识及使用

（1）进入磁共振机房，观察射频线圈的外形、用途。

（2）让学生作为检查志愿者，对头部线圈的使用做详细示教。

（3）线圈使用的注意事项。

3. 序列的选择及扫描

（1）头部序列的选择。

（2）MR 图像的处理及打印。

【实训评价】

1. 说出磁共振成像设备相关操作的要点及注意事项。

2. 根据实训内容写出实训报告。

实训三十一　磁共振成像设备（仿真设备）的上机操作

【实训目的】

1. 能独立完成头颅、颈椎、腰椎等各部位射频线圈的选择及正确的摆位。

2. 能独立完成头颅检查序列的选择及扫描。

3. 学会 MRI 设备的日常维护。

【实训准备】

磁共振成像模拟机或磁共振仿真成像设备。

【实训学时】

2 学时。

【实训方法】

根据设备类型合理分组，完成以下实训内容：

1. 线圈的选择及正确的摆位

（1）头颅、颈椎、腰椎相对应线圈的选择。

（2）开启定位灯，根据扫描部位正确定位，并将志愿者送入磁体。

2. 头颅磁共振检查

（1）登记患者信息。

（2）进入检查，选择检查部位，选择头颅扫描常规序列。

（3）扫描。

（4）浏览图像并对图像进行评价。

（5）图像处理及打印。

3. 磁共振成像设备的日常维护

（1）磁共振成像设备表面清洁及消毒。

（2）磁共振机房的清洁。

【实训评价】

1. 说出射频线圈使用的原则及注意事项。

2. 说出头颅磁共振检查的流程及操作注意事项。

3. 根据实训内容写出实训报告。

实训三十二 B超的结构示教及日常保养

【实训目的】

1. 认识 B 超的基本结构。

2. 学会 B 超的正确使用、日常保养和清洁。

【实训准备】

1. 物品 中性清洁剂、中性消毒湿巾。

2. 器械 B 超两台。

3. 环境 超声实训室。

【实训学时】

2 学时。

【实训方法】

1. 由授课教师和实训老师分别讲解 B 超的结构。

（1）超声探头：种类、作用及使用注意事项。

（2）操作键盘：功能键的作用。

（3）显示器。

2. 由授课教师和实训老师分别讲解 B 超探头、显示器及键盘的正常清洁步骤。

（1）探头的清洁步骤及注意事项。

（2）显示器及操作键盘的清洁及注意事项。

3. 在教师的指导下由学生分别进行操作练习。

（1）探头的使用。

（2）操作键盘的使用。

【实训评价】

1. 说出 B 超探头的作用及探头正确的清洁消毒步骤。

2. 根据实训内容写出实训报告。

实训三十三 B超的上机操作

【实训目的】

1. 学会 B 超的正确开机、关机操作。

2. 学会超声探头的使用及图像各参数的调节。

【实训准备】

B 超两台或超声仿真成像设备。

【实训学时】

2 学时。

1. 开机、关机程序

（1）观察机房温度、湿度是否在要求范围内（温度 18~26℃，温度 30%~70%）。

（2）观察外电源、稳压电源电压表指示是否稳定正常。

（3）按下 B 超开机键，屏幕显示进入自检，并进入系统。

2. B 超探头的正确使用方法，图像各参数代表的意义及调整方法。

（1）耦合剂的使用：由带教老师指导学生使用。

（2）探头的使用：带教老师指导学生使用，并进行正确的扫查。

（3）图像参数代表的意义及调整方法。

3. 在教师的指导下由学生分别进行操作练习。

【实训评价】

1. 说出 B 超探头的正确使用方法及注意事项。

2. 根据实训内容写出实训报告。

实训三十四　PACS 的结构、工作流程示教及操作

【实训目的】

1. 认识 PACS 的结构。

2. 学会 PACS 基本功能的操作。

【实训准备】

医院影像科 PACS 技师工作站。

【实训学时】

2 学时。

【实训方法】

1. 由教师组织学生到医院影像科。

2. 聘请有经验的技师讲解 PACS 的工作流程、演示图像的采集、存储、影像的调阅及发送等相关基本操作。

3. 带教技师讲解 PACS 操作的注意事项。

4. 在医院技师的指导下学生上机操作。

【实训评价】

1. 说出 PACS 操作中应注意的事项。

2. 根据实训内容写出实训报告。

名称		图形符号		名称		图形符号	
		国家标准	尚用符号			国家标准	尚用符号
导线	接线柱			熔断器			
	交叉连接			信号灯			
	分叉连接			交流电机	单机 三机		
	跨线			直流电机	他励式		
	线束				并励式		
开关和转换开关触点	动合（常开）			直流电流表			
	动断（常闭）			交流电流表			
	切换			两种刻度的电压表			
	单极多位			变压器 X 线管	单绕组		
	多极（两极以上）				双绕组		
按钮开关	动合（常开）				固定阳极		单焦点 双焦点
	动断（常闭）				旋转阳极		
	动断 动合			三极电子管			
与机械联动	动合开关			两极电子管			
	动断开关			辉光管			
	动断 动合 开关			稳压管			
接触器继电器线圈				半导体元件 全波整流			
接触器触点	动合（常开）			隧道二极管			
	动断（常闭）			雪崩二极管			
	切换			变容二极管			
继电器触点	动合（常开）			稳压管			
	动断（常闭）			PNP型三极管			
	切换			NPN型三极管			
	铁氧体心			单结晶体管			
变阻器	一般符号			阴极控制晶闸管			SCR
	可断开电路			阳极控制晶闸管			SCR PUT
	不断开电路			插头座			
铁心	一般符号			同轴插头座			
	带空气隙			光电倍增管			
	磁饱和			闸流管			
安全接地	接机壳						
	接地						

附二　工频 X 线机常用图像符号

名称	图像标记	名称	图像标记	名称	图像标记
通		脚开关		荧光摄影	
断		大焦点		静止滤线栅	
连续可调		小焦点		活动滤线栅	
分档可调		微焦点		遮光器开启	
旋转连续可调		照明灯		遮光器闭合	
旋转分挡可调		透视		遮光器按粗线开启	
X线管组件		普通摄影		遮光器按粗线闭合	
压迫器		体层摄影		胶片交换器或暗匣　单向	
点片装置		体层摄影试验移动		胶片交换器或暗匣　双向	
胶片规格方向和选择　单次曝光		体层摄影层次选择		C形臂	
胶片规格方向和选择　一片两照		荧光摄影架		U形臂	
单次摄影		荧光摄影机		普通电视监视器	
连续摄影		双向同时摄影		彩色电视监视器	
电影摄影		双向交替摄影		电视摄影机	
胶片按指示方向移动		水平床摄影		彩色电视摄影机	
记波摄影		垂直摄影架		影像增强器	
床按指示方向转动		垂直透视架		曝光量自动控制	
床面按指示方向移动		上X线管、活动床		制动（抱闸）	
床面按指示方向移动		下X线管、活动床		松开（胶闸）	
水平体层摄影		立式X线管架		磁带记录器	
体层装置移动到起始位置		吊式X线管架		磁带图像记录器	

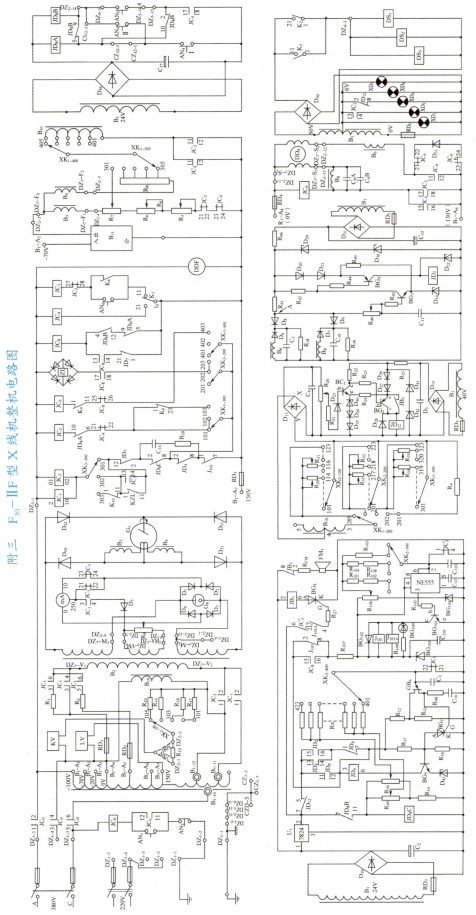

附三 F₃₀－ⅡF 型 X 线机整机电路图

注：考虑字体大小，不斜体以提高辨识度。

教学大纲（参考）

一、课程性质

医学影像设备是中等卫生职业教育医学影像技术专业一门重要的专业核心课程。本课程主要包括医用 X 线设备、医用 X 线电视系统、高频 X 线机、数字 X 线成像设备、X 线计算机体层成像设备、磁共振成像设备、超声成像设备以及医学图像存储与通信系统的工作原理、基本结构、日常保养以及在医学领域内应用的课程。本课程的主要任务：使学生获得必要的医学影像设备理论知识；具备各种医学影像设备的基本操作技能；具有独立完成医学影像设备日常维护和保养的能力。

本课程的前期课程有专业基础课医用电子技术，同期及后续专业核心课程有医学影像技术、医学影像诊断基础及超声检查技术，本课程为上述三门课程的学习提供必备的成像原理方面的专业知识。只有学好医学影像设备的理论知识，掌握医学影像设备的基本操作技能，才能更好地掌握其他课程的专业知识，才能提高利用影像设备进行疾病检查的独立工作能力，才能更好地服务社会，成为医学影像技术专业人才。

二、课程目标

通过本课程的学习，学生能够达到下列要求：

（一）职业素养目标

1. 具有敬佑生命、救死扶伤、甘于奉献、大爱无疆的职业精神。

2. 具有良好的法律意识、自觉遵守有关医疗卫生法律法规。

3. 具有良好的服务意识，以维护大众的健康为己任。

4. 具有良好的人际沟通能力，能与患者及家属进行有效沟通，与相关医务人员进行专业交流。

5. 培养爱护医学影像设备、规范操作的良好工作习惯。

6. 树立精益求精的工匠精神，形成爱岗敬业的职业品德。

7. 自觉尊重患者人格、保护患者隐私。

（二）专业知识和技能目标

1. 掌握医用 X 线机、医用 X 线电视系统、高频 X 线机、数字 X 线成像设备、X 线计算机体层成像设备、磁共振成像设备、超声成像设备、医学图像存储及通信系统的基本结构和成像原理。

2. 具有操作医用 X 线机、高频 X 线机、数字 X 成像设备、X 线计算机体层成像设备、磁共振成像设备、超声成像设备的能力；为患者进行合理检查的能力。

3. 具有对常用医学影像设备日常维护和保养的能力。

三、学时安排

单元	学时		
	理论	实践	合计
一、医学影像设备概述	2	2	4
二、诊断用 X 线机基本装置	20	18	38

单元	学时		
	理论	实践	合计
三、工频X线机电路	12	10	22
四、医用X线电视系统	4	4	8
五、高频X线机	4	4	8
六、数字X线成像设备	8	10	18
七、X线计算机体层成像设备	10	8	18
八、磁共振成像设备	8	6	14
九、超声成像设备	4	4	8
十、医学图像存储与通信系统	4	2	6
合计	76	68	144

四、主要教学内容和要求

单元	教学内容	教学目标		教学活动参考	参考学时	
		知识目标	技能目标		理论	实践
一、医学影像设备概述	（一）医学影像设备的发展史 （二）医学影像设备分类 1. 医学影像诊断设备 2. 医学影像治疗设备	了解 掌握 熟悉		理论讲授 多媒体教学 教学见习	2	2
	实训一 认识医学影像设备		会	教学见习		
二、诊断用X线机基本装置	（一）诊断用X线机概述 1. 医用X线机的分类及组成 2. 诊断用X线机的临床应用 3. 医用X线机的发展史 （二）X线管装置 1. 固定阳极X线管 2. 旋转阳极X线管 3. X线管管套 4. X线管的特性与规格 5. X线管的检验和使用与维护 6. 特殊X线管 （三）高压发生装置 1. 高压发生器的作用和组成 2. 高压变压器 3. 灯丝加热变压器	掌握 掌握 了解 掌握 掌握 熟悉 熟悉 了解 了解 掌握 熟悉 熟悉		理论讲授 多媒体教学 教学见习 演示教学 启发教学 讨论教学 微视频 操作视频	20	18

单元	教学内容	教学目标		教学活动参考	参考学时	
		知识目标	技能目标		理论	实践
二、诊断用X线机基本装置	4. 高压整流元件	熟悉				
	5. 高压电缆与插头插座	熟悉				
	6. 高压交换闸	了解				
	7. 常用的绝缘材料	了解				
	（四）控制装置					
	1. 控制台	掌握				
	2. 谐振式磁饱和稳压器	了解				
	3. 空间电荷抵偿变压器	熟悉				
	4. 接触器与继电器	熟悉				
	5. 常用控制开关	熟悉				
	6. 限时器	熟悉				
	7. 延时器	熟悉				
	8. 常用仪表	熟悉				
	（五）机械辅助装置					
	1. X线管头支持装置	掌握				
	2. 滤线器	熟悉				
	3. 遮线器	熟悉				
	4. 摄影装置	熟悉				
	5. 诊视床	熟悉				
	6. 点片摄影装置	熟悉				
	（六）X线机的使用与维护					
	1. 正确使用	掌握				
	2. 日常保养	掌握				
	实训二　X线管组件的结构示教		会	分组实训		
	实训三　高压发生器的结构示教		会	临床见习		
	实训四　高压电缆插头插座的连接操作		会	技能实践		
	实训五　控制台面板及低压部件的识别		会			
	实训六　工频X线机控制台的操作		能			
	实训七　机械辅助装置的结构操作示教		会			
	实训八　X线管头支持装置的操作		能			
	实训九　摄影床及立位摄影装置的操作		能			
	实训十　遥控床的操作		能			

单元	教学内容	教学目标		教学活动参考	参考学时	
		知识目标	技能目标		理论	实践
三、工频X线机电路	（一）概述 1. 电路的基本要求 2. 基本电路 3. 工频X线机的常用电路符号和图像标记 （二）电源电路 1. 电源电压的选择与调节 2. 电源电路分析 （三）X线管灯丝加热电路 1. 管电流的调节与稳定 2. 灯丝加热初级电路分析 （四）高压初级电路 1. 管电压的调节 2. 管电压的控制 3. 管电压的预示与补偿 4. 高压初级电路分析 （五）高压次级电路 1. 半波自整流高压次级电路 2. 单相全波整流高压次级电路 （六）X线管安全保护电路 1. 容量保护电路 2. 旋转阳极启动与延时保护电路 （七）限时电路 1. 限时电路工作原理 2. 限时电路分析 （八）控制电路 1. 透视控制电路 2. 摄影控制电路 3. 控制电路分析	掌握 掌握 熟悉 掌握 熟悉 掌握 熟悉 掌握 掌握 熟悉 熟悉 掌握 掌握 熟悉 熟悉 熟悉 了解 熟悉 熟悉 熟悉 熟悉		理论讲授 多媒体授课 教学见习 演示教学 启发教学 操作视频 微课	12	10
	实训十一　X线机电源电路的连接与测试 实训十二　灯丝电路的连接与测试 实训十三　小型X线机电路结构示教 实训十四　高压初级电路的连接与千伏补偿试验 实训十五　中型X线机电路结构示教		会 会 会 会 会	分组实训 技能实践		

单元	教学内容	教学目标		教学活动参考	参考学时	
		知识目标	技能目标		理论	实践
四、医用X线电视系统	（一）概述 1. X-TV 的优点 2. X-TV 的基本结构及工作原理 （二）影像增强器 1. 影像增强管的结构 2. 影像增强管的工作原理 3. 主要技术参数 （三）摄像机与显示器 1. 摄像机 2. 显示器 3. 自动亮度控制 （四）X-TV 的使用与维护 1. X-TV 的使用 2. X-TV 的维护	掌握 掌握 掌握 掌握 了解 熟悉 熟悉 熟悉 掌握 掌握		理论讲授 多媒体教学 演示教学 操作视频 微课	4	4
	实训十六　X线电视系统的结构及操作示教 实训十七　X线电视系统的上机操作		会 能	分组实训 技能实践		
五、高频X线机	（一）概述 1. 主要特点 2. 工作原理 （二）直流逆变电源 1. 直流电源 2. 桥式逆变 （三）闭环控制 1. 管电压闭环控制 2. 管电流闭环控制 （四）高频X线机举例 1. 组成及特点 2. 主要技术参数 3. 操作面板按键功能介绍 4. 使用方法	了解 掌握 掌握 熟悉 熟悉 熟悉 了解 了解 了解 了解		理论讲授 多媒体教学 操作视频 启发式教学 微课	4	4
	实训十八　高频X线机的结构及操作示教 实训十九　高频X线机的上机操作		会 能	技能实践 临床见习		

单元	教学内容	教学目标		教学活动参考	参考学时	
		知识目标	技能目标		理论	实践
六、数字X线成像设备	（一）概述 1. 数字X线成像设备 2. 数字成像基础知识 （二）计算机X线摄影系统 1. CR系统的基本组成 2. 影像板 3. 读取装置 4. 计算机图像处理 5. 图像存储和记录装置 6. CR设备的使用与维护 （三）数字X线摄影系统 1. DR的基本结构和工作原理 2. 平板探测器 3. DR系统与CR系统的比较 4. DR的操作步骤 5. DR设备的维护及保养 （四）数字减影血管造影系统 1. DSA的基本原理 2. DSA系统的组成 3. DSA的特殊功能 （五）医用相机 1. 激光相机 2. 自助打印机 3. 医用相机的维护保养	掌握 掌握 掌握 掌握 熟悉 熟悉 熟悉 掌握 掌握 熟悉 熟悉 掌握 掌握 掌握 熟悉 了解 熟悉 了解 熟悉		理论讲授 多媒体授课 教学见习 演示教学 教学视频 启发教学 操作视频 微课	8	10
	实训二十　CR的结构及操作示教 实训二十一　CR的上机操作 实训二十二　DR的结构及操作示教 实训二十三　DR的上机操作 实训二十四　参观心血管造影设备		会能 会能 会能 会能 会能	分组实训 临床见习 技能实践		
七、X线计算机体层成像设备	（一）概述 1. CT的发展简史 2. CT的临床应用及展望 3. 各代CT扫描机的特点 （二）CT成像原理 1. CT成像的基本原理 2. CT成像的基本过程	了解 熟悉 熟悉 熟悉 掌握		理论授课 多媒体教学 教学见习 演示教学 启发教学 操作视频 微课	10	8

单元	教学内容	教学目标		教学活动参考	参考学时	
		知识目标	技能目标		理论	实践
七、X线计算机体层成像设备	（三）CT的基本概念与常用术语 1. CT的基本概念 2. CT的常用术语 （四）CT的基本组成 1. 扫描系统 2. 计算机与图像重建系统 3. 图像显示与存储系统 （五）螺旋CT 1. 概述 2. 螺旋扫描装置 3. 单层螺旋CT 4. 多层螺旋CT 5. CT发展新技术 （六）CT图像处理技术 1. 图像处理功能的种类 2. CT显示功能的处理 3. CT图像后处理技术 （七）CT图像质量 1. CT图像质量的参数 2. 影响CT图像质量的因素 （八）CT的使用与维护 1. CT的使用操作 2. CT的日常维护	掌握 掌握 掌握 掌握 熟悉 掌握 熟悉 熟悉 熟悉 了解 熟悉 熟悉 熟悉 熟悉 了解 掌握 掌握				
	实训二十五　参观CT机房 实训二十六　CT的结构示教及日常维护 实训二十七　CT扫描的上机操作 实训二十八　CT图像处理的上机操作		会 会 会 能	分组实训 临床见习 技能实践		
八、磁共振成像设备	（一）概论 1. 磁共振成像的发展简史及发展方向 2. 磁共振成像的特点 （二）磁共振成像的物理学基础 1. 原子核的特性 2. 磁共振现象 3. 静磁场的作用	了解 熟悉 熟悉 熟悉 熟悉		理论讲授 多媒体授课 教学见习 讨论教学 演示教学 启发教学 操作视频	8	6

单元	教学内容	教学目标		教学活动参考	参考学时	
		知识目标	技能目标		理论	实践
八、磁共振成像设备	4. 射频脉冲的作用	熟悉				
	5. 梯度磁场的作用	熟悉				
	（三）磁共振的图像信号					
	1. 相位的概念	了解				
	2. 自旋弛豫	熟悉				
	3. 自由感应衰减信号	掌握				
	（四）磁共振成像常用的脉冲序列					
	1. 自旋回波序列	了解				
	2. 反转恢复序列	了解				
	3. 梯度回波序列	了解				
	4. 平面回波序列	了解				
	（五）磁共振成像设备的分类与基本组成					
	1. 磁共振成像设备的分类	熟悉				
	2. 磁共振成像设备的基本组成	掌握				
	（六）磁共振成像设备的磁体系统					
	1. 主磁体系统	掌握				
	2. 梯度磁场系统	掌握				
	3. 射频系统	熟悉				
	（七）计算机系统					
	1. 主计算机系统	熟悉				
	2. 数据处理与图像重建系统	熟悉				
	3. 图像显示系统	熟悉				
	（八）附属系统					
	1. 低温系统	了解				
	2. 磁场的屏蔽	了解				
	（九）磁共振成像设备的使用与维护					
	1. 磁共振成像设备的安全使用	掌握				
	2. 磁共振成像设备的日常维护	掌握				
	实训二十九 参观医院磁共振成像设备		会	临床见习		
	实训三十 磁共振成像设备操作示教		会	仿真设备操作		
	实训三十一 磁共振成像设备（仿真设备）的上机操作		会	技能实训		

单元	教学内容	教学目标 知识目标	教学目标 技能目标	教学活动参考	参考学时 理论	参考学时 实践
九、超声成像设备	（一）概述 1. 超声成像设备的发展史及发展趋势 2. 超声诊断仪的临床应用特点 3. 超声诊断仪的分类 （二）超声诊断仪的基本结构及电路 1. 超声诊断仪的基本结构 2. 超声诊断仪的基本电路 （三）超声探头 1. 压电材料 2. 超声探头的结构与分类 3. 超声探头的主要特性 4. 声束的聚焦和扫描 （四）临床常用的超声诊断仪 1. B 型超声诊断仪 2. 超声多普勒成像系统 （五）超声成像新技术 1. 三维超声成像技术 2. 超声谐波成像技术 3. 介入性超声成像技术 4. 组织弹性超声成像技术 （六）超声成像设备的使用与日常维护 1. 超声成像设备的操作规程 2. 超声成像设备的日常维护	了解 熟悉 掌握 熟悉 熟悉 了解 掌握 了解 熟悉 熟悉 熟悉 了解 了解 了解 了解 掌握 掌握		理论讲授 多媒体授课 教学见习 启发教学 操作视频 微课	4	4
	实训三十二　B 超的结构示教及日常保养 实训三十三　B 超的上机操作		会 能	分组实训 技能实践		
十、医学图像存储与通信系统	（一）概述 1. PACS 的概念 2. PACS 的发展 3. DICOM3.0 标准 4. HL7 5. PACS 的功能规范 （二）PACS 的结构与工作流程 1. PACS 的分类 2. PACS 的结构	掌握 熟悉 熟悉 了解 熟悉 掌握 掌握		理论讲授 多媒体授课 教学见习 操作视频 微课	4	2

单元	教学内容	教学目标		教学活动参考	参考学时	
		知识目标	技能目标		理论	实践
十、医学图像存储与通信系统	3. PACS 的工作流程 4. PACS 的管理 5. 远程放射学 （三）医学影像人工智能 1. 人工智能的概念及分类 2. 医学影像人工智能的临床应用 3. 发展前景 （四）医学影像云平台 1. 医学影像云平台的优势及整体架构 2. 医学影像云平台实现的功能 3. 医学影像云平台的各方职责	掌握 熟悉 熟悉 熟悉 了解 了解 了解 了解 了解				
	实训三十四 PACS 的结构、工作流程示教及操作		会	技能实践		

五、说明

（一）教学安排

本课程供中等卫生职业教育医学影像技术专业使用，第三、四学期开设。总学时 144 学时，其中理论教学 76 学时，实践教学 68 学时。

（二）教学要求

1. 本课程坚持立德树人，全面落实课程思政要求，从医学影像的角度，有机渗透社会主义核心价值观内容，培养学生家国情怀、科学精神、职业操守和伦理观念。

2. 本课程的知识目标分为掌握、熟悉、了解三个层次。"掌握"是指学生对所学知识在理解的基础上，熟练掌握，并能利用这些理论知识综合分析和解决影像技术工作中遇到的实际问题；"熟悉"是指学生对所学的知识基本掌握，并能利用这些理论知识帮助解决影像技术工作中遇到的实际问题；"了解"是指学生对所学的知识能初步掌握，并能利用这些理论知识在职称、上岗证考试过程中起到一定的帮助。

3. 本课程的技能部分突出岗位能力培养，在技能目标分能和会两个层次，实训部分要求学生对技能能操作和会操作。"能操作"是指能够独立、正确、规范的完成技术操作；"会操作"是指在教师和临床技师的指导下能够完成技术操作。

4. 本课程素养目标主要突出个人综合素质培养，分工作态度和职业道德两个层次。工作态度要求学生做到规范化操作、爱护医学影像设备。职业道德要求学生对医学影像技术追求精益求精的精神，具备医务工作者良好的内在品质和良好的外在形象。

（三）教学建议

1. 本课程依据中等职业教育教学标准和医学影像技术人才培养方案，根据基层医学影像技术的工作任务、职业能力要求,强化理论实践一体化教学,突出"做中学、学中做"的职业教育特点。根据培养目标、教学内容、学习特点、各类资格及上岗证考试要求,提倡目标教学、实践操作以及临床实践三者有机融合,确立"以学生为主体,以培养学生主动发展为中心,注重学生的个性发展,重视学生的创造能力,培养学生德、智、体、美、劳全面发展"的教育思想,充分发挥学生的主观能动性,在教师的积极引导下,有计划开展各个教学、实践及临床实践等各个项目,最终完成教学标准和人才培养方案确立的目标。

2. 教学过程中,学生通过知识拓展,开阔知识眼界;通过数字教材观看医学影像设备操作视频,加深理论知识的理解和巩固;通过课后思考题、数字自测题对理论知识的掌握进行评测。通过实训大量的示教、上机操作、临床见习、技能考核和理论考核等多种形式对学生的职业素养、专业知识和技能目标进行综合测评,体现评价主体、评价过程、评价方式的多元化。评价内容要注重学生对知识的理解和技能的掌握,更要侧重于知识在临床实践中的运用和解决实际问题的能力水平,培养良好的职业素养。

3. 在教学过程中,教师要充分利用实训中的临床见习、上机操作,加强对医学影像技师考试、上岗证考试及职业院校医学影像技术技能大赛的横向联系,有针对性地对学生进行培训,做到"以考促学、以赛促学",并充分发挥先进的带头作用,形成互帮互学、共同提高的学习氛围,真正做到学习的"传、帮、带"。

参 考 文 献

［1］冯开梅.医学影像设备［M］.2版.北京:人民卫生出版社,2008.

［2］韩丰谈,朱险峰.医学影像设备学［M］.4版.北京:人民卫生出版社,2014.

［3］李月卿.医学影像成像理论［M］.2版.北京:人民卫生出版社,2010.

［4］张晓康,张卫萍.医学影像成像原理［M］.3版.北京:人民卫生出版社,2014.

［5］韩丰谈.医学影像设备学［M］.2版.北京:人民卫生出版社,2016.

［6］冯开梅,卢振明.医学影像设备［M］.3版.北京:人民卫生出版社,2016.

［7］李真林,雷子乔.医学影像设备学［M］.北京:人民卫生出版社,2017.

［8］黄祥国,李燕.医学影像设备学［M］.4版.北京:人民卫生出版社,2020.